本教材第 2 版为"十四五"职业教育国家规划教材
国家卫生健康委员会"十四五"规划教材
全国高等职业教育专科教材

供护理、助产专业用

护理管理学基础

第 **3** 版

主　编　郑翠红

副主编　潘　杰　过玉蓉

编　者（以姓氏笔画为序）

石秀兰（长沙卫生职业学院）

宁晓东（荆门市中心医院）

过玉蓉（江西医学高等专科学校第一附属医院）

李华萍（福建省级机关医院）

肖丽萍（福建省龙岩市第一医院）

张泽菊（重庆医药高等专科学校）

周玉梅（湖北医药学院附属襄阳市第一人民医院）

郑翠红（福建卫生职业技术学院）

路文婷（哈尔滨医科大学大庆校区）

潘　杰（佛山大学）

新形态教材

人民卫生出版社
·北京·

图书在版编目（CIP）数据

护理管理学基础 / 郑翠红主编. -- 3 版. -- 北京 ：
人民卫生出版社，2024.11. --（高等职业教育专科护理
类专业教材）. -- ISBN 978-7-117-37160-5

Ⅰ. R47

中国国家版本馆 CIP 数据核字第 2024GN6494 号

人卫智网	www.ipmph.com	医学教育、学术、考试、健康，购书智慧智能综合服务平台
人卫官网	www.pmph.com	人卫官方资讯发布平台

护理管理学基础
Huli Guanlixue Jichu
第 3 版

主　　编：郑翠红
出版发行：人民卫生出版社（中继线 010-59780011）
地　　址：北京市朝阳区潘家园南里 19 号
邮　　编：100021
E - mail：pmph @ pmph.com
购书热线：010-59787592　010-59787584　010-65264830
印　　刷：人卫印务（北京）有限公司
经　　销：新华书店
开　　本：850×1168　1/16　　印张：12
字　　数：339 千字
版　　次：2014 年 1 月第 1 版　　2024 年 11 月第 3 版
印　　次：2024 年 11 月第 1 次印刷
标准书号：ISBN 978-7-117-37160-5
定　　价：46.00 元
打击盗版举报电话：010-59787491　E-mail：WQ @ pmph.com
质量问题联系电话：010-59787234　E-mail：zhiliang @ pmph.com
数字融合服务电话：4001118166　E-mail：zengzhi @ pmph.com

高等职业教育专科护理类专业教材是由原卫生部教材办公室依据原国家教育委员会"面向21世纪高等教育教学内容和课程体系改革"课题研究成果规划并组织全国高等医药院校专家编写的"面向21世纪课程教材"。本套教材是我国高等职业教育专科护理类专业的第一套规划教材,于1999年出版后,分别于2005年、2012年和2017年进行了修订。

随着《国家职业教育改革实施方案》《关于深化现代职业教育体系建设改革的意见》《关于加快医学教育创新发展的指导意见》等文件的实施,我国卫生健康职业教育迈入高质量发展的新阶段。为更好地发挥教材作为新时代护理类专业技术技能人才培养的重要支撑作用,在全国卫生健康职业教育教学指导委员会指导下,经广泛调研启动了第五轮修订工作。

第五轮修订以习近平新时代中国特色社会主义思想为指导,全面落实党的二十大精神,紧紧围绕立德树人根本任务,以打造"培根铸魂、启智增慧"的精品教材为目标,满足服务健康中国和积极应对人口老龄化国家战略对高素质护理类专业技术技能人才的培养需求。本轮修订重点:

1. 强化全流程管理。 履行"尺寸教材、国之大者"职责,成立由行业、院校等参与的第五届教材建设评审委员会,在加强顶层设计的同时,积极协同和发挥多方面力量。严格执行人民卫生出版社关于医学教材修订编写的系列管理规定,加强编写人员资质审核,强化编写人员培训和编写全流程管理。

2. 秉承三基五性。 本轮修订秉承医学教材编写的优良传统,以专业教学标准等为依据,基于护理类专业学生需要掌握的基本理论、基本知识和基本技能精选素材,体现思想性、科学性、先进性、启发性和适用性,注重理论与实践相结合,适应"三教"改革的需要。各教材传承白求恩精神、红医精神、伟大抗疫精神等,弘扬"敬佑生命、救死扶伤、甘于奉献、大爱无疆"的崇高精神,契合以人的健康为中心的优质护理服务理念,强调团队合作和个性化服务,注重人文关怀。

3. 顺应数字化转型。 进入数字时代,国家大力推进教育数字化转型,探索智慧教育。近年来,医学技术飞速发展,包括电子病历、远程监护、智能医疗设备等的普及,护理在技术、理念、模式等方面发生了显著的变化。本轮修订整合优质数字资源,形成更多可听、可视、可练、可互动的数字资源,通过教学课件、思维导图、线上练习等引导学生主动学习和思考,提升护理类专业师生的数字化技能和数字素养。

第五轮教材全部为新形态教材,探索开发了活页式教材《助产综合实训》,供高等职业教育专科护理类专业选用。

主编简介与寄语

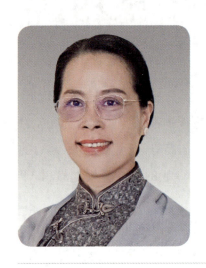

郑翠红

教授，硕士生导师

　　福建卫生职业技术学院教师，主要从事护理管理、慢性病护理、护理教育研究。先后主持并完成省级课题20余项，发表核心期刊论文60余篇；申报国家发明专利1项；获福建省科学技术进步奖3项（第一完成人或第二完成人），福建医学科技奖2项，福建省护理科学技术奖4项；担任4种国内杂志审稿人。承担护理管理、护理教育等课程的教学工作；获国家级教学成果奖二等奖1项（第二完成人）、省级教学成果奖特等奖1项（第五完成人）、省级教学成果奖二等奖2项（第二完成人）；参编规划教材19部。兼任中华护理学会老年护理专业委员会副主任委员、中华护理学会组织工作委员会副主任委员、福建省护理学会副理事长、福建省学会研究会副会长、福建省护理学会老年护理专业委员会主任委员等。获得清海杯——黄炎培职业教育杰出教师奖、全国卫生系统护理专业"巾帼建功"标兵、福建省优秀科技工作者、闽江科学传播学者称号。

　　王国维先生认为读书有"昨夜西风凋碧树，独上高楼，望尽天涯路。""衣带渐宽终不悔，为伊消得人憔悴。""众里寻他千百度，蓦然回首，那人却在灯火阑珊处。"三个境界。希望同学们本着勤奋、严谨、求实、创新的精神，努力汲取知识的养分，在实践的过程中，蓦然回首之际，能够领悟到那些知识就在这灯火阑珊之中。

护理管理学是将管理学的理论、方法与护理管理实践相结合的一门应用型学科，是医院管理的重要组成部分。护理管理学基础作为高等职业教育护理、助产专业的一门专业必修课，是提高学生人文素质修养的一门主要课程，也是护士执业资格考试中护理相关社会人文知识的主要科目，在护理课程体系中具有重要的地位。本教材编写以学生为主体，以学生的职业生涯发展为抓手，注重职业素养的培养；编写团队邀请行业专家加盟，对接行业标准；内容丰富，重点、难点突出，目标具体。本教材编写紧扣高素质技术技能现代护理人才的培养目标，把握内容的深度、广度及侧重点，既保证知识的完整性和系统性，又突出体现高等卫生职业教育"必需""够用"的特点。同时将党的二十大精神融入教材，让学生在学习的过程中潜移默化地提升自身素养。

本教材共有 10 章，内容包括管理与管理学基础、护理管理规划与决策、护理组织管理、护理人员招聘与培养、岗位管理与绩效管理、领导与护理领导艺术、控制与护理成本管理、护理质量管理与持续改进、护理服务与护理安全管理、"互联网＋医疗"与医院信息管理。本教材主要突出以下特色：一是充分利用临床护理管理者在护理管理过程中经历的鲜活案例，将其贯穿在全文中，帮助学生理解管理学的基本知识和理论，注重学生护理质量、护理安全等意识的养成。二是紧密结合国家卫生健康委员会岗位管理、国家公立医院绩效考核、分层培训等相关内容，让教材内容更好地贴近临床，让学生树立终身学习的理念。三是将目前"互联网＋"在医院及社区的应用融入教材中，使学生能对"互联网＋医疗"的应用有所了解。四是具有丰富临床经验的教师参与了本教材的编写，落实"双元"编写，使教材传授的知识、技能更贴近临床，充分体现"必需""够用"的职业教育理念。五是课后练习题及思考题按照护士执业资格考试的要求，注重学生分析和解决问题能力的培养，提高学生对临床实际问题的分析能力和解决能力。六是将经典案例及临床的行业标准融入正文及附录中。

本教材由来自学校的护理专业教师和来自医院的护理一线专家合作编写而成，在编写过程中，得到了各参编单位领导和同事的大力支持，同时也离不开全体编者的努力和通力合作，在此一并表示诚挚的谢意。

由于编者的能力和水平有限，教材难免存在疏漏之处，敬请广大读者批评指正。

郑翠红

2024 年 11 月

教学大纲
（参考）

目 录

第一章 | 管理与管理学基础

教学课件

学习目标

1. 掌握管理及护理管理的概念。
2. 熟悉管理的基本特征、基本要素;各管理理论的主要观点;现代管理基本原理与原则的主要内容。
3. 了解管理的必要性及作用;管理的职能;管理理论的发展。
4. 学会应用科学管理理论和行为科学理论初步解决护理管理问题。
5. 具备初步应用相应管理原理与原则实现组织管理目标的能力。

第一节 概 述

导入案例

小张和小李均通过了护士长岗位竞聘,承担了病房护士长的工作。李护士长在科室管理中灵活多变,带领科室护士开展了多项符合患者需求的新业务,患者很满意,科室效益也有所提高,较好地调动了护士工作的积极性,她以及所在科室也受到了医院的表彰。而张护士长做事偏于保守,科室管理工作未见起色,科室护士的工作热情也有所下降。

请思考:

1. 什么是管理? 管理有什么作用? 管理的职能有哪些?
2. 这体现了管理的哪些基本特征? 应如何处理好它们之间的关系?

一、管理及管理学的概念

1. **管理**(management) 是管理者为实现组织目标,对组织内部资源进行计划、组织、人力资源管理、领导、控制,以取得最大组织效益的动态活动过程。管理的基本含义包括:①管理的宗旨是实现组织目标,管理是一个有目的、有意识的行为过程;②管理的核心是计划、组织、人力资源管理、领导和控制这五大职能的实现;③管理的基础是对人、财、物、时间、空间、信息等各种资源的合理使用和分配;④管理的重点是明确目标和正确决策;⑤管理的作用是使投入的成本效益最大化。

思维导图

2. **护理管理**(nursing management) 是以提高护理服务质量和工作效率为主要目的的工作过程。世界卫生组织(WHO)对护理管理的定义为护理管理是系统地利用护士的潜在能力和有关其他人员、设备、环境和社会活动来提高人们健康水平的过程。

3. **管理学**(science of management) 是自然科学和社会科学相互交叉而产生的一门边缘学科,主要研究人类管理活动的基本规律及其应用。它既是一门具有规范意义的理论学科,也是一门对管理实践具有实际指导意义的应用学科。

4.护理管理学（science of nursing management）　是一门研究护理管理活动的普遍规律、基本原理和一般方法的学科，是管理学在护理领域中的具体应用，使护理管理更趋科学化、专业化和效益化，以提高护理管理的水平和质量。护理管理学既是卫生事业管理的分支学科，也是现代护理的分支学科。

二、管理的基本特征和要素

（一）管理的基本特征

1.管理的二重性　管理具有自然属性和社会属性。

（1）**管理的自然属性**：指管理不因生产关系、社会文化的变化而变化，只与生产力水平相关。自然属性是管理的共性，它提示我们可以引进国外成熟的管理经验。

（2）**管理的社会属性**：指管理在一定的生产关系条件下和一定的社会文化、政治、经济制度中必然要受到生产关系的制约和社会文化、政治、经济制度影响的特性。社会属性是管理的特殊性和个性，它告诉我们不能全盘照搬国外的做法，必须结合国情，建立有中国特色的管理模式。

管理的二重性是相互联系、相互制约的。两者的相互联系体现在管理的自然属性不可能孤立存在，它总是在一定的社会形式、社会生产关系下发挥作用；同时，管理的社会属性也不可能脱离管理的自然属性而存在，否则，它就成为没有内容的形式。两者的相互制约体现为管理的自然属性要求具有一定社会属性的组织形式和生产关系并与其相适应；同时，管理的社会属性也必然对管理的方法和技术产生影响。

2.管理的科学性和艺术性

（1）**管理的科学性**：指管理者在管理活动中遵循管理的原理原则，按照管理的客观规律解决管理中的实际问题的行为活动过程。管理活动具有其内在、共同的规律性，具有普遍适用的一般性原则，是一项专门的业务活动，管理活动必须建立在科学基础之上才能有效地进行。管理的科学性体现了管理的客观规律性，反对经验论。

（2）**管理的艺术性**：是管理者在实践中充分发挥创造性，熟练地运用管理知识，并因地制宜地采用不同的管理方法和技能达到预期管理效果的管理行为。管理活动的动态发展决定了管理的随机性和灵活性。管理的艺术性还体现在管理活动中管理者个人在解决管理问题时采用方法的创新性和多样性。管理的艺术性体现了管理的实践性，反对模式论。

管理的科学性和艺术性是相辅相成的。没有系统化的理论知识体系就不能形成科学性，没有实践性则没有艺术性。管理的科学性和艺术性并非互相排斥的，而是相互补充的，是管理活动中不可分割的两个方面。管理的科学性是管理艺术性的基础，揭示管理的本质和理性；管理的艺术性是管理科学性的升华，揭示管理的现象和感性。若否定管理的科学性，就会使管理缺乏理论基础和指导，管理技巧只能在低层次徘徊；若无视管理的艺术性，管理就会公式化，只有原则、不能变通，只有模仿、没有创新，管理的原理和方法会变成枯燥的条文。

因此，管理既是一门科学，又是一门艺术，是科学与艺术的有机结合体。这就要求学习管理学和从事管理工作的人既要注重管理基本理论的学习，又要在实践中因地制宜地灵活运用管理理论。

3.管理的必要性

（1）**管理的普遍存在性**：现代社会是一个"机构化的社会"，绝大多数人都在特定的组织中工作与生活，重大的社会运作大多都是通过各种组织机构（如政府、企业、医院、学校、银行等）来操作的。所有的组织都需要管理，并且都需要管理人员负责执行管理任务。作为组织成员的个人，在人生的不同阶段，不是管理别人就是被别人管理。因此，管理无处不在，它在人们的社会生活中起着十分重要的作用，关系到我们每个人的切身利益。

（2）**管理的普遍需要性**：任何组织要想实现发展目标，都离不开全体成员的共同努力。只有通过管理，才能把各个成员的目标引向组织的发展目标，把无数分力组成方向一致的合力。因此，实现社会发展预期目标离不开管理，若管理不善，组织将成为一盘散沙，更谈不上实现预期的发展目标。

管理活动遍布人类社会的各个方面，无时无刻、无处不在。当然，不同类型的组织，由于其作业活动的目标和内容存在差异，因而管理的具体内容和方法也不尽相同；但从管理的基本职能、原理和方法来看，各种不同类型的组织的管理又具有相似性和共通性。

（二）管理的基本要素

1. 管理主体　是指从事管理活动的人员和组织。组织中的管理主体由以下两类人员构成：

（1）**组织的高层管理人员**：指根据组织既定目标，将任务分解为各类管理活动，并督促完成既定目标的人。他们通常是组织中的核心人物，如医院的护理副院长或护理部主任。一个组织的绩效如何，在很大程度上取决于管理者，特别是最高领导者的综合能力。

（2）**组织的中层管理人员和基层管理人员**：指从事各方面管理活动的人。他们通常是组织中的骨干人物，如医院的科护士长或病房护士长。没有这些人，组织的既定目标难以实现。他们在成为管理主体的同时，又是组织高层管理人员的管理客体，受其领导和控制，执行其分解的组织目标和任务。因此，他们既是管理活动的发起者，又是管理活动的接受者。

2. 管理客体　是指管理活动所作用的对象，即管理的接收者。管理的对象是指管理者实施管理活动的对象，包括人、财、物、时间、空间、技术和信息等组织管理所拥有的资源，其中人是管理的主要对象。

（1）**人力资源**：是组织中第一资源，是一种可以反复利用、不断增值的资源。人力资源管理的目标是以人为本，用人所长，使人尽其才、才尽其用，最大程度地发挥人力资源的价值。

（2）**财力资源**：是各种经济资源的价值体现，是具有一定独立性和规律性的特殊资源。财力资源管理的目标就是通过对组织财力资源的科学管理，做到财尽其力，用有效的财力资源创造更大的社会效益和经济效益。

（3）**物力资源**：物质是人们从事社会实践活动的基础，所有组织的生存与发展都离不开物质基础。物力资源管理的目标就是通过对各种物力资源进行最优配置和最佳的组合利用，做到物尽其用，提高利用率。

（4）**时间资源**：时间是运动着的物质的存在形式，物质与时间、空间与时间都是客观存在且不可分割的。时间资源管理的目标是充分利用时间，做到在最短的时间内完成更多的事情，创造更多的价值。

（5）**空间资源**：从资源学的角度来看，空间资源主要包括环境资源、物质资源等。空间资源管理的目标是通过优化资源配置，提高资源的综合利用水平，以拓展人类的生存与发展空间。

（6）**技术资源**：技术是人类利用自然、改造自然的方法、技能和手段的总和。对于一个组织而言，技术资源包括两个方面：一是与解决实际问题有关的软件方面的资源；二是为解决这些实际问题而使用的设备、工具等硬件方面的资源。

（7）**信息资源**：信息泛指人类社会传播的一切内容。人通过获得、识别自然界和社会的不同信息来区别不同事物，得以认识和改造世界。信息资源管理通过建立完善的信息管理系统，广泛收集、精确加工和提取、快速准确传递和处理、有效利用信息，提高管理的有效性，达到效益的最大化。

3. 管理目标　是指管理活动的努力方向和所要达到的目的。不管在什么条件下，组织所进行的任何活动都是为了实现一定的目标，所有的管理活动都围绕着组织的目标进行。管理目标是决定任何管理行动的先决条件，贯穿于整个管理活动的始终，渗透在各项具体组织活动中，是衡量管理活动是否合理的标尺。凡是管理活动都必然有目标。尽管各种管理活动的主体、客体、内容及范围等不同，但都不会没有目标。没有目标，就不能成为管理活动。

4. 管理方法和手段 管理方法是指为了达到管理目标和实现管理职能，管理者作用于管理对象的工作方式和方法，侧重于"软件"，是管理者在长期的实践中摸索出的行之有效的方法。管理手段是指管理者在管理中所采用的物质条件和管理工具，侧重于"硬件"，如信息化的程度、计算机的使用等。两者是相辅相成的，一定的管理方法必须建立在一定的物质基础之上，而先进的管理手段也需要先进的管理方法配合才能发挥作用。常用的管理方法有以下几种：

（1）**行政方法**：指行政组织依靠其权威，运用指示、规定、条例和命令等手段，按行政系统由上级到下级逐级进行管理活动的方法。它是最传统、最基本的管理方法。

行政方法具有权威性、强制性、垂直性、具体性的特点。行政方法的优点包括：

1）时效性强：管理系统可在最短的时间达到高度统一，有利于解决和处理常规问题及突发事件。

2）优化资源配置：行政组织可调配人力、物力、财力和技术等资源，保证管理系统以最佳的投入实现组织目标。

行政方法的缺点包括：

1）制约性：管理效果受决策者水平的制约。

2）不平等性：由于行政权力的影响，下级须无条件服从上级的指挥，不利于发挥基层管理者的主动性。

（2）**经济方法**：指根据客观经济规律，以人们对物质利益的需求为基础，运用各种经济手段调节各方面之间的经济利益关系，以获取较高的经济效益或社会效益的管理方法。其核心是依据按劳分配原则，把个人的工作绩效以工资、奖金等形式体现出来。

经济方法具有利益性、灵活性、平等性、有偿性的特点。经济方法的优点包括：

1）有利于调动组织成员的积极性和主动性。

2）可提高组织的经济效益和管理效率，从物质利益的角度促进组织目标的实现。

经济方法的缺点包括以价值规律为基础，带有一定的盲目性和自发性，易造成只顾经济利益而忽视社会利益、金钱主导一切的弊端。

（3）**教育方法**：是指按照一定的目的和要求，运用沟通、宣传、说服、鼓励等方式对受教育者从德、智、体、美、劳等方面施加影响，使其改变行为，进而实现组织目标的方法。

教育方法具有启发性、真理性的特点。教育方法的优点包括：

1）互动性：教育是一个互动的过程，教育者和受教育者互相学习、共同提高。

2）多样性：教育形式多种多样，如岗前培训、组织文化建设、思想教育、情感投入等。

教育方法的缺点是长期性。教育是一个缓慢的过程，人们的思想受到社会各种因素的制约和影响，教育必须常抓不懈，才能真正产生作用。

（4）**法律方法**：又称制度方法，是指运用法律规范及具有法律效力的各种行为规则和条例等进行管理的方法。

法律方法具有规范性、严肃性、强制性的特点。法律方法的优点包括：

1）有利于维护正常的管理秩序。

2）有利于调节各种管理因素之间的关系。

3）相对稳定性：在法律有效期内不会变化。

4）公平性：法律面前人人平等。

法律方法的缺点是缺少灵活性和弹性，不利于处理一些特殊问题和新出现的问题。

（5）**数量分析方法**：是指建立在现代系统论、控制论及信息论等学科基础上的一系列分析及决策方法。

数量分析方法具有模型化及客观性强的特点。数量分析方法的优点包括：

1）逻辑性：指针对需要解决的问题，在假定的前提条件下，运用数理逻辑分析建立模型。

2）客观性：在使用数理分析方法时，除了对前提条件的假设和对数据分析方法的选择外，在进行推导和建立模型的过程中，基本上不受人为因素的影响。

数量分析方法的缺点是对管理者的要求较高，需要管理者掌握相关的知识及技能才能取得管理效果。

（6）**系统方法**：是指按照事物本身的系统性把管理对象放在系统中加以认识和考查的一种方法，即着重从系统的整体与其要素及外部环境之间、各要素之间的相互作用和相互制约的关系中考查管理对象，寻找处理问题的最佳方式的方法。

系统方法具有整体性、开放性、相关性、动态性等特点。这些既是它的优点，也是它的缺点。

1）整体性：系统中每部分的决策和行为都会影响系统的其他部分，各部分只有相互协调、共同运作才能保证系统目标的实现。

2）开放性：系统并不是自给自足的，而是要依赖于其所在环境以获得至关重要的输入，同时也需要外部环境吸收它们的输出。

（7）**权变方法**：又称"情境方法"，是指管理者在面对不同的组织情境时采用不同的管理方法。该管理方法强调不存在简单化的或普遍适用的管理理论和管理方法。

权变方法的特点是强调管理情境的特殊性，这既体现了它灵活性的优点，也暗示了它不确定性的缺点。权变方法要求管理者掌握各种管理理论和技能，在实践中根据情况灵活选用。在组织管理中，管理者必须随着组织规模、任务技术的固定化程度、环境的不确定性以及个体差异等组织所处的内外条件变化而随机应变，取得管理成效。

（8）**人本方法**：是指突出人在管理中的地位，实现以人为中心、以谋求人的全面自由发展为终极目的的管理方法。

人本方法的特点是以人的全面自由发展为管理目标。人本方法的优点包括：①提高员工满意度；②增强员工参与度；③提高员工绩效；④促进组织文化建设和团队合作。

人本方法的缺点是在具体运用中需要管理者根据被管理者的特点，结合组织内外环境状况，精准确立管理目标，促进被管理者的全面自由发展。

此外，还有社会心理学方法、咨询管理方法等。作为管理者，应综合运用各种管理方法，扬长避短，调动组织成员积极参与组织活动，实现组织目标，使管理活动正常进行。

三、管理的作用

1. 管理是个人竞争力　不管在未来的职业生涯规划中我们是否打算成为管理者，我们最终都必然是在组织中生活和工作的，都要与合作伙伴共事。学习管理有助于我们处理好与共事者的关系，在竞争中体现自身的优势与价值，充分发挥管理职能，提高管理效率，从而在竞争中获胜。

2. 管理是企业发展力　随着市场竞争的日趋激烈，企业发展力决定了它能否生存和不断发展。企业的发展力取决于许多因素，如产品、生产效率、创新能力、售后服务等，这些因素均与企业的管理水平有关。因此，管理水平的高低决定了企业发展力的强弱。

3. 管理是社会生产力　过去，人们一直认为生产力的构成要素只包括劳动力和劳动资料这类硬要素。然而，在以社会化大生产为基础的社会里，人们发现管理产生的协作力，使集体劳动的效率大大高于成员单独劳动效率的叠加，管理使得劳动者、劳动资料和劳动对象有机地结合起来而构成现实的生产力。可以说，社会生产力的发展为管理的发展创造了条件和提供了机会，而管理的发展又进一步推动了社会生产力的发展，两者相辅相成。

4. 管理是国家发展的推动力　国家也是一个组织，对于国家来说，能否管理好各个行业，是组织能否实现稳定、协调、持续和快速发展的重要因素。因此，管理是国家发展的推动力之一。对于一个国家来说，不仅要重视技术等硬实力的提高，也要注重管理等软实力的提高，以最大程度地发挥管理对国家发展的推动作用。

四、管理职能

管理职能，即管理的职责功能，是管理或管理人员所应发挥的作用或承担的任务，是管理活动内容的理论概括。1916 年，亨利·法约尔提出，所有的管理者应履行计划、组织、指挥、协调和控制5 项管理职能。20 世纪 50 年代，哈罗德·孔茨和西里尔·奥唐奈提出了计划、组织、人员配备、领导和控制5 项管理职能。本书将从以下 5 个方面来阐述管理职能：

1. 计划职能　是管理最基本的职能，包括确定组织目标和选择实现目标的途径。管理者根据计划从事组织、领导及控制工作等活动，以达到预定目标。为确保组织中各项活动有效、协调地进行，必须有严密、统一的计划。具体而言就是要确定做什么（what）、为什么做（why）、谁来做（who）、何时做（when）、何地做（where）和如何做（how）。

2. 组织职能　是指为实现预定目标，根据计划科学安排组织的各种资源、设计和维持合理的组织结构，包括组织设计、人员配置和组织变革 3 个部分。组织设计是为实现计划目标，对各种业务活动进行组合分类，设置相应的岗位和职务，并按一定标准组合这些岗位和职务，形成不同的工作部门。人员配置是根据各个岗位的活动要求以及组织成员的素质和技能特点，恰当有效地选择考评、培养和使用组织结构所规定的不同岗位所需人员，将适当的人员安置在相应的岗位上，以胜任组织结构规定的各项职务，从而实现组织目标。组织变革是根据组织活动及环境的变化，对组织结构作出必要的调整。

3. 人力资源管理职能　是指管理者根据组织管理内部的人力资源供需状况所进行的人员招聘与遴选、培训、使用、评价的活动过程，以保证组织任务的顺利完成。随着管理理论研究和实践的不断深入，人力资源管理职能的含义已扩展为选人、育人、用人、评人和留人 5 个方面，并且已经发展成为管理学中的分支学科。

4. 领导职能　是使各项管理职能有效地实施、运转并取得实效的统率职能。护理管理的领导职能就是管理者引导护理团队齐心协力地实现组织目标的过程。发挥领导职能的关键是正确运用领导者的影响力，有效激励下属工作的自主性、积极性和创造性，提高工作效率，确保组织目标的实现。

5. 控制职能　是指根据既定目标和标准对组织活动进行监督、检查，在发现偏差时采取纠正措施，以达到预期目标。控制工作是一个延续不断、反复进行的过程，目的在于保证组织实际的活动及其成果同预期目标相一致。控制的核心是保证组织目标的实现。

第二节　管理的基本理论

自从有了人类组织活动，就有了管理活动。管理活动的形成和发展经历了管理实践、管理思想和管理理论的漫长过程。管理思想源于管理实践，是对管理经验的概括和总结。管理理论是对管理实践中积累起来的管理经验进行提炼和升华，逐步形成的对管理活动的系统化认识；受管理活动所处历史环境与阶段的影响，管理理论又反作用于管理实践，对管理实践起指导和推动作用。

ER 1-3

思维导图

管理理论的发展主要经历了古典管理理论阶段（19 世纪末—20 世纪 30 年代）、行为科学理论阶段（20 世纪 30—60 年代）和现代管理理论阶段（20 世纪 60—80 年代）。近年来，也有管理学家将20 世纪 80 年代至今称为当代管理理论阶段。本节重点介绍各阶段的代表理论。

一、古典管理理论

1. 泰勒的科学管理理论　费雷德里克·泰勒（Frederick W. Taylor，1856—1915）是科学管理理论的创始人。他主要通过"金属切削试验""搬运生铁块试验""铁锹试验"来研究如何提高工人的劳动生产效率和组织的管理效率。1911年出版的《科学管理原理》标志着科学管理理论的形成。

> **知识拓展**
>
> ## 泰勒的系列试验
>
> 泰勒在生产一线研究劳动组织与生产管理问题，其系列试验包括"金属切削试验""搬运生铁块试验""铁锹试验"。1881年开始，泰勒在钢铁厂进行了"金属切削试验"，由此研究出每个金属切削工人工作日的合适工作量。在"搬运生铁块试验"和"铁锹试验"中，通过改进操作规程、训练工人等方法来提高劳动生产效率。泰勒是在科学调查研究和科学分析方法的基础上，制订了时间标准，代替了过去凭经验的方法，从而大大提高了工作效率。

(1)科学管理理论的主要观点

1）制订科学的工作定额：观察和分析工人工作过程中的每个动作细节及其所花费的时间，据此制订科学的操作方法，制订工人的"合理日工作量"，以规范工作活动和工作定额。

2）实施标准化：包括工人操作方法的标准化，工具、机器和材料的标准化及作业环境的标准化，使工人在标准化的环境下按标准进行工作。

3）挑选及培训一流员工：细致地挑选一流工人（指最合适又最愿意干某种工作的人），并培训他们使用标准的操作方法，鼓励他们努力工作，以提高劳动生产效率。

4）实行奖励性报酬制度：在工资制度上实行差别计件制。根据工人完成工作定额的不同情况支付报酬，从而激励每个工人发挥最大的积极性和创造性，克服工人偷懒的现象。

5）计划职能与执行职能分开：明确管理者和工人各自的工作和职责，把管理工作称为计划职能，工人劳动称为执行职能，以科学管理方法取代经验管理方法。

6）实行职能工长制：细分各项管理工作，根据管理工作的特点与管理者的能力，使每一位管理者承担一项适合自己的管理职能。

7）实行例外原则：企业的主管人员把经常重复出现的管理业务，按照一定的标准、程序与方法授权给下级去处理，而自己只监督处理例外事件等。

8）劳资双方共同协作：使雇主和工人双方认识到他们之间的利益是一致的，只有双方相互协作，才能达到较高的绩效水平，确保劳资双方均能通过提高生产效率获得益处。

(2)科学管理理论的评价

1）科学管理理论的贡献：①首次将科学管理引入管理领域，突破了传统的经验管理法，并创建了一套科学的管理方法，为管理理论的系统化奠定了基础，在管理理论发展史上具有重要的意义；②采用试验方法研究管理问题，开创了实证管理研究的先河；③选取整个企业经营管理的现场来研究管理，首创了流程管理；④提出工作标准化，首次将标准化引入管理过程；⑤首次将管理者和被管理者区分开来。

2）科学管理理论的局限性：①将人视为"经济人"，这一基本假设是片面的；②管理的目的仅在于追求经济效益，为工人确定的工资率是不公正的；③管理过程中过分强调制度及规范，忽视了人的主观能动性；④管理活动侧重于解决工人作业效率，局限于狭小的空间，忽视了高层次经营问题的研究。

（3）**科学管理理论对护理管理的现实指导意义**：科学管理理论对护理管理有着深远的影响。①科学制订各项护理质量标准，可规范护士的操作行为，提升护理工作质量；②科学挑选及培训护士，可保证护士的素质，从而提高护理工作效率；③建立科学、合理的奖惩制度，可提高护士的工作绩效；④明确划分各类护士工作职责，使其各司其职、有序工作，可节省护理人力资源等。

案例 1-1

　　某三甲医院每年招收新入职的护士120人左右，这些新护士欠缺护理实践经验。为提高新护士的护理操作技能、确保护理质量、满足患者需求，护理部要求各临床科室对新护士的各项基础护理技能、专科护理技能及急救技能采取针对性的强化训练及考核。

　　各科室采用"以老带新"的方式为每位新护士安排了一名工作5年以上的护士作为带教老师。在带教老师的指导下，新护士的护理操作技能逐渐提高，但也发现以下问题：①对于同一项护理操作，不同科室的带教老师操作的方法并不一致；②个别新护士觉得工作强度和压力大，缺少放松的时间和途径；③个别新护士对提高自身护理操作技能的积极性不高，进步缓慢；④患者对个别新护士的护理不满意，不愿意让新护士为自己服务。

【案例解析 1-1】

该案例旨在分析如何在护理管理工作中运用科学管理理论，具体解析如下：

1. 存在问题

（1）操作标准欠统一、规范。

（2）挑选带教老师的标准不够严格。

（3）未充分考虑影响新护士工作积极性的相关因素。

（4）未使新护士明确自己操作技能的掌握程度与受奖惩的关系。

2. 解决方案

（1）统一各项操作规范：护理部应制订全院《护理技能操作规范》《护理操作技能考核标准》等，并建立带教老师—护士长—护理部三级护理操作技能质量控制体系，发挥其在护理技能培训中的监督、指导及考核作用，按操作标准统一规范全院护士的护理操作技能。

（2）严格选拔带教老师：要求带教老师必须专业思想稳定，综合素质良好，具有5年以上临床工作经验，护师以上职称，且历年来护理操作技能考核成绩均在90分以上；定期进行带教培训，确保带教老师操作准确、规范、熟练，以培养出操作合格的新护士。

（3）使新护士明确单位与其利益的一致性：为使新护士主动学习，护理管理者应充分考虑影响其工作积极性的相关因素，如工作强度和压力大等。护理部可为新护士提供临床导师，选拔标准可与带教老师的选拔标准相同。临床导师可以与新护士在同一个科室或在不同科室，且在新护士考核期间全程固定不变，这样可以更好地了解新护士的情况，及时采取有针对性的措施。护理部等部门可为新护士组织丰富多彩的业余活动，如开展户外拓展训练等。

　　在科学管理理论中，泰勒反复强调劳资双方建立和谐关系的重要性，认为雇主和工人的密切协作是现代科学管理的精髓。在临床工作中，新护士与其单位的利益是一致的。

（4）实行奖励性报酬制度：护理管理者应制订《护理操作技能考核奖惩制度》等相关文件，将考核成绩与新护士的奖金、转正等方面挂钩，使新护士明确自己操作技能的掌握程度与受奖惩的关系。也可定期举办护理操作技能竞赛，并推荐成绩优秀的新护士代表医院参加更高级别的护理操作技能竞赛，以激励新护士积极学习护理操作技能，提高其学习效果。

2. 法约尔的管理过程理论 亨利·法约尔（Henri Fayol，1841—1925）是管理过程学派的鼻祖。他在一个煤矿担任了多年的组织管理工作，着重研究如何通过管理职能和高层管理工作来提高劳动生产效率。《工业管理与一般管理》是其主要代表作，标志着一般管理理论的诞生。该理论又称为"管理过程理论"或"组织管理理论"。

（1）管理过程理论的主要观点

1）区别经营和管理：法约尔将管理活动从经营活动中提炼出来，认为经营包括技术活动、商业活动、财务活动、安全活动、会计活动、管理活动6种活动，管理活动是其中一种普遍存在的单独活动，有自己的知识体系，由各种职能构成，管理者通过完成各种管理职能来实现组织目标。

2）明确提出管理的5项职能：法约尔将管理活动分为计划、组织、指挥、协调和控制，并进行了相应的分析和讨论，并指出所有管理者在管理过程中都要履行这5项职能。

3）倡导管理教育：法约尔认为每个人或多或少都需要管理的知识，管理能力可以通过教育来获得。

4）提出管理14项基本原则。①合理分工：分工不只适用于技术工作，也适用于管理工作，通过合理分工可以提高管理工作效率。②权力与职责相适应：有权力的地方，就有责任。责任是权力的必然结果和必要补充。③纪律严明：下属必须遵守组织规则，良好的纪律由有效的管理造就。④统一指挥：下级人员只能接受有隶属关系的直接上级的指令。⑤统一领导：具有相同目标的组织活动应在同一管理者和同一计划的指导下进行。⑥个人利益服从集体利益：组织内任何个人或群体的利益均不应置于组织的整体利益之上。⑦报酬公平：对下属的劳动付出必须支付合理的酬劳。⑧集权与分权相适应：管理者应找到每种情况下最适合于该企业的权力集中或分散的程度。⑨等级链明确：从组织的最高层管理到最低层管理之间的职权代表一个等级链，信息应当按等级链传递；当等级链导致信息传递延迟时，则允许横向交流。⑩人事有序：人员应放在最适合其能力发挥的工作岗位上。⑪公正原则：管理者应当公平、公正地对待每一位下属。⑫人员稳定：管理者应掌握人员稳定和流动的合适度，以利于组织成员能力的充分发挥。⑬首创精神：鼓励和允许下属充分构想并实施其计划，以激励下属的工作热情。⑭团队精神：鼓励团队合作，构建和谐团队。

（2）管理过程理论的评价：该理论是西方古典管理理论的重要代表，为管理提供了科学的理论架构，是管理过程学派的基础理论。然而，该理论对管理原则的划分太细，过于僵化，以至于实际运行时缺乏弹性。

（3）管理过程理论对护理管理的现实指导意义：①在护理管理中，强调建立等级分明的层级护理管理结构体系；②明确每个职位的职、责、权、利；③设置清晰明确的管理职责和规章制度；④健全奖惩制度，奖惩分明，并注意留任措施，保持护理队伍的稳定；⑤注意培养护士的创新精神，弘扬团队精神；⑥公平地对待每一个护士，增强团队凝聚力等。

3. 韦伯的行政组织理论 马克斯·韦伯（Max Weber，1864—1920）从行政的角度对管理的组织结构体系进行探讨，在其代表著作《社会组织与经济组织理论》中提出了"理想的行政组织体系"，目的是解决管理组织结构优化的问题。

（1）行政组织理论的主要观点

1）权力是组织存在的基础：韦伯认为，任何组织都必须以某种形式的权力作为基础，没有这种权力，任何组织都不能达到自己的目标。他认为人类社会存在三种为社会所接受的合法权力，即传统权力、超凡权力、法定权力。合理的法定权力是行政组织的基础，是保证组织能够健康发展的最好的权力形式。

2）理想的行政组织体系：①组织中的成员有明确的职位和职责范畴；②自上而下的权力等级链；③人员的任用通过正式的考核和培训实现；④对成员进行合理分工，并通过技术培训提高工作效率；⑤员工有固定的薪资和明文规定的晋升制度；⑥组织成员之间的关系是对事不对人。

（2）**行政组织理论的评价**：该理论的贡献体现在将组织中的个人与权力分离，通过一套有连续性的规章制度网，将个人主观因素对整个组织运转的影响降到最低程度，摆脱了传统组织的随机、主观及偏见等不足之处，不仅是对科学管理理论体系的良好补充，而且对其后管理理论的研究和发展也有重要意义。然而，该理论较少注重人的因素，忽视了人的心理因素及其所处的社会环境对管理的影响。

（3）**行政组织理论对护理管理的现实指导意义**：①设置等级分明的护理管理组织结构，根据岗位和分工不同，合理任用管理人员；②明确每个护理岗位的权力与责任，护士的奖惩处理应有明文规定的程序；③建立护士晋升考核制度等。

二、行为科学理论

1. 梅奥的人际关系理论 乔治·埃尔顿·梅奥（George Elton Mayo）是人际关系理论的创始人。1927 年他在从事工商管理研究时，应邀到霍桑工厂，主持组织管理与生产效率关系的试验，即"霍桑试验"。他在 1933 年发表了《工业文明的人类问题》，又在 1945 年发表了《工业文明的社会问题》。这两本著作对霍桑试验进行了总结，也是梅奥人际关系学说的代表性论著。

（1）**人际关系理论的主要观点**

1）工人是社会人：传统组织理论把人当作"经济人"，认为金钱是刺激人积极性的唯一动力。梅奥则认为，人与人之间的友情、安全感、归属感和受人尊敬等也是刺激人积极性的动力，而且后者更为重要。因此，不能单纯着眼于技术和物质条件管理，必须首先从社会及心理方面考虑合理的组织与管理。

2）组织中存在非正式组织：传统组织理论只重视组织结构、职权划分、规章制度等正式组织的问题。但梅奥通过霍桑试验发现，任何组织中都存在着两种类型的组织，一种是正式组织，另一种是非正式组织。两种类型的组织相伴相生，相互依存。管理者必须正视非正式组织的存在，并利用它来影响人们的工作态度，为正式组织的活动和目标服务。

3）新型管理者重视提高工人的满意度：传统组织理论认为，生产效率主要受工作方法、工作条件、工资制度等制约，只要采用科学的作业方法、改善工作条件、实行恰当的工资制度，就可以提高生产效率。梅奥通过试验证明，生产效率能否提高，很大程度上取决于工人工作的积极性、主动性和协作精神，取决于对各种需要的满足程度；满足程度越高，士气就越高，劳动生产效率也就越高。新型管理者应尽可能满足工人的需要，不仅要解决其物质生活或生产技术方面的问题，还要取得经济需要与非正式组织社会需要之间的平衡，才能最大可能地提高工人士气，进而从根本上提高生产效率。

（2）**人际关系理论的评价**：该理论克服了古典管理理论的不足，首次将管理研究的侧重点从物的因素上转移到人的因素上来，开辟了管理理论发展的新领域，为现代行为科学奠定了基础，对管理实践影响深远。然而，该学说过于偏重社会、心理领域，忽略了组织结构和技术因素。

（3）**人际关系理论对护理管理的现实指导意义**：①护理管理者应重视护理组织中的各种非正式组织的存在，积极引导，使其产生与正式组织一致的目标；②注重护理管理者与被管理者之间的双向沟通，建立良好的人际关系，满足护士不同层次的心理需要，采用多种措施调动其积极性和主动性，提高工作士气；③重视护理组织文化建设，协调各方利益和关系，发挥协同作用，增强凝聚力；④结合具体的规章制度进行管理，使护理管理达到最优化。

霍桑试验

1924—1932 年，在霍桑工厂梅奥为测定各种有关因素对生产效率的影响程度进行了一系列试验，由此产生了人际关系理论。他的试验分为 4 个阶段：工厂照明试验、继电器装配室试验、大规模的访问与调查及接线板接线工作室试验。通过霍桑试验，梅奥认为人们的生产效率不仅要受到生理方面、物理方面等因素的影响，更重要的是受到社会环境、社会心理等方面的影响。

案例 1-2

某医院重症监护室的探视制度如下：①重症监护室实行全封闭管理制度，谢绝床旁陪护；②探视时间为每天上午 10:30—11:00，下午 4:30—5:00；③每次探视仅限一人，须戴口罩和帽子、穿鞋套和探视服；④根据医嘱需送饭者，家属可将饭送至门口；⑤每位患者需留一位直系亲属的联系方式，以便医护人员随时取得联系；⑥需了解患者病情者，请在探视时间内向主管医生咨询；⑦重症监护室内患者的护理由护士负责。医护人员在工作中严格按照此探视制度规范患者家属的探视行为。

由于严格限制探视及陪护，家属不能目睹患者的病情变化及治疗和护理的详细过程，而患者往往处于意识障碍甚至昏迷状态，容易造成医患间的矛盾和纠纷。

【案例解析 1-2】

本案例旨在分析如何在护理管理工作中运用行为管理理论，具体解析如下：

1. 存在问题　因严格执行探视制度，限制家属探视及陪护，而忽略了患者家属的下述需求：

（1）探视的需求：危重患者进入重症监护室后，患者家属会产生焦虑不安的情绪，担心不能及时了解患者的病情，对患者能否接受最佳的治疗和护理心存疑虑。家属迫切关心患者的生命安危，探视患者的需求非常强烈，必须得到支持。

（2）信息的需求：重症监护室患者的家属希望经常与医护人员交流，时刻想知道患者的病情变化、治疗效果和预后等信息。

（3）对护士的要求：患者家属希望护士在监护过程中对患者的病情变化能及时、准确、快速、有效地作出反应，并做好床单位整理、患者清洁、安全防护、康复训练等基础护理工作，了解危重患者所需，认真细致地做好清醒患者的心理安抚工作。

（4）对自身舒适的需求：家属的精力主要集中在患者的病情上，有关自身舒适的需求对他们来说相对不重要，特别是患者进入重症监护室后的 36 小时内，家属自身舒适的需求主要是关于自身应对的需求，如表达不良情绪、允许大声哭叫、可以独处等的需求。

2. 解决方案　在严格执行消毒隔离制度的前提下，充分发挥家属的积极作用，满足患者家属情感的需要，给患者以支持和力量。同时提高自身的素质和护理技能，熟练掌握急救技能，提高分析问题、解决问题的能力。

（1）主动约谈制度：科室严格执行护士长、护理组长、责任护士第一时间主动约谈家属的制度。这样能使护士在第一时间了解患者家属的想法以及其对治疗的期望和对护理的要求，以指导后续的护理工作。主动约谈制度让患者家属有一种被关心和尊重的感觉，为建立和谐的护患关系奠定了良好的基础。从患者进入重症监护室开始，护士亲切的语言、诚恳的态度、端庄的仪表及娴熟的技能有利于家属积极配合医疗护理工作，遵守医院的规章制度。同时请家属留好联系方式，护士主动与家属进行交流，使家属及时了解患者的情况，满足家属的心理需求。

（2）人性化的探视制度：传统的重症监护室探视制度较严格，难以满足患者家属的探视需求。可通过制订灵活、个性化的探视制度来满足患者家属的需求。例如，在特殊情况（病危、患者不配合治疗等）下，可在允许的范围内适当放宽探视条件，酌情延长探视时间、增加探视次数（此时应加强家属无菌观念的教育，严防交叉感染，并注重病房环境的监测和消毒）。对于濒临死亡的患者，让家属与患者进行近距离的接触，使其心理上得到一些安慰，以提高承受能力。护士应在探视前尽量做好各种治疗操作，不在探视时间打扰家属及患者。随着信息化手段的普及，也可以改变探视方式，采用先进的数字化技术，从多方面满足患者家属的探视需求，使探视更加人性化。

（3）营造温馨的探视环境：本着人性化服务的原则，为家属创造良好的探视环境和舒适的休息场所。重症监护室环境应设置合理，使患者舒心，家属放心；在重症监护室附近设立家属休息室，便于家属休息及放松，使其以良好的心态去影响和感染患者。

（4）沟通交流艺术化：在与患者家属沟通交流的过程中运用技巧，尊重家属，及时与家属进行沟通，向其传递患者的病情变化和治疗进展等信息，允许家属参与患者的治疗、护理及生活方面的商讨。安慰关心家属，满足其合理的要求，使家属对医护人员充满信任感。在沟通中注意语调和谐，避免使用命令式口吻。当患者家属对护士正常的工作不理解、语言不友好或过激，甚至有明显伤害的言辞时，护士首先要控制自己的情绪，调整自己的心态，注意多倾听对方的想法，灵活地运用语言沟通技巧表明自己的看法，同时注意运用非语言沟通技巧，随时观察家属的表情及肢体语言。

（5）健康教育人性化：建立以责任护士为核心，护理组长、护士长共同参与的健康教育制度。根据患者及家属的生活环境、文化层次、性格、个人素养等采取适合的沟通交流方式，为患者及其家属提供个性化的健康指导，重视与患者家属之间的交流与沟通。

（6）征求家属意见制度：定期征求患者及家属对护理工作的要求和意见，及时分析并总结其中的主要问题，分辨问题的类型是共性问题还是个案问题，是服务态度问题还是病房环境、护理技术等问题，采取有针对性的措施和个性化的护理进行解决，尽可能提升患者及家属的满意度。

（7）重视基础护理：多数患者家属较为关注床单位的整洁状况。科室应制订完善的基础护理标准，做好各项基础护理工作。在家属探视之前，护士应为患者做好各项基础护理，使患者外在形象良好，同时协助患者取舒适卧位。

（8）回访性沟通与交流制度：在病情稳定的患者回病房后，定期对其进行回访，与病房护士、患者及其家属进行沟通交流，体现出对患者及家属的尊重与关心；同时倾听他们的反馈意见，以改进以后的工作。

2. 麦格雷戈的人性管理理论　道格拉斯·麦格雷戈（Douglas McGregor, 1906—1964）在 1957 年发表了《企业的人性面》一文，提出了著名的 X 理论 -Y 理论。该理论侧重于对个体行为的研究，主要观点如下：

（1）X 理论：麦格雷戈将传统管理的观点总结为 X 理论，认为人性是消极的。①人天生好逸恶劳，不愿工作，尽可能逃避工作；②人不求上进，不愿负责，而宁愿听命于人；③人们大多为了满足基本生理需要而选择在经济上获利最大的工作；④人以自我为中心，漠视组织的需要；⑤人缺乏理智，不能克制自己，易受他人影响。

根据上述假设，管理工作的重点应为：①管理者应以利润为出发点，考虑人、财、物等资源的合理应用；②将金钱作为激励的手段；③严格的管理制度、法规、处罚条例和控制是保证组织目标实现的有效手段。

（2）Y理论：麦格雷戈否定了X理论，并提出了与之对立的Y理论，认为人性是积极的。①人并非天生懒惰，厌恶工作并非人的本性；②在适当的激励下，人们不仅会接受责任，而且还会主动承担责任；③一般人都具有解决问题的想象力及创造力；④个人目标与组织目标可以统一，有自我实现要求的人往往以达到组织目标为个人目标；⑤人愿意实行自我管理和自我控制。

根据上述假设，管理工作的重点应为：①可有效地综合应用人、财、物等要素来实现组织目标；②鼓励员工参与自身目标和组织目标的制订，充分调动员工的主动性及积极性；③给员工安排具有吸引力且有意义的工作，尽可能使个人目标和组织目标相统一。

三、现代管理理论

20世纪40年代至80年代，现代管理理论逐渐成为西方管理理论和思想发展的主流。哈罗德·孔茨把流行的管理理论学派划分为11大学派，形成了"管理理论丛林"。

1. 管理过程学派 又称"管理职能学派"或"经营管理学派"，是由哈罗德·孔茨和西里尔·奥唐奈提出来的。该学派认为，无论组织性质和组织所处环境多么不同，管理人员所从事的管理职能却都是相同的。该学派将管理职能分为计划、组织、人事、领导和控制，而把协调作为管理的本质。它继承了法约尔的理论，并把法约尔的理论更加系统化、条理化，使管理过程学派成为管理各学派中最具有影响力的学派。

2. 人际关系学派 该学派是从20世纪60年代的人类行为学派演变而来的。此学派认为，既然管理是通过与他人一起去实现组织目标，那么对管理学的研究就必须围绕人际关系这个核心来进行。它注重管理中"人"的因素，认为处理好组织中人与人之间的关系是管理者必备的能力。

3. 群体行为学派 该学派以社会学、人类文化学、社会心理学为基础，而不是以个体心理学为基础。此外，该学派着重研究各种群体行为方式，从小群体的文化行为方式到大群体的行为特点，而非一般的人际关系和个人行为，因此常被称为组织行为学。

4. 经验主义学派 该学派主张从管理的实际出发，分析管理者的管理实践，通过研究管理实践中的各种成功及失败的案例来了解管理，并加以概括和总结，找出各种成败经验中共性的东西，然后使其系统化、理论化，并根据此为类似情况提供有效的管理策略和技能，以达到组织目的。

5. 社会协作系统学派 该学派从社会学的角度来研究管理，认为社会的各级组织都是由有意识地进行相互协调的个体组成的协作系统，组织的存在取决于协作效果（即组织目标的达成）、协作效率（即在实现目标的过程中，协作成员的损失最小而心理满足则相对较高）及与环境相适应的组织目标。管理者是协作系统中的关键因素，需要对协作进行有效协调，以使其能够维持运转。

6. 社会技术系统学派 该学派认为在管理中只分析社会系统是不够的，还要研究技术系统对管理的影响，必须把两者结合起来，而管理者的主要任务之一就是要确保这两个系统相互协调。

7. 系统理论学派 该学派将组织作为一个有机整体，把各项管理业务看成相互联系的网络，重视对组织结构和模式的分析，应用一般系统理论，全面分析和研究组织的管理活动和管理过程，并建立起系统模型以便分析。该学派的重要代表人物是管理学家弗里蒙特·卡斯特。

8. 决策理论学派 该学派是在吸收行为科学、系统理论、运筹学和计算机程序等学科知识的基础上建立起来的。该学派认为，管理过程就是决策过程，管理的核心就是决策。赫伯特·西蒙强调决策职能在管理中的重要地位，提出以有限理性的人代替有绝对理性的人，用"满意原则"代替"最优原则"。

9. 管理科学学派 又称"数学学派"或"计量管理学派"。管理科学理论以系统的观点，运用数学、统计学方法和电子计算技术，为现代管理决策提供科学依据，通过计划和控制解决组织生产与经营中的问题。该理论是泰勒科学管理理论的继承和发展,其主要目标是探求最有效的工作方法或最优方案,以最短的时间、最少的投入,取得最佳的效果。

10. 权变理论学派 该学派认为,组织管理要根据组织所处的内外条件随机应变,没有一成不变、普遍适用的"最好的"管理理论和方法。组织管理要根据组织所处的内部条件和外部环境来决定其管理手段和管理方法,要根据不同的情境、组织类型、目标和价值,采取不同的管理手段和管理方法。卢桑斯是该学派的代表人物。

11. 管理角色学派 该学派认为,组织应以对管理者所担任角色的分析为中心来考虑管理的职务和工作,以提高管理效率;人际关系、信息传递和决策制订为管理者的主要工作职责。

四、管理理论的新发展

20 世纪 80 年代后,随着信息技术的迅猛发展,知识经济开始崛起,国际经济逐步趋向一体化,一些新的管理理论被发展起来,形成了新的"管理理论丛林"。

1. 企业文化理论 该理论把企业文化引入企业管理,强调以人为中心、以文化导向为根本,突破了过去人管人的传统管理模式,更注重组织的人际关系、团队精神、敬业精神、员工素质及人才培养,强调精神的作用和文化的力量。

2. 企业再造理论 该理论认为在外界环境发生激烈变化的情况下,企业必须彻底改造已成惯例的运营模式和工作方法,以工作流程为中心,通过对组织运作过程的再设计,重新调整企业的经营、管理、运营流程,以改善企业效益和服务,进而增强企业竞争力。

3. 学习型组织理论 学习型组织(learning organization)是指通过培养弥漫于整个组织的学习氛围,充分发挥组织成员的创造性思维能力而建立起来的一种扁平化的、有机的、高度柔性的、符合人性和能够持续发展的组织。该组织具有持续学习的能力,具有高于各成员绩效总和的综合绩效。建立学习型组织需要自我超越、改善心智模式、建立共同愿景、团队学习及系统思考 5 项修炼,其核心是系统思考。

4. 知识管理理论 20 世纪 90 年代,人类步入知识经济时代,为实现组织知识资本增值,提高组织创新能力和核心竞争力,知识管理作为一种全新的组织管理模式应运而生,并逐渐延伸到其他学科领域。该理论以人为中心,以信息为基础,以知识创新为目标,将知识视为一种可以开发利用的资源,对人和信息资源进行全方位的动态管理。

5. 绩效理论 绩效管理是指管理者与员工之间在目标与如何实现目标上达成共识的过程,以及帮助员工成功实现目标并取得优异成绩的管理方法,其目的是通过将劳动耗费与劳动成果进行比较,最大限度地获取劳动收益。

管理理论反映了社会环境的客观要求,随着社会环境的变化,管理理论和实践也在不断地发展以适应不断变化的环境,创新是管理理论发展的主旋律。护理管理者应结合护理工作环境的具体情况,在工作中有针对性地借鉴与应用相关管理理论,不断提高管理效率。

第三节　现代管理的基本原理及原则

管理原理是管理理论的基础,着重研究管理学的基本理论、基本原理、基本原则。管理原理及原则是进行管理活动的行动指南,是实施管理职能的理论依据。

ER 1-4
思维导图

一、现代管理的基本原理

(一) 系统原理

系统是由相互作用、相互影响的若干部分或要素组成的具有特定功能的有机整体。系统具有整体性、层次性、目的性及环境适应性等特征。

1. 系统原理的主要内容　管理对象是一个动态的开放系统,该系统的每个基本要素都不是孤立存在的,而是根据整体目标相互联系、按一定结构组合在一起的,与其他各系统产生各种形式的联系。为实现管理目标,必须对管理对象进行细致的系统分析,从整体看部分,使部分服从整体。同时,管理对象也是其上级系统的一个构成部分,应从全局考虑,服从大局。

> **知识拓展**
>
> ### 护理系统
>
> **1. 护理工作运行子系统**　是指各护理单元通过开展每天的护理活动,为护理质量提供保证。
>
> **2. 支持子系统**　是指由供应室、护理信息系统等支持单位组成的,为临床护理工作提供各种有效的人、财、物的支持系统。
>
> **3. 扩展子系统**　通过开展护理科研、教学、培训,引进和开展护理新业务、新技术,加强人力资源的培训,发展专业内涵,拓展护理新领域的系统。

2. 系统原理在护理管理中的应用

(1) **具有全局观念,落实优化管理**:在错综复杂的护理工作中,不能片面地看问题,必须用系统分析的方法,拥有全局观念,以充分发挥护理管理系统的整体功能,实现其整体效应。在确定护理工作目标时,要正确处理组织内部与外部、局部与全局、眼前利益与长远利益的关系,以达到优化管理的目的。

(2) **关注系统结构,实现管理目标**:系统结构在发挥护理管理系统的整体功能中起着重要的作用。护理管理工作必须根据面临的不同环境、不同任务、不同内部条件,适时、适当地进行结构调整,确保管理目标的实现。

(二) 人本原理

1. 人本原理的主要内容　人本原理就是以人为本的管理原理,在管理中把人看作最重要的资源,强调和重视人的作用。一切管理活动以人为核心,以调动人的工作积极性、主动性和创造性为出发点,善于发现、培养和使用人才,努力创造各种机会,满足组织成员自我实现的需要,在实现组织目标的同时,最大限度地实现组织成员的自我价值,达到个人和组织的共同发展。

2. 人本原理在护理管理中的应用

(1) **注重精神鼓励**:护理管理者应改变传统、严厉的工作方式,注意发现护士的长处,对护士的辛劳及时肯定,多加赞美,减少对护士的指责,激励护士发挥自身最大的工作热情与潜能,变被动工作为主动工作。

(2) **重视授权**:授权是护理管理者对护士的鼓励与信任,知人善任,用人所长,可使护士充分地发挥聪明才智,大大地提高工作积极性和主动性。

(3) **合理物质鼓励**:奖金的分配应当与工作绩效挂钩,多采用正向激励,使奖金分配相对合理。

(三) 动态原理

1. 动态原理的主要内容　动态原理是指管理者在管理活动中,注意把握管理对象的运动和变化情况,不断调整各个环节以实现整体目标。管理对象是一个系统,随着系统内外条件的变化,人们对系统目标的认识也在不断地变化,不仅会提出目标的变换与更新,而且衡量目标的准则也会随之改变。

2. 动态原理在护理管理中的应用

(1) **具备动态管理理念**:新的护理管理模式的发展,新的政策制度、管理方法的出现,护士观念、行为方式的转变,以及护理服务对象和范围的扩展,都对护理工作不断提出了新的要求。护理管理者要具备动态管理理念,对护理管理问题具有预见性,增强组织的适应能力,以免导致护理管理的被动局面。

(2)**用动态原理指导实践**:管理者在制订工作计划、作出管理决策、配置人力资源、执行改革创新等工作时,都应遵循弹性和随机的原则。根据事情的动态变化收集信息,及时反馈,对管理目标及管理方式进行调整,因地制宜,保持管理制度的充分弹性,有效地进行动态管理,以适应环境变化对护理的要求,保持组织的稳定和发展活力。

(四) 效益原理

1.**效益原理的主要内容** 效益原理是指组织的各项管理活动都要以实现有效性、追求高效益为目标的一项管理原理。它表明现代社会中任何一种有目的的活动,都存在着效益问题,效益问题是组织活动的综合体现。影响效益的因素是多方面的,如科学技术水平、管理水平、资源消耗和占用的合理性等。有效的管理能够使资源得到充分利用,给组织带来高效益。

2.**效益原理在护理管理中的应用**

(1)**以讲求社会效益为最高目标**:护理管理者在追求护理服务经济效益的同时,应注重其社会效益,并以追求社会效益为最高目标。

(2)**坚持整体性原则**:护理管理者应正确处理好全局效益和局部效益的关系,以获得最佳的整体效益。

(3)**讲实效**:护理管理者在工作中不能只注重动机和结果,还要注重工作效益,才能在激烈的竞争中立于不败之地。

(4)**长远目标与当前任务相结合**:护理管理者应注意长远目标与当前任务的结合,增强工作的预见性和计划性,减少盲目性和随意性,以达到事半功倍的效果。

二、现代管理的基本原则

(一) 整分合原则

整分合原则是指对某项管理工作进行整体把握、科学分解、组织综合。管理者的责任在于从整体要求出发,制订系统目标,进行科学分解,明确各子系统的目标,按照确定的规范检查执行情况,处理例外情况,考虑发展问题。因此,分解是管理工作的关键,分解正确,分工就合理,制订的规范才科学明确。

(二) 反馈原则

反馈原则是指控制系统把信息输送出去,又把其作用结果输送回来,并对信息的再输出产生影响,起到控制整个系统、达到预定目标的作用。反馈要灵敏、准确、有力,才能保证反馈的有效性,才能正确地进行管理控制。因此,管理者要及时根据反馈结果调整管理策略与措施,以实现组织目标。

(三) 能级原则

能级原则强调按一定标准、规范、秩序将管理中的组织和个人进行分级管理。其核心是人员的优势和特点与岗位要求有机结合与匹配,做到能级对应。管理能级不以人的意志为转移,是客观存在的。管理的任务是建立一个合理的能级,使管理内容能处于相应的能级中。

(四) 动力原则

人的行为是需要动力的,管理者从事管理活动时,必须正确认识和掌握组织成员的行为动机,运用有效的管理动力机制,激励组织成员,使其为实现组织整体目标而努力。管理动力也是一种制约因素,能减少组织中各种资源相互内耗,使资源有序运转。管理动力主要有物质动力、精神动力和信息动力三种类型。这三种动力在每个管理系统中都是同时存在的,应综合、协调地加以运用。

(五) 弹性原则

管理弹性指现代组织系统具有对外界变化作出能动反应,并最终有效实现组织目标的能力。管理者在进行决策和处理管理问题时要尽可能考虑多种因素、留有余地,以应对随时可能出现的变化或突发事件,并做到及时地调节和控制,避免出现被动管理的局面。同时,在组织设计及管理层次和管理部门的划分上也应富有弹性,使组织能适应环境的变化。

(六) 价值原则

价值原则是指在管理过程中要以提高效益为中心,科学地、有效地、合理地使用人、财、物、时间和信息等资源,以创造最大的经济价值和社会价值,即以最少的耗费达到最高的效用。

小结

本章首先介绍了管理及护理管理、管理学及护理管理学的概念,管理的基本特征、基本要素和职能。通过学习,学生应能够叙述管理及护理管理的基本内涵及管理的主要职能,明确学习管理学的必要性。

其次,本章介绍了管理理论的发展及各发展阶段具有代表性的管理理论。通过学习,学生应能阐述各理论的主要内容,并能应用科学管理理论和行为科学理论解决护理管理问题。

最后,本章介绍了系统原理、人本原理、动态原理和效益原理;整分合原则、反馈原则、能级原则、动力原则、弹性原则和价值原则。通过学习,学生应能阐述各基本原理及原则的主要内容,并在实践中加以体会和运用。

ER 1-5

扫一扫
测一测

(潘 杰)

思考题

某医院供应室有护士 15 名,小王为最近竞聘上岗的护士长,老张为前任护士长。实际工作中大家仍把老张当成他们心目中的护士长,小王在老张的帮助下解决了一些工作中的棘手问题。

1. 小王是现在的护士长,为什么解决棘手问题还得找前任护士长老张,到底谁是真正的护士长?

2. 护士长小王的管理行为是受到了哪一个管理理论的启发?

第二章 │ 护理管理规划与决策

ER 2-1

教学课件

学习目标

1. 掌握护理规划的概念、特征、步骤；决策的概念、原则、制订过程；目标管理与时间管理的概念、方法。
2. 熟悉护理规划的形式、影响因素；决策的方法、影响因素。
3. 了解护理规划的分类、作用；决策的重要性。
4. 学会在实际工作中运用目标管理和时间管理的方法。
5. 具有规划意识，具备初步进行护理管理规划的能力。

导入案例

某市二级甲等医院肿瘤科共有床位 40 张，除护士长外，有护士 16 人，其中护师及以上职称者 3 人。护士长准备在近期开展外周中心静脉导管（PICC）置管业务，但医院尚无人员经过 PICC 置管的培训，仅部分护士有从省级医院进修学习的经验。据调查，该市仅有两所省级医院和一所肿瘤医院开展了该项业务且较为成熟，其他医院均未开展。

请思考：

作为该科的护士长，你对开展 PICC 置管业务如何规划？

第一节 护理规划

一、护理规划的概述

（一）护理规划的概念

ER 2-2

思维导图

规划是组织或个人制订的比较全面、长远的发展计划，是经过对未来整体性、长期性、基本性问题的思考和衡量后设计出的整套行动方案。简单地说，就是在行动之前将为什么做（why）、做什么（what）、怎么做（how）、何时做（when）、何地做（where）、由谁做（who）等问题做好安排，使其执行起来有规则、有秩序、有效率。规划是管理工作的首要步骤，其本身是一个连续不断的过程，应包括以下 4 个要素：①规划必须针对未来；②规划必须含有行动的成分；③规划必须和组织结合；④规划必须有专人负责。

护理规划是护理组织根据实际情况，通过科学的预测和决策，设计在未来一定时间内组织所要达到的目标以及实现目标的方法。在护理管理过程中，从护理事业的发展到对患者的管理都有相应的规划，如《全国护理事业发展规划（2021—2025年）》、医院的优质护理服务规划以及护理工作发展规划等。

（二）护理规划的意义

1. 有利于实现护理组织目标 规划能帮助护理管理者统筹安排工作，朝着既定目标方向行动，从而保证目标的最终实现。例如医院护理部围绕医院年度总目标制订各项工作计划，明确各级护士的职责及其护理工作的方向、范围和期限，以利于年度护理各项目标的实现，从而推动医院年度工作目标的实现。

2. 有利于减少工作中的失误 规划是面向未来的，而未来的工作在时间和空间上都有较大的不确定性。虽然规划不能完全消除未来的不确定和可变因素，但可以预测变化趋势及可能对组织产生影响的因素，从而制订适应性、灵活性最佳的方案。例如在实施优质护理服务时，制订的服务计划是在众多方案中选出的最佳方案，可以大大地减少不确定因素引起的工作失误。

3. 有利于合理利用资源 规划明确了组织目标，促使组织中的全体成员朝着既定目标努力，合理分配和使用组织中的人力、物力、财力、时间、空间以及信息等资源，可以极大地提高组织的工作效率。例如一份科学、合理的临床带教计划，既可以促进护士学习护理理论知识，又可以锻炼和提高临床护士的教学水平。

4. 有利于纠正偏差，控制工作方向 规划与控制是管理职能中的两个重要环节，规划是控制的基础。管理者根据预先确定的或根据发展变化而重新拟订的标准，对下属实际完成的工作情况进行衡量和评价，并在出现偏差时进行及时纠正，以保证下属的执行结果与计划一致。例如护理质量控制活动必须根据护理质量标准制订相应的计划，才能保证质量控制活动的顺利进行。

5. 有利于提高护理质量 科学、合理的护理规划，可以减少资源浪费，提高工作效率，保证护理目标的实现。科学的管理规划可以保证各项工作正常而有序地进行。医院的各项护理管理制度、护理常规、质量标准等都属于规划的表现形式，这些规划可以使护士在工作中按章办事，增强护士工作的责任心，减少医疗安全（不良）事件，保障患者和护理工作安全，有利于护理质量的提高。

（三）护理规划的作用

科学、准确的规划可以指导护理管理活动，达到事半功倍的作用，这主要体现在以下4个方面：

1. 规划是管理活动的依据 规划为管理工作提供了基础，是行动的依据。管理者根据规划分配任务并确定下级的权力和责任，促使组织中的每个成员活动方向一致，从而形成合力，以保证组织目标的实现。

2. 规划是降低风险的手段 未来的情况是不断变化的，规划是预测这种变化并且设法消除或降低变化对组织造成不良影响的一种有效手段。

3. 规划是合理配置资源、提高效率的手段 规划工作的重要任务就是使未来的组织活动均衡发展，使组织的有限资源得到最合理的配置。

4. 规划是制订控制标准的依据 规划的重要内容是组织目标，它是制订控制标准的主要依据。有了控制标准才能衡量实施效果，发现并及时纠正偏差，使组织活动不偏离组织所期望的发展方向。

二、护理规划的分类

按照不同的标准，护理规划可以有不同的分类，常用的有以下几种分类方法：

1. 按时间跨度可将其分为长期规划、中期规划和短期规划。

（1）**长期规划**：一般指5年以上的规划，它要求建立在对未来发展趋势充分预测、论证和研究的基础上，对组织具有战略性、纲领性的指导意义，是组织发展的蓝图。其特点有：①通常由高层管理者制订；②时间跨度较长；③涉及重大方针、政策和策略；④可变化的因素较多。长期规划如护理学院护理专业10年发展规划、医院护理部护士队伍建设10年规划等。

（2）**中期规划**：一般指1~5年的规划，是根据长期规划提出的阶段性目标和要求，同时结合了规划期内的实际情况而制订。其特点有：①通常由中层管理者制订；②时间较长；③内容较详细而具体。

中期规划如护理学院护理学科的师资队伍建设规划、医院护理部护士队伍建设中的护士培训计划等。

（3）**短期规划**：一般指1年或1年以下的规划，是对未来较短时间内的工作安排及一些短期内需完成的具体工作部署。其特点有：①由基层管理者制订；②时间较短；③内容比中期规划更加详细、具体。短期规划如护理学院教师年度科研计划、医院护士年度学习计划等。

2. 按性质可将其分为战略性规划和战术性规划。

（1）**战略性规划**：指制订整个组织的目标和发展方向的规划。它包括目标及达到目标的基本方法、资源的分配等。其特点有：①一般为长期规划；②通常由高层管理者制订；③一经确定，不能轻易更改。战略性规划如《全国护理事业发展规划（2021—2025年）》等。

（2）**战术性规划**：指针对具体工作问题，在较小范围和较短时间内实施的规划。它是为实现战略性规划而采取的手段，是某些战略性规划的一部分。其特点有：①时间短、范围较小；②内容具体明确，具有可操作性；③灵活性较强。战术性规划如护士排班计划、患者出院计划等。

3. 按约束程度可将其分为指令性规划和指导性规划。

（1）**指令性规划**：以指令形式下达给执行单位，规定行动的方法和步骤，要求严格遵照指令执行的规划。其特点有：①由上级主管部门制订；②具有强制性。指令性规划如《护士条例》等国家的政策和法规。

（2）**指导性规划**：由上级管理部门下达给执行单位，需以宣传教育以及经济调节手段来引导执行的规划。其特点有：①由上级主管部门制订；②一般只规定完成任务的方向、目标及指标，对完成任务的方法未做强制性的规定。指导性规划如医院各科室的护理业务学习计划等。

4. 按覆盖面可划分为整体规划和局部规划。

（1）**整体规划**：又称综合计划，指一个组织和系统所有工作的总体设计。其特点为整体性强，由各部门围绕共同的目标团结协作完成。整体规划如某医院的年度工作计划。

（2）**局部规划**：又称专项计划，指为完成某个局部领域或某项具体工作而制订的计划。其特点有：①目标明确；②部门较单一；③内容翔实而具体。局部规划如医院护理部护士培训计划、护理学院学期教学计划等。

三、护理规划的形式

规划包含任何未来的行动途径，它内容广泛，形式多样。从抽象到具体，它可以表现为宗旨、任务、目标、策略、政策、程序、规则、方案以及预算等形式。

1. **宗旨**（purpose）　是一个组织存在的理由或价值，是其信仰和价值观的表述。它回答的是一个组织是干什么和应该干什么的问题。例如医院的宗旨是"治病救人，救死扶伤""以患者为中心"等。

2. **任务**（mission）　是社会赋予一个组织的基本职能，任何一个组织应该具有一个或一个以上的任务。例如世界卫生组织（WHO）规定护士的任务是帮助人们"保持健康，预防疾病，减轻痛苦，促进康复"，这是各国护理组织都应完成的任务，并应根据具体情况制订目标。

3. **目标**（objective）　是在宗旨和任务的指导下，整个组织活动要达到的具体效果。目标是最终的、可测量的结果。例如"本年度本院住院患者的健康教育率达到100%""本年度基础护理的合格率达到98%"等。

4. **策略**（strategy）　是为实现组织目标而采取的对策，是实现目标的总体行为过程和工作部署，以及人力、物力、财力、时间、信息等资源的安排。往往要考虑工作重心或资源分配重点。例如重点发展优势学科策略，病房管理的策略应重视护理服务的品质、床位周转的控制以及住院天数的减少等。

5. **政策**（policy）　是组织在决策和处理问题时，用来指导、沟通思想和行为的明文规定。政策指明了组织活动的方向和范围，指明了鼓励和限制的内容，目的是保证行动、目标的一致性，如护士职称评聘政策、学生奖学金评定政策。

6. 程序（procedure）　是根据时间顺序而确定的一系列相互关联的活动，是处理重复发生的例行问题的标准方法，如患者入院程序等。

7. 规则（rule）　是根据具体情况采取或不采取某个特定行动的要求，是一种最简单的计划。它明确地阐明行动要求，约束和管理执行者的行为，起到行动的指导和规范作用，如"考试禁止作弊""禁止吸烟"等。护理工作中各类技术的操作规则、规章制度等均属于规则。

8. 方案（plan）　是一个综合的计划，它包括目标、政策、程序、规则、任务分配、实施步骤、所需资源，以及为完成既定行动方针所需要的其他因素，如整体护理实施方案、分级护理实施方案等。

9. 预算（budget）　是用数字表示预期结果的报告书，也可以称为"数字化"的规划，是组织各项可支配资源的使用计划。预算能使工作规划做得更细致、更精确，包括人员、时间、设备、经费等方面的预算。例如某医院护理部预算来年的护士培训计划项目经费为 8 万元。

四、护理规划的特征

与普通规划一致，护理规划同样具有主要性、目的性、普遍性、实践性和效率性等特征。

1. 主要性　规划是管理的首要职能，是其他管理职能的基础和前提条件。规划在前，行动在后。如果规划出了差错，其他的管理职能就无法顺利进行。

2. 目的性　任何组织或个人制订的各种规划都是为了实现目标。因此，在护理工作中要进行全面考虑，认清其作用和地位，分清主次，抓住关键，科学地制订规划，重点解决影响全局的问题。

3. 普遍性　实际的规划工作涉及组织中的每个人。规划的普遍性有两层含义：一是组织要有效实现管理目标，就必须具有相应的规划；二是各级、各类的管理者都必须制订规划并在其指导下工作。规划的普遍性再次凸显其作为管理的一项基本职能，贯穿在管理的全过程中。

4. 实践性　主要是指规划的可操作性。规划的实践性如何，应看其是否符合实际、是否易于操作、目标是否适宜等，这是衡量规划质量的重要标准。此外，为克服不确定因素的干扰，应适当增加规划的弹性。

5. 效率性　主要表现在时间和经济两方面。任何规划都有期限的限制，也有实施时机的选择。经济效益是指组织规划应以最小的投入获得最大的产出。

五、护理规划的步骤

规划是一个连续不断的活动过程，任何完整的规划工作都需要遵循以下步骤：

（一）分析形势

分析并评估系统的情况，是规划工作的开始。对形势的分析是收集资料，对规划对象的背景与现状作出全面了解的过程。常用的分析评估工具为 SWOT 分析法（SWOT analysis），其基本概念及具体运用如下：

护理规划的
步骤

1. 概念　SWOT 分析法又称为态势分析法，是一种能够较客观而准确地分析和研究组织现实情况的方法。SWOT 是 4 个英文单词的首字母：优势（strengths）、劣势（weaknesses）、机会（opportunities）、威胁（threats）。SWOT 分析法通过对优势、劣势、机会和威胁加以综合评估与分析得出结论，调整资源及策略，以达成目标。

2. 基本要求　包括：①必须对优势与劣势有客观的认识；②必须区分现状与前景；③必须考虑全面；④必须与竞争对手进行比较；⑤保持简洁化，避免复杂化与过度分析；⑥因人而异。

3. 主要步骤

(1) 分析环境因素：运用各种调查研究方法，分析出组织所处的各种环境因素，即外部环境因素和内部环境因素。外部环境因素包括机会因素和威胁因素，它们是外部环境对组织发展有直接影响的有利和不利因素，属于客观因素；内部环境因素包括优势因素和劣势因素，它们是组织在其发展中自身存在的积极和消极因素，属于主观因素。在调查分析这些因素时，不仅要考虑到背景与现状，更要考虑未来发展问题。

(2)构造SWOT矩阵：将调查得出的各种因素根据轻重缓急或影响程度等进行排列，构造SWOT矩阵。在此过程中，将那些对组织发展有直接的、重要的、大量的、迫切的、久远的影响因素优先排列出来，而将那些间接的、次要的、少许的、不急的、短暂的影响因素排列在后面。

(3)制订行动计划：在完成环境因素分析和SWOT矩阵的构造后，便可以制订出相应的行动计划。制订行动计划的基本思路是发挥优势因素，克服劣势因素，利用机会因素，化解威胁因素；考虑过去，立足当前，着眼未来。运用系统分析的综合分析方法，将排列与考虑的各种环境因素相互匹配，加以组合，得出一系列对未来发展有利的可选择对策。

（二）确定目标

目标是组织活动在一定时期内的预期效果，是组织努力的方向，应是可实现的、可量化的。确立目标应考虑组织的需要，根据调查和预测的相关数据、资料，制订出组织及个人的目标。

护理管理是医院管理工作中的重要组成部分，不同层次护理管理者的工作目标有所差异，但在确立目标时均应遵循SMART原则。

1.明确性（specific，S） 要用具体的语言清楚地说明要达成的行为标准。目标设置要有项目、衡量标准、达成措施、完成期限以及资源要求，使执行人能够清晰地看到个人和科室要做哪些任务并需要完成到什么程度。

2.可测量性（measurable，M） 是指应该有一组明确的数据，作为衡量是否达成目标的依据。目标的衡量标准应遵循"能量化的量化，不能量化的质化"，应有统一的、标准的、清晰的、可度量的标尺，杜绝在目标设置中使用概念模糊、无法衡量的描述。

3.可实现性（attainable，A） 是指目标在付出努力的情况下是可以实现的，是要能够被执行人所接受的，是跳起来"摘苹果"的目标，而不是跳起来"摘星星"的目标。因此，目标设置要有执行人参与、多方沟通，使拟订的工作目标在组织及个人之间达成一致。目标既要使工作内容饱满，也要具有可实现性。

4.相关性（relevant，R） 是指实现此目标与其他目标的关联情况。如果实现这个目标与其他的目标完全不相关，或者相关度很低，那么这个目标即使被实现了，意义也不大。

5.时限性（time-based，T） 指完成目标是有时间限制的，没有时间限制的目标没有办法被衡量。要根据工作任务的权重、事情的轻重缓急，拟订出完成目标项目的时间要求，定期检查项目的完成进度，及时掌握项目进展的变化情况，以便及时作出调整。

（三）考虑规划的前提

规划工作的前提就是规划工作的假设条件，即在执行规划时的预期环境。确定前提条件，就是要在评估组织现有条件和影响因素的基础上，对组织未来的内外部环境和所具备的条件进行研究、分析和预测，明确在执行规划的过程中可能存在的有利条件和不利条件。

（四）提出选择方案

往往同时会有几个可供选择的方案，应在分析的基础上，拟订出几个备选方案，这样可使规划同时具有合理性和灵活性。提出可行性方案时需注意：①方案与组织目标的相关程度；②可预测的投入与效益之比；③公众的接受程度；④下属的接受程度；⑤时间因素。通常备选方案越多，就越能从中选出满意的方案。

（五）比较各种方案

组织相关专家对各种备选方案进行可行性分析和综合评估。分析每一个备选方案的优缺点并进行论证。论证的内容包括依据的可靠性、方案的科学性、实施的可行性、预算的合理性及效益的显著性等。然后根据备选方案实施的前提和目标来权衡，按优先次序进行排序。排列优先次序的依据包括：①所期望的社会效益；②是否符合政策规定；③经费预算的合理性；④社会关系的有关因素；⑤时间安排的可行性。

（六）选定方案

选定方案是规划工作的关键步骤，是决策性的一步。决策者召开决策层会议，从入选方案中选定一个作为执行方案，其余则作为备选方案。选定的最优方案应为投入少、产出高、风险低，且操作性强、满意度高的方案。有时也会发现同时有两个可取的方案，这种情形下必须确定出先采取哪个方案，并将另一个方案也进行细化和完善，以作为备选方案。

（七）制订辅助计划

执行方案的选定并不是规划的结束，还需要制订一些辅助计划来支持总体规划的贯彻和落实。辅助计划是总计划的分计划和基础，是保证总计划能按时、有效执行并达到预期目标的必要措施。

（八）编制预算

预算是规划的数量说明，是用数字形式对预期结果的表示。通过分析、比较和选定方案后，将文字计划转化为预算的形式。编制预算的实质是资源的分配计划，包括人员、设备、经费、时间等方面的内容。通过编制预算，组织对各类计划进行汇总和综合平衡，控制计划的完成进度，保证目标的实现。

六、护理规划在管理中的应用

（一）护理管理工作中的规划内容

1. 护士管理规划　是实现护理目标所必需的人力资源规划，以及促进专业发展、学科建设等方面的规划，如护士选聘计划、护士绩效考评计划、专科护士培养计划、护理科研基金申报计划、护理学科建设规划等。

2. 护理安全质量和服务规划　是围绕保障患者安全，提高护理专业能力和服务水平、提升护理质量方面的计划，如优质护理服务计划、患者及陪护管理计划、护理质量控制计划等。

3. 护理预算　包括护理人力预算、物资消耗预算、日常的护理运转预算等。

（二）护理规划的影响因素

护理规划受到主观因素和客观因素的影响，具体包括以下几个方面：

1. 主观因素

（1）**过度依赖经验**：部分护理管理者在进行规划时过度依赖经验，缺少客观资料的收集、分析和讨论，仅凭自我经验进行规划，造成规划的难以实现。例如部分工作时间长、资历高的护士长在规划时容易过多地受经验、习惯的限制，使规划局限和片面，缺乏科学性和实践性。因此在制订规划时应与时俱进，充分考虑环境的变化、社会的需要及行业的发展，以保证规划的有效实施。

（2）**未能制订和执行正确的策略**：在规划时如果考虑不够周全，提出的方案及寻找的决策途径不能达到预期效果，也会影响规划。例如针对护士正确给药的在职教育，如果没有一个组织良好的策划小组，未制订正确可行的活动策略或不能有效实施活动策略，必将影响到整个规划的执行。

（3）**欠缺清晰、明确的目标**：目标的制订应遵循 SMART 原则，目标的明确性、可测量性、可实现性、相关性、时限性缺一不可。这些都是在规划时要考虑到的问题，有利于护士了解个人和组织的目标并付诸行动。

（4）**未能了解规划的限制范围**：护理管理者在进行规划时，应量力而行。例如某护士长的规划是通过增加护士的人数以达到提高护理质量的目的，但若此规划超出护士长的职权范围，则无法顺利执行。

2. 客观因素

（1）**政策的改变**：护理部所做的规划，常常会因为政策的改变而改变。例如随着责任制整体护理模式的推行，护理部所做的某些规划必然要进行相应的调整。

（2）**缺乏上级支持**：在规划时，如果没有上级的支持，经费、物力及人力的需求难以落到实处，势必会影响规划执行的效率。例如在实施优质护理服务的规划时，如果缺乏经费、人力、物力的支持，护士长的规划将难以实现。

（3）**缺乏明确的授权**：在组织分工中，应责权统一。如果护士长没有明确的授权，会使参与人员感到角色混乱，也不能得到科室护士的有效配合，导致工作难以顺利完成。

（4）**缺乏适当的控制技术和资料**：评估方法及时间进度表均为控制的技术。如果没有足够的资料来设计适当的评估方法和时间进度表，则会导致规划的不合理。

（三）护理规划应用的注意事项

1. 护理规划应明确地阐述其目的和目标。
2. 护理规划应以国家整个医疗护理组织的宗旨、目标、政策和程序为指南。
3. 护理规划的先后次序要符合逻辑、排序合理、主次分明。
4. 护理规划的制订需符合先进性、可考核性、可靠性、灵活性的原则。
5. 护理规划的制订需充分考虑现有的人力、物力、财力及其他相关情况，科学地设计出切实可行的行动方案。

护理工作关系到人类生命的健康和安全，为了减少护理工作中的差错和失误，有效地利用各种资源，各级护理管理人员必须做好规划工作，从而保证护理工作高效率、高质量地完成。

第二节　管理决策

一、管理决策概述

（一）决策的概念

ER 2-4
思维导图

决策（decision）是组织或个人为了解决某个问题或实现某种目标，通过分析判断，对未来一定时期内有关活动的方向、内容及方式进行选择或调整的过程。决策学派的代表人物是赫伯特·西蒙，他运用经济理论对决策过程进行了深入讨论，形成了系统的决策过程理论。决策具有以下特点：

1. **目标性**　组织在未来特定时期内完成任务程度的标志。没有目标就难以开发方案，就没有评价和比较的标准，就没有检查的依据。

2. **可行性**　决策是在外部环境与内部条件之间动态平衡的基础上进行的。因此决策必须考虑外部环境的影响和人、财、物、技术等条件的制约。

3. **选择性**　决策的实质是选择。比较各备选方案的资源需求、可能结果及风险程度，选择最有利于组织目标实现的方案。

4. **满意性**　在组织决策的过程中存在着无法收集所有信息、无法充分利用已收集的信息、无法准确预测未来结果等问题，因此组织决策通常为有限理性决策，即在现有条件下，加上主观判断，作出相对满意的选择。

5. **过程性**　决策不是一瞬间的事，而是一个过程，包括识别问题、收集信息、开发方案、分析评价、选定方案和实施决策等。而组织决策是一系列决策的综合，当作出某一具体的决策时，并不意味着组织决策已经形成。

6. **动态性**　决策是一个不断循环的过程，应根据环境的变化，不断地调整组织的活动以达到组织与环境的动态平衡。

（二）决策的重要性

随着社会的快速发展，决策在现代管理中的作用越来越大，地位也越来越重要。社会越发展，组织规模越大,组织间的社会联系越复杂,影响决策的因素也越多变,决策结果的影响也就越大。

1. 决策是管理活动的基础 科学决策贯穿管理活动的各个方面,是现代管理过程的核心,是执行各项管理活动的基础。组织的任何一项管理活动包括计划、组织、人员配备、领导与控制等工作都存在如何合理地作出决策的问题,如都要预先明确要解决什么问题、达到什么目的以及为实现这一目的采用哪些方法、哪种技术等。管理活动的每一项职能、每一个过程、每一个环节都离不开决策。没有科学的决策,也就没有合理的行动,管理活动也就失去了准绳。从这个意义上说,"管理就是决策"。

2. 决策是管理工作成败的关键 "一着不慎,满盘皆输;一着占先,全盘皆活",成败的关键取决于决策的正确与否。在任何有目的的活动发生之前决策是必不可少的一步。正确的行动来自正确的决策,正如医生的诊断正确与否可直接影响到治疗方案的选择是否正确,从而影响患者的救治效果。每一个管理人员面临的不是做不做决策的问题,而是如何使决策更准确、更合理、更有效的问题。不同层次的决策,可以有不同的影响,小则影响部门管理的效率和成败,大则关系到组织、地区乃至国家的兴衰。

3. 决策是管理者的主要职责 科学决策是现代管理者的主要职责,是各级、各类管理人员的主要工作。管理者每天花费时间最多、所做的最重要的事情就是决策。

知识拓展

护理临床决策与护理临床决策支持系统

护理临床决策是指由护士作出的与患者健康状况相关的决策。护士在工作中要面临多种护理决策,如疼痛程度的评估方法的选择等。护士决策的正确与否直接关系患者的治疗效果甚至生命安全。

护理临床决策支持系统是以护理程序为核心,以临床指南、专家共识等为基础,利用人工智能技术和计算机的信息存储、提取以及精准的逻辑推理运算功能模拟临床护士的护理思维,利用软件算法推算患者个性化的护理方案。护理临床决策支持系统能够及时反馈患者的异常情况,辅助护士更快速地提出护理诊断、制订护理计划及实施护理,从而提高决策水平。护理临床决策支持系统可用于评估和监测谵妄、缺血性脑卒中患者的康复情况,妇科恶性肿瘤患者围手术期的护理等。

(三) 决策的分类

决策所解决的问题是多方面的,不同类型的决策,要采用不同的决策手段和方法。因此,根据不同的要求,应从不同的角度对决策过程加以分类,这将有助于决策者把握各类决策的特点,采用相应的方法,进行有效的决策。

1. 按决策层次性 可分为战略决策、战术决策和业务决策。

(1) **战略决策**:指直接关系到组织生存和发展,涉及组织全局的长远性的、方向性的决策,如医院的经营方向、方针、规模等决策。这种决策一般需要经过较长时间才能看出决策结果,所需解决的问题复杂,环境变动性较大,往往不过分依赖复杂的数学模式及技术。由于此类决策的定量分析与定性分析并重,因此对决策者的洞察力、判断力有很高的要求。

(2) **战术决策**:又称管理决策,是组织在内部范围贯彻执行的决策,属于执行战略决策过程中的具体决策,如部门人员的分工等决策。战术决策不直接决定组织的命运,但其正确与否,也将在很大程度上影响组织目标的实现和工作效率。

(3) **业务决策**:又称执行性决策,是在日常工作中为了提高生产效率、工作效率所作出的决策。业务决策涉及的范围较小,对组织只产生局部影响,如医院工作任务的日常分配与检查、工作日程的监督与管理、岗位责任制的制订与执行等决策。

战略决策、战术决策和业务决策三者是相辅相成的，它们共同构成一个紧密联系、不可分割的整体，是一种指导与被指导的关系。由于三者的地位不同，特点也就不同。战略决策对未来情况只能做一个大致的估计，一般难以实现量化，因此决策风险较大。而战术决策和业务决策则能充分利用现代数理方法，通过实现模型化与量化来选择最佳方案。

2. 按决策的重复程度 可分为程序化决策和非程序化决策。

（1）**程序化决策**：又称常规决策，是指常规性、反复性发生，能按已规定的程序、处理方法和标准进行的决策，如护理质量的控制标准、年终奖励制度等就属于程序化决策。由于这类决策重复出现，人们对其产生的背景、特点以及内外部因素间的关系等已有了较为全面、客观的把握。因此，再遇到此类问题，决策者可以规定一定的程序，建立决策模式，而无须重新决策。

（2）**非程序化决策**：又称非常规决策，是指管理中首次出现的或偶然出现的非重复性的决策，如医院新项目开发、护理新技术的引进、组织结构的调整、市场开拓等就属于非程序化决策。这种决策无先例可循，具有较大的随机性。这就要求决策者严格按照科学决策的程序，充分利用现代化的决策手段和方法，保证决策的正确性。

3. 按决策的主体 可分为个人决策和群体决策。

（1）**个人决策**：又称领导决策，是指在选定最后决策方案时由最高领导最终作出决定的一种决策形式，如院长负责制度。其特点是决策迅速，责任明确，并能充分发挥领导个人的主观能动性。但这类决策往往受领导者个人本身的性格、学识、能力、经验和魄力等的制约，因此有其局限性。

（2）**群体决策**：指由两个或两个以上的人组成的决策集体所作出的决策，如投票、职工代表大会、举手表决等形式均属于集体决策。这类决策虽然耗时，组织工作也较为复杂，但它可以集思广益，以弥补个人决策的不足。

4. 按决策的可靠程度 可分为确定型决策、风险型决策和不确定型决策。

（1）**确定型决策**：指在决策所需的各种信息资料已完全被掌握的条件下所作出的决策。确定型决策的每个方案都只有一个确定的结果，所以便于方案的评估和选优，是一种比较容易的决策。这类决策可以使用线性规划、数量模型分析等方法完成。

（2）**风险型决策**：指决策方案未来的自然状态不能预先确定，可能有几种状态，但每种自然状态发生的概率是可以作出客观估计的，所以不管哪个决策方案都是有风险的。这类决策的关键在于衡量各备选方案成败的可能性，权衡各自的利弊，进行择优决策。

（3）**不确定型决策**：指在未来充满不确定的情况下，决策时所需的各种信息资料无法具体测定，每种方案发生的概率也不明确，但客观形势又要求必须作出决定的决策。这种决策，似乎每一个备选方案都有可能获得成功，但也可能失败。这类决策主要是根据决策者的直觉、经验和判断能力来进行。

（四）决策的原则

在进行决策时必须遵循一定的原则，才能保证决策的正确性。

1. 科学性原则 要求决策的事情在客观上、技术上是可能的；在经济上、发展上是有利的；在实施上、建设上是可行的。要做到这些，管理者应在尊重事实的基础上通过全面深入的调查研究，分析决策问题，运用科学的决策程序和方法进行决策。

2. 民主性原则 管理者在决策过程中，要让组织成员了解、参与，实施民主决策，充分发挥集体的力量和智慧。增加决策的透明度，就能最大限度地保障决策的正确性。坚持民主性原则对于决策是否成功至关重要。

3. 整体性原则 管理者在决策过程中要从组织的整体利益出发，按照整体利益的要求进行合理决策。

4. 创新性原则 管理者在决策时要有开拓创新、不断进取的精神。尤其是在确定可行方案的过程中,要运用评判性思维和科学思维方法,打破习惯性思维的束缚。

5. 效益性原则　管理者在决策时既要充分考虑决策问题的经济效益,又要考虑其社会效益。在对决策方案进行可行性评价时,应以不断提高社会效益为前提,用经济效益的高低作为评价标准。

6. 定性与定量分析相结合原则　在决策过程中要对定性分析和定量分析给予同等的重视,使每个行动方案都能得到充分的论证,为选择和实施行动方案提供充分且科学的资料和依据。

二、管理决策的制订过程

决策是提出问题、分析问题、解决问题的过程,有一定的内在规律。要取得有效的决策,就必须按照一定的程序进行。

(一) 发现问题

决策是为了解决问题而作出的决定和采取的行动。只有发现问题,弄清问题的性质,找出产生问题的主要原因和相关因素,才能确定决策目标并围绕目标作出选择。对问题的界定包括以下几个要素:①与谁有关;②哪一步有问题;③属于哪一类型的问题;④改进的措施有哪些;⑤如何评价结果。前三个问题的答案有助于描绘出正确的现状,后两个问题与预期的状况有关。

(二) 确定目标

目标选择是否正确、明确而具体,是科学决策的首要条件。在确定决策目标时,需要注意两个问题:一是要尽可能地使决策目标量化,以便于在实施过程中检验与评价,如时间指标、数量和质量指标、消费指标、技术指标等需做到量化,对于难以量化的目标也要尽可能明确而具体,以便检验决策的效果;二是决策目标既要考虑经济效益,也要考虑社会效益,不要单从经济效益来衡量决策目标的价值,这在科学、教育、文化事业的决策中尤为重要。

(三) 拟订方案

明确目标后管理者要充分收集相关信息,并进行归纳和全面分析,从多方面寻找实现目标的途径,拟订出各种条件下解决问题的方案。任何一个管理活动都可能同时存在几种方案,但备选方案也不能太多,否则会投入大量的人力、物力与财力,既不符合经济效益原则,也会影响决策的速度与质量。在准备决策备选方案时要注意方案的概括性、代表性和典型性。

(四) 分析方案

根据所要解决问题的性质,采用定量分析和定性分析的方法,在充分考虑决策目标、组织资源和方案可行性的基础上对备选方案逐个进行评价。要研究各方案的限制因素,综合评价各方案的技术合理性、可操作性、经济时效性、环境适应性以及对社会和生态的影响,分析各方案可能出现的问题、困难、风险,进行综合性评价。

(五) 选定方案

这是决策过程中最为关键的一步,是在各备选方案中选出最优方案,或者在各方案的基础上归纳出一套最优方案。最优化的决策需要符合以下标准:①全局性标准,要考虑全局效益;②适宜性标准,决策不单追求最好的结果,还要注重过程合理、适宜,符合组织实际情况,因地因事而异;③经济性标准,以最少的投入获得最大的产出。

(六) 实施决策

方案的选定并不代表决策的完成,决策的正确与否还要以决策的结果来判断,在决策后还要制订决策的实施措施。在实施过程中应对方案进行动态调整,并进行相应的追踪决策。因此在实施过程中要建立信息反馈制度,及时收集和反馈信息,了解动向,对实施过程进行追踪评价,发现偏差时要找出原因并及时纠正,以保证决策目标的实现。

(七) 检验评价

决策实施后,对决策的检验和评价也是决策全过程中一个不可缺少的阶段。检验和评价实施的结果是否达到预期目标,总结经验教训,可以为今后的决策提供信息和借鉴。

案例 2-1

某医院新生儿病室,床位 30 张,病床使用率每月约为 90%。近几天护士发现该病室的婴儿哭闹不停,且红臀人数增多。

【案例解析 2-1】

1. 发现问题　婴儿哭闹不停,红臀人数增加。可能的原因有腹泻、感染、室温不适等。经检查发现婴儿无腹泻及感染的发生,最后确定是空调故障导致室温过高引起的。

2. 确定目标　确保每位婴儿在住院期间均未发生红臀。

3. 拟订方案　达到目标的方法有开窗通风,用电风扇帮助通风、降室温,减少婴儿穿着衣物,通知维修部修理空调,通知医生。

4. 分析方案　列表比较上述每个方案的优势和劣势,分析各方案的效果和可行性,见表 2-1。

表 2-1　杜绝婴儿红臀的方案比较

方案	优势	劣势
开窗通风	方便快捷,经济实惠	对外界天气及环境有一定的要求
用电风扇帮助通风、降室温	快速,可以弥补开窗通风的不足	温度和风速比较难控制
减少婴儿衣物	可迅速降低婴儿体表温度	可能会导致婴儿感冒等
通知维修部维修空调	空调降温比较好控制,且可降低室内湿度	维修需要一定的时间
通知医生	快速处理已出现的红臀	治疗不是预防措施

5. 选定方案　选择能优先执行且最理想的方案,或在各种方案的基础上归纳出最优方案。

6. 实施决策　实施选定的方案。先打开窗户,再打开电风扇,通知维修部修理空调,通知医生,适当减少婴儿衣物。

7. 检验评价　方案执行后,评估病室环境是否改善、是否还有红臀的发生。若病室环境改善、再无红臀发生,说明问题已解决,决策是正确的;若没有达到目标,则应重新找问题,并进入下一个循环。

三、管理决策的方法

决策的方法有定性和定量两大类。定性决策方法是一种直接利用决策者本人或有关专家的智慧来进行决策的方法。定量决策方法是把同决策有关的变量与变量、变量与目标之间的关系,用数学关系表示,即建立数学模型,然后通过计算机求出答案,供决策者参考使用。下面介绍几种常用的定性决策的方法。

(一) 德尔菲法

德尔菲法(Delphi method)是以匿名的方式通过几轮函询征求专家意见的决策方法。其具体做法是通过书面方式向专家们提出所要预测的问题,在得到专家不同意见的答复后,将意见汇总整理,并作为参考资料再次发给每一位专家,让他们再次进行分析并发表意见。经过反复征询、归纳和修改,最终形成代表专家组意见的方案。

在此过程中,被征询的专家互不讨论,彼此隔离,不发生横向联系,能够自由、充分地发表自己的意见,包括分歧点,由此可以达到集思广益、扬长避短的效果。但德尔菲法也有缺点,表现为主要凭专家主观判断,缺乏客观标准;过程比较复杂,花费时间较长等。

（二）头脑风暴法

头脑风暴法又称智力激励法，是指依靠一定数量的专家的创造性逻辑思维对决策对象未来的发展趋势及其状况作出集体判断的方法。其具体做法是通过小型会议的形式，将对解决某一问题有兴趣的人集合在一起，在完全不受约束的条件下，敞开思路、畅所欲言，并以此激发与会者的创意及灵感，使各种设想在相互碰撞中激起脑海的创造性"风暴"。在这一过程中，鼓励一切思维，包括看起来不可能的想法，而且暂时不允许对任何想法作出评论或批评。这种方法的时间安排应在1~2小时，参加者以5~6人为宜。

（三）电子会议法

电子会议法是一种将专家会议法与计算机技术相结合的决策方法，是目前较新的定性决策方法。其具体做法是安排为数众多的参与者（可多达50人）围坐在一张马蹄形的桌子旁，这张桌子上除了一系列的计算机终端外别无他物；将问题显示给决策参与者；决策参与者在不透露自己姓名的情况下，打出自己所要表达的任何信息并立即显示在计算机屏幕上，使所有人都能看到；个人评论和票数统计也都投影在会议室的屏幕上。

电子会议的主要优点是匿名、可靠和快速。它使人们充分地表达他们的想法而不会受到限制，它消除了闲聊和讨论偏题，且不必担心打断别人的"讲话"。但是，电子会议也有缺点。它使得那些善于口头表达，但运用计算机的技能却相对较差的人"言不尽意"，并可能会影响他们的决策思维。

（四）调查研究法

调查研究法指人们有目的、有意识地认识现象和事物的做法，包括观察法、访谈法、问卷法、抽样调查法及文献查阅法等。管理者需要准确地把握所面临的问题，深入调查研究，全面了解事实情况，为作出科学、准确的决策提供依据。

四、影响管理决策的因素

一个正确、有效的决策需要深入分析的因素很多，其中决策者、组织、社会经济、信息4个方面的因素对决策的正确性、有效性尤为重要。

1. 决策者因素　决策者拥有决策权，在决策过程中有对众多备选方案的选择决定权，负责整个决策过程的领导工作，其在决策过程中的职责可概括为决定、组织、检查与控制。决策者素质的高低直接影响决策的正确性和有效性。

2. 组织因素　是指决策背景对管理者的决策行为可能产生影响的因素。组织本身的目的、目标以及它所从事的业务，构成了决策的背景，组织既提供决策资源，也对决策进行限制。

3. 社会经济因素　决策者和决策组织的决策态度要受到社会经济各种因素的影响，其中社会规范、经济体制、法律限制等都影响决策的制订与执行。

4. 信息因素　信息是决策主体在决策过程中作出正确决策的依据，表现为支持决策的资料、信息和以某种方式加工分析得出的某些结论。准确的信息是正确决策的基础和前提。信息的可靠性、及时性、适用性及数量会对管理决策质量产生影响。

第三节　目标管理与时间管理

一、目标管理

目标管理是现代管理中一种先进的管理方法。实行和运用目标管理，对充分调动组织内每个成员的积极性和创造性，加强组织的全面管理，提高组织的经济效益和社会效益具有重大意义。

ER 2-5

思维导图

目标管理的概念是由彼得·德鲁克于 1954 年在《管理实践》中最先提出的。德鲁克认为，并不是有了工作才有目标，而是有了目标才能确定每个人的工作。所以，组织的使命和任务必须转化为目标，如果没有目标，工作必然被忽视，管理者应该通过目标对下级进行管理。当组织目标确定之后，管理者必须对其进行有效、逐层的分解，将其转变成各部门和个人的分目标。管理者根据分目标的完成情况对下级进行考核、评价和奖惩。

（一）目标与目标管理的概念

1. 目标 指在宗旨和任务的指导下，规划或方案所要达到的最终的、具体的、可测量的具体结果。它为组织或个人确立了工作方向，不仅能激励着组织成员努力完成任务，同时也是评价工作成效的标尺。

2. 目标管理 是由组织中的管理者和被管理者共同参与目标制订，在工作中由员工实行自我控制并努力完成工作目标的管理方法。它是一种以目标为导向，以人为中心，以成果为标准，使组织和个人取得最佳业绩的现代管理方法。

（二）目标管理的特征

目标管理指导思想指出，在目标明确的条件下，人们能够对自己负责。它与传统的管理方式相比有鲜明的特征，可概括为：

1. 重视人的因素 目标管理是一种参与的、民主的、自我控制的管理制度，也是一种把个人需求与组织目标相结合的管理制度。在这一制度下，人人参与管理及制订目标。上下级的关系是平等、尊重、依赖、支持的，下级在承诺目标和被授权之后是自觉、自主和自治的。

2. 建立目标链与目标体系 目标管理是将组织的整体目标逐级分解，转换成为各部门、个人的分目标，在目标分解过程中，职、责、权、利明确且相互对称。这些目标方向一致，环环相扣，相互配合，形成协调统一的目标链。目标的确定者就是目标的执行者，从组织整体目标到部门目标，再到个人目标，形成了目标体系。

3. 重视成果 目标管理以制订目标为起点，以目标完成情况的考核为终点。工作成果是评定目标完成程度的标准，是人事考核和奖评的依据，也是评价管理工作绩效的唯一标志。

（三）目标管理的基本过程

目标管理的过程可划分为 3 个阶段，3 个阶段形成循环周期，下一周期可提出更高的目标，三者互相制约，周而复始。

1. 目标的设置 实行目标管理，首先要建立一套完整的目标体系，这是目标管理最重要的阶段，可以细分为 4 个步骤。

（1）**制订整体目标**：在制订整体目标时，一方面，必须由上下级共同商量决定，这样能增强下级的责任感，利于目标的实现；另一方面，必须根据组织的使命和长远战略，并正确评估实际情况和客观环境，对所制订的目标能否完成做到心中有数。

（2）**重新审议组织结构和职责分工**：整体目标制订之后，需要重新审查现有的组织结构，根据目标分解要求并进行适当的调整；根据各级护士的岗位职责明确分目标的责任者和协调关系。

（3）**确立下级的目标**：明确组织的规划和整体目标并认清自己的角色，了解组织可为自己提供的人力、物力、财力，从而制订出自己的分目标。

（4）**上下级就实现各项目标所需要的条件及实现目标后的奖惩事宜达成协议**：分目标制订后，上级要授予下级相应的资源配置的权力，实现职、责、权、利的统一。

2. 目标的实施 上级应为下级提供指导、协助、信息，并创造利于目标实现的工作环境。在管理过程中要定期检查，及时反馈，纠正偏差。另外，当出现意外、不可测事件而严重影响组织目标实现时，也可以通过一定的程序修改原定的目标。

3. 目标的检查和评价 在管理过程中，对各级目标的完成情况和结果，要及时进行检查和评价。达到预定的期限后,下级首先应进行自我评价,提交书面报告;然后上下级一起考核目标完成情况,决定奖惩;最后讨论下一阶段的目标,开始新循环。如果目标没有完成,应分析原因并总结教训,切忌相互指责。

案例 2-2

手术室是为患者提供手术与抢救的重要部门,其管理质量直接关系到患者的手术成败和术后切口感染率。根据手术室管理的特点,确定了各级各班护士的职责、参观制度、查对制度、消毒隔离制度、清洁卫生制度、带教及学习制度等的管理目标值,并将人员分为5组,即质量控制组、医院感染管理组、器械组、教学组和卫生组。每个人按照目标导向指导自己的行为,由被动管理转为主动管理,提高了管理的有效性。

【案例解析 2-2】

1. 目标的设置 制订管理目标值。

(1)各级各班护士的职责目标值:如主管护师、护师、护士的职责,巡回护士、洗手护士、夜班护士的职责等。

(2)参观制度目标值:将入室参观人数严格控制在每间不超过3人,减少空气污染。

(3)查对制度目标值:达到全年无护理不良事件发生。

(4)消毒隔离制度目标值:无菌手术切口感染率控制在0.1%以下。

(5)清洁卫生制度目标值:室内无卫生死角,器械光亮。

(6)带教及学习制度目标值:进修生和实习生的带教满意度达到90%以上;科室的晨会提问每周1次,业务学习每月1次,技术比赛每半年1次,综合考评分达到90分以上。

2. 目标的实施

(1)各级各班护士的职责目标的实施:除具体职责外,主管护师及以上职称的护士还能处理较复杂的手术室专业技术问题,能对下级护士进行业务指导,担任质量控制组长和教学组长。护师能独立处理手术室的专业技术问题,担任医院感染管理组长和器械组长。护士能胜任手术室的护理工作,担任卫生组长。巡回护士能做好手术配合工作,清点器械,保证物品无误;在手术前1~2天对患者进行访视;在手术中按照护理程序解决患者的护理问题;在手术后进行评价与记录,使患者安全度过围手术期。洗手护士在手术中能与医生配合准确、主动,清点物品无误。夜班护士如果工作忙或遇到困难时,应随时呼叫二线值班护士或护士长,确保夜间护理安全。全体护士要具有慎独精神与良好的职业道德。

(2)参观制度目标的实施:进入手术室进行参观要按照制度办理手续,不得随意进入。

(3)查对制度目标的实施:每项操作均须做好查对制度。例如手术前后要做好敷料、器械、针、线等的清点工作等。

(4)消毒隔离制度目标的实施:传染病患者的手术应有专门的手术间并做好标记,用物先消毒、后清洗。值班人员要定期检查无菌包,过期包要重新灭菌及更换。消毒液应定期更换,手术前、后进行空气消毒。物体表面、手表面、空气每月培养1次。以上工作的落实由医院感染管理组和器械组负责。

(5)清洁卫生制度目标的实施:每天晨会后对各手术间进行湿式擦拭,坚持每周1次大清扫、每月1次彻底清扫的制度。平时由卫生员负责擦洗地面,卫生组长监督检查。

(6)带教及学习制度目标的实施:由主管护师担任教学组长,选派专业强,思想、身体素质好的护师担任带教老师。每周由护士长根据工作的重点、难点进行晨会提问或讨论1次,每月进行新技术、新知识的学习1次,每半年进行1次技术比赛。

3. 目标的考评

(1) 各级各班护士的职责目标的考评：护士长检查各级各班护士的工作，包括工作表现、各种制度目标的实施情况、个人职责的知晓情况和每季度的综合考评得分等。

(2) 参观制度目标的考评：由质量控制组长负责，每月查看参观人数及空气培养登记表，检查结果是否超标，以此作出客观评价。

(3) 查对制度目标的考评：护士长及质量控制组长随时抽查各班人员是否认真执行查对制度、严格遵守操作规程。手术室是医疗安全（不良）事件的高危区，必须严格执行查对制度以确保患者安全。

(4) 消毒隔离制度目标的考评：由医院感染管理组长负责，每周 1 次抽查无菌室内有无过期包，各项培养结果有无超标，消毒液是否定期更换，无菌切口感染率是否超标。发现问题时应及时汇报，进行原因分析，并提出整改措施。

(5) 清洁卫生制度目标的考评：人人参与卫生工作，卫生组长经常督促检查清洁卫生工作是否达标，还要检查手术室护士个人的卫生情况。

(6) 带教及学习制度目标的考评：带教组长在实习生带教结束前要对实习生的实习态度、知识及技能进行评估。实习生也要对带教老师进行评价。通过这种评学、评教的方法使带教质量逐步提高。对科室学习的考评主要是检查学习是否按计划进行，评估学习效果，应结合护士平时的工作及技术比赛进行综合评价。

（四）目标管理的优缺点

目标管理将目标作为联系上下级、个人与组织的纽带，使组织和成员利益融为一体，密切了上下级关系，易于形成组织合力，但在实施中也存在一些问题。因此，必须客观地分析其优缺点，才能扬长避短，收到实效。

1. 目标管理的优点

(1) 目标管理对组织内易于度量和分解的目标会带来良好的绩效。对于技术性工作，由于责任、任务明确，目标管理常常会起到立竿见影的效果。

(2) 目标管理有助于改进组织结构的职责分工。在组织目标管理过程中，容易发现授权不足和职责不清等缺陷，管理者可以根据具体情况及时进行改进和完善。

(3) 目标管理有利于增强下级的积极性和责任感。目标管理使下级目标明确，促使其主动、积极工作。目标管理强调自我控制、自我调节，将个人利益和组织利益紧密联系起来，因而提高了士气。

(4) 目标管理促进了成员间的意见交流和相互了解，改善了人际关系。

2. 目标管理的缺点

(1) **目标难以制订**：组织内的许多目标难以量化、具体化，许多团队工作在技术上不可分解，组织环境的可变因素越来越多等原因使组织活动的不确定性越来越大，导致量化的目标难以制订。

(2) **目标管理的假设不一定都存在**：Y 理论对于人类的动机作出了过分乐观的假设，在实际工作中部分人存在"机会主义本性"，尤其在监督不力的情况下。因此目标管理所要求的承诺、自觉、自治的气氛可能难以形成。

(3) **目标商定可能增加管理成本**：目标商定要上下沟通、统一思想，需花费较多时间；若每个部门、个人只关注自身目标的完成，很可能忽略了相互协作和组织目标的实现。

(4) 当奖惩和目标成果不匹配时，也很难保证公正性，从而削弱了目标管理的效果。

（五）目标管理在护理管理中的应用

目标管理作为现代管理的方法之一，已经被广泛地应用于各项管理活动中。将目标管理应用在护理管理中，是将护理部的总目标按照护理组织的层次、等级分解，形成各层次、各部门及个人目标，构成一个护理目标体系，实施具体化的护理管理行为，并确定完成目标的时间期限、评定和检查方法，进行检查和评价及实施奖惩。实施目标管理可以调动护士的积极性，促使护理管理者将主要精力投入到综合性管理活动中。例如护理部在制订年度工作计划时，可将整体目标分解转化成各个科室和每个护士的目标。

1. 主要步骤

（1）说明护理部实行目标管理的目的。

（2）列出参与的部门和科室。

（3）澄清各部门和科室之间的关系。

（4）明确各级护理管理者实施目标管理的责任。

（5）制订实施目标管理的时间进度表，便于定期检查和考核。

2. 注意事项

（1）要对各级护士进行目标管理相关知识的教育。

（2）护理部要确保下级清楚任务、工作标准、可用资源与限制。

（3）组织内部分目标的制订要可行。

（4）在实施目标管理期间要定期开会，以了解工作进展，及时反馈并给予支持和激励。

目标管理可以提高护士的积极性和创造性，但作为护理管理者要注意，实施目标管理并非一定有效。当实施环境不适宜、实施方式不正确时，目标管理也会遭受失败。

二、时间管理

ER 2-6

时间管理
（微课）

"一寸光阴一寸金，寸金难买寸光阴"。时间是由过去、现在和将来构成的无形资源，它具有客观性、方向性和无储存性的特点。时间管理就是人们管理时间的过程，包括明确需求、设定目标和计划、按重要性进行任务分配、布置具体工作步骤等。时间管理对人产生的影响是多方面的，包括睡眠、情绪、学业成绩及职业倦怠等方面，可以通过培训提高时间管理的效率，减小时间管理不当可能对各方面带来的影响。作为管理者，要对时间进行合理的计划和分配，提高时间的有效利用率，以完成组织目标和个人目标。

（一）时间管理的概念

时间管理（time management）是指在同样的时间消耗情况下，为提高时间的利用率和有效率而进行的一系列活动。它包括对时间进行计划和分配，保证重要工作的顺利完成，并留有足够的余地处理某些突发事件。可使管理者自己把控时间和工作，达到对时间资源的科学使用。

（二）时间管理的步骤

1. 分析当前的时间支配情况　利用时间日志，至少记录一天中所需要做的事及一周时间使用情况。计算每一类事情占用时间的百分比，根据结果对时间的使用情况进行评估，确定时间分配与关键责任是否相符。

2. 审核目标　审核组织、部门及个人的目标，考虑为每一个目标安排的优先顺序，并根据优先顺序合理分配时间。

3. 将目标分解成可管理的任务　对目标逐一进行审核，列明实现每项目标需要完成的所有关键任务，根据任务对首要目标的支持程度设定优先顺序，并估计每项任务或活动需要花费的时间。为每项任务或活动的完成设定一个期限，对较为复杂的任务分段设定子目标，以便跟踪进展情况。

4. 安排时间　制订每天、每周和每月的计划，将首要任务分配到几个星期或几个月的时间段内进行；把需要创造力和智慧的重要工作或活动安排在人精力旺盛的时候做；留出一定的时间来应对危机和突发事件；尽可能将相似的任务进行合并；利用待办事项清单将日常事务进一步细分。

5. 确定浪费时间的因素并列出应对策略 审查时间日志，检查一天的工作是否达到了预定目标，确定妨碍计划的事项。针对浪费时间的因素，制订应对的策略。

6. 实施计划并进行调整 定时对照待办事项清单进行检查，必要时对计划进行调整，迅速处理突发事件，并回到首要任务中去，确保完成当天的首要任务。

（三）时间管理的方法

1. ABC 时间管理法 是事件优先顺序法的重要方法，是以事件的重要程度为依据，将待办的事件按照重要性划分为 A、B、C 三个等级，A 为最优先的事件（必须完成的），B 为次优先的事件（很想完成的），C 为较不重要的事件（目前可以暂时搁置的），然后按照事件的重要等级依据完成任务。利用 ABC 时间管理法可以帮助管理者对紧急、重要的事情立刻作出判断，提出措施，解决主要矛盾，保证重点，兼顾一般。因此，做事抓重点成为重要的时间管理要诀，见表 2-2。

表 2-2　ABC 事件分类特征及管理要点

分类	占工作总量的比例	特征	管理要点	管理者时间分配比例
A 类	20%~30%	最重要 最紧急 后果影响大	必须立即亲自解决	60%~80%
B 类	30%~40%	较重要 较紧急 后果影响较大	有时间最好亲自去做	20%~40%
C 类	40%~50%	不重要 不紧急 后果影响小	以授权他人去做为主	0

ABC 时间管理法的步骤为：

（1）每天工作开始前，列出全天的工作清单。

（2）对清单上的工作进行归类，清单上的工作如是常规的，就按程序办理，如召开交班会、核对医嘱等。

（3）根据工作内容的特征、重要性及紧急程度进行分析，确定 ABC 类别，见图 2-1。

（4）按 ABC 事件设定时间分配方案，做成 ABC 工作分类卡，见表 2-3。

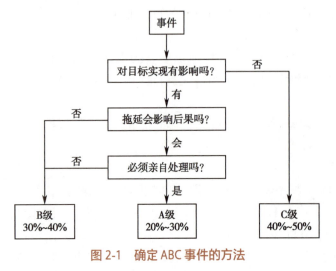

图 2-1　确定 ABC 事件的方法

表 2-3　ABC 工作分类卡

分类	工作项目	时间分配	实际消耗时间
A	(1)…… (2)…… (3)……		
B	(1)…… (2)…… (3)……		
C	(1)…… (2)…… (3)……		

（5）按 ABC 工作分类卡进行工作，首先要抓紧时间做完 A 类，A 类全部完成后再做 B 类，C 类在大多数情况下可暂时搁置，不必理会，或委派他人去做。

（6）每天循环进行自我训练，并不断总结评价。

2. 四象限法 管理学家史蒂芬·科维提出了一个时间管理的理论，把工作按照重要和紧急程度进行了划分，基本上可以分为四个象限，见图 2-2。

（1）**第一象限**：重要又紧急，为首要解决的工作，如危重患者的抢救、患者的急诊手术等，必须立刻去做。

（2）**第二象限**：重要但不紧急，为次要解决的工作，如常规的临床工作、制订计划等。只要是没有须首要解决的问题，就应该把次要解决的问题及时完成。

（3）**第三象限**：紧急但不重要，为一般解决的工作。只有在优先考虑了重要的事情之后，再来考虑此类事件，如客人来访、下级请示、向上级汇报工作等。切记勿把"紧急"事件当成优先事件。

（4）**第四象限**：不紧急也不重要，为最后解决的工作，如供应商约谈等事情，可以等到有时间再考虑。

综上，应该先从第一象限的工作做起，再依序进行第二、第三、第四象限的事情，如此连接起来，就成为一个 N 字形，故称为 N 字形法则，见图 2-3。

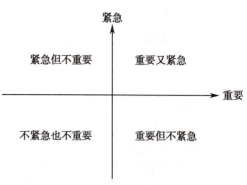

图 2-2 工作的四象限分类法

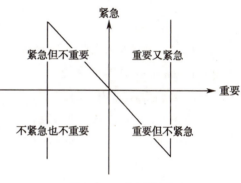

图 2-3 N 字形法则

（四）时间管理的策略

1. 评估浪费时间的因素，采取相应的控制措施。

（1）**浪费时间的因素**：浪费时间指花费了时间但未取得任何对完成组织或个人目标有益的行为。导致时间浪费的主要因素有内在因素和外在因素两个方面，见表 2-4。

表 2-4 浪费时间的主要因素

外在因素	内在因素
计划外的来访、电话	缺乏明确的目标
工作系统程序过于繁杂	做事拖延
会议过多、时间过长	缺乏对事件的优先次序进行科学排序的能力
生活条件限制，如交通、通信等	想做的事太多且有始无终
沟通不畅，导致推诿或返工	文件物品管理无序
协作者能力不足	不懂授权
政策、程序不清	不善于拒绝
突发事件的处理	缺乏决策力
过多的社交活动	懒惰与消极
工作量过大	缺乏时间管理意识

（2）**消除浪费时间的策略**

1）制订具体切合实际的计划。

2）列出工作的先后顺序。

3）保持有效的沟通交流、指示明确。

4）应用重要事件卡以提示首先应完成的事情。

5）有计划、有选择地参加会议活动。

6）决策果断，工作条理清晰。

7）合理安排活动，及时完成各项工作，避免拖延。

8）留有弹性时间，以处理突发事件。

9）学会拒绝非职责范围内的工作。

10）改变犹豫不决的性格特点。

时间管理的 4P 与 4C 理论

1. 时间管理的 4P 理论

Product：时间的产品，没有"产品"产出的时段，即属于虚耗的时间。

Price：时间的价格，工作的时间是有价的。

Place：工作的场所，选择舒适、不受干扰的环境。

Promotion：效率的提升。

2. 时间管理的 4C 理论

Consumer：顾客的即时需求，顾客的需求应尽可能迅速地予以满足。

Cost：顾客的时间成本，顾客需花费的时间是无形的价格。

Convenience：顾客的时间便利，为顾客节省时间，提高了产品的附加值。

Communication：顾客的即时沟通，要化解因信息不足所产生的误会，最佳的方式就是即时沟通。

2. 三抓三放的简化工作原则　工作必须适当地简化，才能使有限的时间资源得到合理的使用。简化工作的方法有：①抓"大"事，放"小"事；②抓"正"事，放"杂"事；③抓"要"事，放"闲"事。

3. 充分利用自己的最佳工作时区　人的最佳工作年龄时区通常在 25~50 岁，对管理者而言，一般 35~55 岁是最佳工作年龄时区。另外，由于每个人的生物钟不同，在每季度、每周、每天不同时间的脑力、体力都有所不同，每个人都有自己最佳的工作时段。例如有些人的最佳工作时段是清晨和上午，而另一些人则可能是晚上。因此，应根据自身身体功能的周期性，在不同时段开展不同的工作。在效率最高的时段，管理者可以集中精力处理棘手的问题，进行创造性思考，讨论或制订工作计划；在效率中等的时段，可以与他人交换意见、处理回信、规划行程表等；在效率最差的时段，可以处理例行性事务，如接待访客、基本行政工作等。

4. 保持时间利用的相对连续性和弹性　心理学研究认为，人们专心做一件事或思考一个问题时，最好能连续完成，不要间断。如果出现间断，需要有一段时间集中注意力，有时甚至在间断后再也达不到间断前的效果。因此，在处理关键工作时，要排除各种干扰，让精力完全集中。在护理管理过程中容易出现突发事件，在安排时间时要留有余地，并需注意劳逸结合，以利于工作的持久性。

5. 学会授权　授权是指在不影响个人原来工作的前提下，管理者将自己的某些工作或责任委托于他人，并给予其在执行过程中所需要的权力和责任。作为一个主管或项目负责人，应及时将任务分配出去，让最擅长的人完成其最擅长的部分。在具体操作中要注意：①找出哪些工作可以授权他人去做；②选择有能力的下属承担授权工作，并在授权中提高其工作能力，使之受益，从而产生一定的动力；③信任对方，尊重对方；④清楚地说明工作的要求、方式与时间期限；⑤赋予下属相应的权力，以便于开展工作；⑥授权不是推卸责任，在下属执行中应当进行督促、指导。

6. 学会拒绝　作为护理管理者,必须明确一个人不可能在一定的时间范围内完成所有的任务,达到所有人的期望,满足所有人的要求。因此,护理管理者应学会拒绝。护理管理者在以下几种情况应予以拒绝:①不符合个人的专业或职务目标的事情;②不属于自己职责范围内的事情;③非自己能力所及,且需花费业余时间的事情;④会影响到自己正常职责范围内的工作的事情。护理管理者要巧妙果断地说"不",不要怕因为拒绝别人而影响同事间的关系,以便更好地完成工作任务。

7. 学会避免"时间陷阱"　为了有效地运用时间,管理者必须学会避免几个常发生的"时间陷阱",如欠缺计划、事必躬亲、电话及不速之客干扰、文件无序、做事拖拉等。应避免漫无目的的行为循环出现,对此宜采取的措施是明确列出有价值的工作目标和事项,为之安排适当的完成时间,按照计划实施,并定期进行阶段性的评估。

小结

本章内容从护理规划、管理决策、目标管理与时间管理三个方面展开。

护理规划是护理管理行为的首要和重要的一步,通过本部分的学习,学生应能说出护理规划的概念、特征及影响因素,并能用科学的方法制订护理管理规划。

管理决策在管理活动中具有重要的地位和作用,通过本部分的学习,学生应能说出决策的概念、原则及方法,并能用决策的程序解决护理管理中的实际问题。

目标管理和时间管理对于提高护理管理能力有较大的作用,通过本部分的学习,学生应能说出目标管理和时间管理的概念和方法,并能在实际工作中进行运用。

(张泽菊)

思考题

1. 某医院护理部主任在一次职业培训中学习到很多关于目标管理的内容,并决定在医院内部实施这种管理方法。首先,她为医院的各个科室制订了护理工作目标。她认为由于各个科室的目标决定了整个医院的业绩,因此应该由她本人为各个科室确定较高的目标。确定了目标之后,她就把目标下发给各个科室的科护士长,要求她们如期完成,并口头说明在完成后要按照目标的要求进行考核和奖惩。但是她没有想到的是,在收到任务书的第2天,科护士长们就集体表示无法接受这些目标,致使目标管理方案无法顺利实施。该护理部主任感到很困惑。

请思考:

(1) 根据目标管理的基本思想和目标管理实施的过程,分析该护理部主任的做法存在哪些问题?

(2) 该护理部主任应该如何更好地实施目标管理?

2. 某医院外科病房的王护士长每天工作都非常努力,不是在帮助主班护士处理医嘱,就是在帮助治疗护士为患者静脉输液,每天都是忙忙碌碌的。可是该病房的护士们却认为她是一名不称职的护士长。

请思考:

(1) 为什么王护士长那么辛苦了,可护士们还认为她不称职?

(2) 王护士长应如何安排自己的工作时间?

第三章 │ 护理组织管理

ER 3-1

教学课件

第一节　组织管理

在现代社会中，个人不能脱离组织而存在。组织的功能在于它能克服个人力量的局限性，通过组织成员间的分工协作，形成强有力的集体力量，从而实现共同的目标。

ER 3-2

思维导图

一、组织管理的定义

（一）组织的概念

组织（organization）指两个或两个以上的个体有意识地联系在一起，为实现共同目标按一定规律从事活动的社会团体，具有明确目的和系统性结构，是职、责、权、利四位一体的机构，如学校、医院、护理部、病房、企业等。组织已经成为现代社会最重要的群体形式。组织的概念包含以下含义：

1. 由两个或两个以上的个体组成的集合。

2. 具有共同的目标和宗旨。

3. 组织成员间要进行分工合作，通过分工，发挥每一个成员的特长；通过协作，弥补每一个成员的不足，以期高效地达到目标。

4. 组织可以不断地变化和发展，当目标变动时，组织也随之进行调整，这样才能发挥组织的最大功能。

（二）组织管理的概念

组织管理（organization management）是运用现代管理科学理论，研究组织系统的结构和人的管理；通过组织设计，建立适合的工作模式；把人员之间的相互关系、分工与协作、时间和空间等各环节合理地组织起来，形成一个有机的整体，能有效地激发成员的智慧和潜力，促使成员高效率地工作，实现组织目标。

（三）组织的类型

组织可根据不同的分类标准进行多种分类，如按组织的规模可分为大、中、小型组织；按组织的存在形态可分为实体组织和虚拟组织；按组织的社会功能可分为经济组织、政治组织、群众组织、文化组织；根据切斯特·巴纳德和霍桑试验研究结果而将组织分类为正式组织和非正式组织。本节主要介绍正式组织和非正式组织。

1. **正式组织**（formal organization） 指为了实现组织目标，有目的、有意识地设计和建立的各种关系体系，它通常以法人形式存在，并通过一系列规章制度和程序约束来管理内部事务和成员行为。在这个关系体系中包含了组织中各职位的权力、责任以及它们之间的利益关系。例如世界卫生组织、医院、护理部等均属于正式组织。

2. **非正式组织**（informal organization） 指不是由管理部门规定，而是由于地理上相邻、兴趣相似，或者利益相同等而自发形成的联合群体，其主要功能在于满足个人的需要，是没有正式文件规定的、自发形成的一种开放式的社会组织。例如同乡会、校友会等均属于非正式组织。

管理者应妥善处理正式组织与非正式组织的关系，可以通过以下方法发挥非正式组织的积极作用，从而最大可能地提高组织的运作绩效，促进组织目标的实现：①对非正式组织中领袖的影响给予高度重视，积极谋求与其在各个层面进行理性合作来解决危机。②重视正式沟通，保持上下级之间、各部门之间的正式沟通渠道通畅，确保信息及时、准确无误地被传递到信息的接受方，尤其是与广大组织成员均密切相关的事情，要尽可能地使决策公开化、透明化，使组织中的每个人都有归属感。③当非正式组织阻碍组织发展时，管理者应考虑消除员工的同质化，避免"抱团"现象，尽量保持员工的多样化和差异化。

二、组织管理的原则和意义

（一）组织管理的原则

组织管理的原则涵盖了组织的使命、宗旨、价值观、组织规范、行为准则等纲领性的基本问题。

1. **人本原则** 在组织管理中强调充分尊重人、理解人，调动人的积极性和创造性，满足人的需要，实现人的全面发展。在组织工作中，应重视人力资源的开发与使用，建立科学的激励机制和绩效评价体系，并结合员工个性特点和岗位要求，使两者相适应。为员工创造环境和条件，使员工在组织中得到全面发展，实现人生价值。人本原则的实质就是追求人的全面发展，以实现组织目标。

2. **民主原则** 在组织管理中要遵循民主原则。首先，管理者应具有民主意识和民主作风，吸收员工的意见和智慧，博采众长，发挥集体领导的作用。其次，管理者要有平等意识，充分尊重员工的权利，以平等的态度对待员工，对涉及员工切身利益的管理制度及分配方案等，要征求大家的意见，实现民主决策。

3. **公平原则** 在组织管理中，管理者要公平地对待每一位员工。要做到公正，一方面要有公平意识，要加强岗位聘任制度和人事制度的建设，使员工在机会面前人人平等；另一方面，要建立科学的绩效评价体系和薪酬分配制度。员工是否受到公平的对待对组织的凝聚力及员工的积极性有着直接的影响。

4. 公开原则 在组织管理中遵循公开原则，增加管理的透明度，如公开办事程序、评价标准和分配制度等。通过对管理工作的公开，可以消除员工主观的不公平感，提高员工的满意度并起到激励作用，在组织中树立一种积极向上的风气。

5. 科学原则 组织管理要依靠科学，要科学决策、科学管理。在管理过程中，要按照管理的客观规律解决管理中的实际问题。

在管理过程中，应遵循组织管理的原则。在此基础上，应注意各种可变因素的影响，培养开放性思维模式，做到具体问题具体分析。

(二) 组织管理的意义

组织管理是人类的重要活动，是人类生存、发展和进步的一种途径和手段，它存在于一切组织和有组织的活动中。

1. 有利于组织目标的实现 组织功能的发挥在于组织成员间的分工协作。通过分工，充分发挥个人特长；通过协作，弥补个人不足，形成强有力的集体力量，从而实现共同的目标。有效的组织管理可以增强组织系统的整体功能，更高效地实现组织目标。

2. 有利于个人目标的实现 从本质上说，组织共同目标的实现是实现组织成员个人目标的基础。在组织目标实现的基础上，个人也可以实现自己的目标。通过组织管理，可以更高效地实现组织目标，进而实现个人目标。

第二节 护理组织设计和组织结构

一、组织设计与组织结构

ER 3-3

思维导图

(一) 组织设计

1. 组织设计（organization design） 是管理者将组织内各要素进行合理组合，形成组织结构以实现组织目标的过程。通过组织设计，可以协调组织内各成员、各部门的关系，建立明确的沟通渠道，减少组织中各部门及成员之间的摩擦及矛盾，使组织内各级目标、责任、权力等要素发挥最大的效应，从而提高组织的整体绩效。

组织系统是组织设计的结果，也是进行有效管理的工具。一个组织的科学管理，可以说是从组织结构的规范化开始的。组织结构的合理设计，可凝聚集体力量，为实现组织目标奠定基础。

2. 组织设计的内容 组织设计的基本内容包括两个方面：组织结构的设计和组织体制的设计。

(1) 组织结构的设计：对于一个新组织来说，组织结构设计就是按照该组织的宗旨、目标、任务等对该组织在职、责、权、利等方面进行设计。对于原有组织来说，组织结构设计就是根据发生变化了的条件对组织原有的组织结构进行重新设计，即组织结构的优化和变革。

(2) 组织体制的设计：组织结构的正常运行必须有相应的组织行为规范、管理制度和管理方法等与其相适应。与组织结构相适应的组织行为规范、管理制度和管理方法称为组织体制。组织体制不仅是静态组织结构的规范，而且也是动态组织结构，即组织结构的优化和变革的准则。组织体制应当为组织结构的调整、优化和变革提供基本程序和指导原则。

3. 组织设计思路 依据"目的-手段分析"方法论形成组织设计思路。

(1) 明确组织目标，确定基本职能。

(2) 以职能细分和归类为依据，设置相应的机构和职务。

(3) 以必要的职位与各种职务相对应，按职位配置人员。

(二) 组织结构

1. 组织结构（organization structure） 是表现组织各部分空间位置、排列顺序、联系方式以及各要素之间相互关系的一种模式，是执行管理任务的结构。组织结构是组织的框架体系，在管理系统中起到"框架"作用，使组织中的人流、物流、信息流保持正常流通，使组织目标的实现成为可能。组织能否顺利实现目标在很大程度上取决于组织结构的完善程度。因此，组织结构设计是组织管理中的关键。

由于每一个组织的目标、所处的环境、所拥有的资源不同，因此其组织结构也必然有所区别。组织结构通常可以用组织结构图来描述。组织结构图可以直观地反映组织整体结构、组织内部分工和各部门的上下隶属关系。纵向形态显示权力和责任的关系，即各部门或各职位之间的指导、指挥、管辖等关系；水平形态表示部门划分与分工情况，即各部门和职位的分工和任务。

2. 组织结构的特征

（1）**复杂性**：指每一个组织内部的专业化与分工程度，组织层级，管理幅度及人员之间、部门之间关系所存在着的差别性。组织的分工越细、组织层级越多、管理幅度越大，组织的复杂性就越高。

（2）**规范化**：指组织依靠原则、规范和程序引导组织成员行为的程度。规范的内容包括规章制度、工作程序、行为准则等。组织使用的规章条例越多，组织结构也就越正式。

（3）**集权化**：包括集权和分权，是指高层管理者决策权力的集中与分散程度。集权化组织和分权化组织在组织结构、组织关系及灵活性、工作效率等方面各有特点，适用于不同的条件。

二、组织结构常见类型

组织结构的形式多种多样，每一种组织结构的形式都各有优缺点。组织结构的基本类型包括直线型、职能型、直线-职能型、矩阵型等。在实际工作中，大部分组织结构并不是单一的类型，而是多种类型的综合体。

（一）直线型组织结构

1. 概念　直线型组织结构又称单线型组织结构，是最简单的一种组织结构形式。从最高管理层到最底层实行直线垂直领导，各层次管理者负责该层次的全部管理工作，各级主管人员对所属下级的一切事务拥有指挥权，见图3-1。组织中每一个人只能向一个直接上级报告。

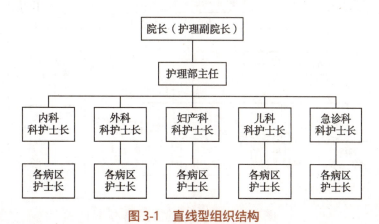

图 3-1　直线型组织结构

2. 优点　直线型组织结构简单，责任明确，权力集中，命令统一，利于评价各部门或个人对组织目标的贡献。该结构适用于规模较小、业务简单的组织。

3. 缺点　在这种组织中，所有的管理职能都由一个人承担，当组织规模较大时，管理人员负担过重，再加上由于个人的知识、能力、时间及精力有限，可能会发生较多失误，不适用于较大规模、业务复杂的组织。另外，权力高度集中，容易导致管理者滥用权力。

（二）职能型组织结构

1. 概念　职能型组织结构又称多线型组织结构。在组织内设置若干职能部门，职能部门在其分管的业务范围内对下级拥有指挥权,可以直接向下级传达命令和指示,见图3-2。

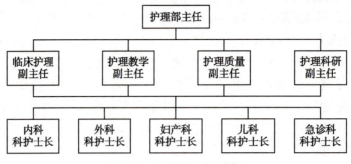

图 3-2 职能型组织结构

2. 优点 采用专业分工的管理者代替直线型组织结构中的全能管理者的方法,管理分工较细,能充分发挥职能部门的专业管理作用,减轻上层管理人员的负担。

3. 缺点 一个下级要接受各职能部门的领导,这违背统一指挥的原则;职能机构横向联系不够,当环境变化时,适应性差。实际工作中,纯粹使用此类组织结构的组织较少。

(三)直线 – 职能型组织结构

1. 概念 直线 - 职能型组织结构是建立在直线型和职能型基础上的,在组织内部既设置纵向的直线指挥系统,又设置横向的职能管理系统,以直线指挥系统为主体建立的二维的管理组织。直线部门担负着实现组织目标的直接责任,并拥有对下属的指挥权;职能部门只是上级直线管理人员的参谋和助手,主要负责提建议、提供信息,并对下级机构进行业务指导(图3-3)。下级成员除接受一位直接上级的命令外,还要接受职能参谋人员的指导。在这种模式中,只有直线人员才拥有对下级指挥和命令的权力;而职能人员不能对下级直线管理人员发号施令,除非上级直线人员授予他们某种职能权力。

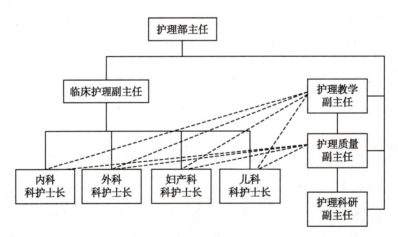

图 3-3 直线 - 职能型组织结构

2. 优点 这种组织结构综合了直线型组织结构和职能型组织结构的特点,既保持了直线型组织结构统一指挥的优点,又汲取了职能型组织结构发挥专业管理职能的长处,不但减轻了直线管理人员的负担,而且发挥了专家的特长,是目前广泛采用的组织结构形式。直线 - 职能型组织结构适用于大、中型组织。我国大多数二、三级医院采用直线 - 职能型组织结构。

3. 缺点 直线 - 职能型组织结构不适用于小规模组织。

(四)矩阵型组织结构

1. 概念 矩阵型组织结构是为了适应在一个组织内,同时有几个项目需要完成,每一个项目又同时需要具有不同专长的人一起工作才能完成而形成的组织结构。例如医院在同一时期内会有几项中心工作，如创等级医院、开展器官移植、建专科中心等，需要多个职能部门通力协作才能完成。这些项目由各职能部门派出相关人员参加，从而形成矩阵型组织。矩阵型组织结构是一种组织目标管理与专业分工管理相结合的组织结构，见图3-4。

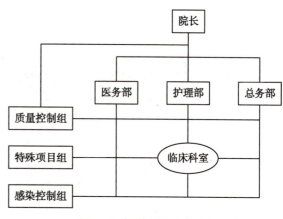

图 3-4　矩阵型组织结构

2. 优点　矩阵型组织结构能充分利用内部资源，提供专业上的援助，提供各种需要，不必重复耗费人力、财力及物力。

3. 缺点　矩阵型组织结构中的下属人员不仅需要接受本职能部门的领导，又要接受项目组的领导。由于项目负责人和原职能部门负责人对于参加项目的人员都有指挥权，属于多头领导，违反统一指挥的原则。因此这种结构只有当双方管理人员都能密切配合时，才能顺利开展工作。

(五) 委员会

1. 概念　委员会是一种常见的组织形式，由来自不同部门的专业人员和相关人员组成，是执行某方面管理职能并实行集体活动的一群人，常与上述组织结构相结合，主要起咨询、合作、协调作用。医院常使用这种组织形式，如医院感染管理委员会、护理教育委员会、质量管理委员会、职称评审委员会等。组织中的委员会可以是临时的，也可以是常设的。委员会的组成一般考虑：①成员应具有高度的个人意愿，即使命感及充足的时间和精力等。②应由具有不同工作经验及教育背景的成员组成。例如护理职称评审委员会应由临床护理专家、护理行政管理者等组成。

2. 优点　委员会实行集体决策，一方面可以集思广益，产生能解决问题的好方案；另一方面，委员会中各委员的权力都是平等的，委员会最后是以少数服从多数的原则解决问题并采取集体行动的，这样可以避免权力过分集中在某一个人身上，可以防止个人滥用权力。委员会鼓励大家共同参与，民主气氛较浓，有利于调动大家的积极性。

3. 缺点　决策比较缓慢，尤其是委员素质不太高、缺乏全局观念的单位往往会陷入议而不决、决而不行的状态。会出现职责分离，有些参与讨论的人不负责执行决议。

三、护理组织设计的原则与程序

(一) 组织设计的原则

组织结构是否科学、合理对组织功能的发挥具有举足轻重的作用。要使设计出的组织形成既有分工又有合作的有机统一整体，就必须遵循一些基本原则。这些原则包括：

1. 统一指挥原则　是组织设计的基本原则。亨利·法约尔认为，每个下属只能接受及服从一位上级主管的指挥，这样才能保证组织的行动统一、步调一致。遵循统一指挥原则，建立严格的责任制，可以最大限度地防止多头领导和无人负责的现象，保证有效地统一和协调各方面的力量和各部门的活动。目前护理组织可划分为护理部主任—科护士长—护士长—护士的垂直等级结构，整个护理组织从上而下形成一条清晰的等级"指挥链"，实行统一指挥，做到下级只接受一个上级的命令并对其负责，上下级之间的上报、下达都要按层次进行，不得越级，以免部门之间以及成员之间推诿责任和工作。

2. 分工协作原则　为了发挥群体力量，提高效率，组织内部要进行分工协作。分工是把组织中的总目标落实到各个部门及其成员，并规定具体要求和规范。协作是要求各部门、各成员之间相互配合。组织设计时坚持分工协作原则，就是要做到分工合理、协作关系明确。对于每个部门、每个岗位的工作内容、工作范围、相互协作方法等均应作出明确规定。分工协作是社会化大生产的要求，是社会发展的产物。

3.管理层次原则　管理层次是组织结构中纵向管理系统所划分的等级数量。管理最少层次原则是指在保证组织合理有效运转的前提下，应尽量减少管理层次。一般情况下，组织越大，层次越多，指挥和命令必须通过组织层次逐层下达，下级的报告也要逐级上报，所以层次越多，从上传和下达来看是不利的。一般来说，从高层领导到基层领导以2~4个层次（级）为宜。

4.管理幅度原则　管理幅度又称管理宽度，是指不同层次管理人员直接领导的隶属人员人数。管理幅度应是合理有限的，以保证组织的有效运行。管理幅度依据各自的工作性质、类型、特点、组织成员的素质、技术水平、经验、管理者的能力而定。有效管理的监督要在合理的管理幅度下才能实现。一般来说，管理的层级与管理幅度成反比关系，即管理幅度宽，对应层级少；管理幅度窄，对应层级多。在护理管理中，护理部主任、科护士长、护士长的管理幅度要适当明确，如果管理幅度过宽、管理人数过多、管理范围过大，会使护士接受的指导和控制受到影响，管理者会感到工作压力过大；如果管理幅度过窄，管理中又不能充分发挥作用，会造成人力资源的浪费。在组织结构的高层，管理幅度一般为4~8人，基层一般为8~15人。随着计算机技术的广泛应用，管理幅度和管理层级的理论也会发生变化，最突出的体现是组织中的中层管理功能正逐渐由计算机来协助完成，使得管理幅度变宽和管理层级变少，组织日益从高耸型趋向扁平化。

5.集权与分权相结合原则　集权是把权力相对集中在高层领导手中，使其最大限度地发挥组织的权威。集权能够强化领导的作用，有利于协调组织的各项活动。分权是把权力分配给每一个管理层和管理者，使他们在自己的岗位上就自己管理范围内的事情作出决策。分权能够调动每一个管理者的积极性，使他们能够根据自己的需要灵活有效地组织活动。在组织工作中必须正确处理好集权与分权的关系，以保证组织的高效运行。集权应以不妨碍下属履行职责，有利于调动积极性为宜；分权应以下级能够正常履行职责，上级对下级的管理不失控为准。

6.责、权、利一致原则　职位是指承担一系列工作职责的某一任职者所对应的岗位。职责是指对应岗位应承担的责任。职权是指管理职位所具有的发布指令并保证指令得到执行的一种强制权力。每一个职位的权力应当与其承担的责任相当，职权越大，职责也越大。职权与一定的职位相关，任何任职者离开了原职位，都表明该任职者已经不再享有该职位的任何权力。利益通常是个人在物质方面所获得的收益，主要表现为货币形式的工资和薪酬等。利益是组织、个人生存和发展的前提和基础，恰当的利益可以激发员工工作的主动性和积极性，使其更好地承担责任；反之，就会降低员工工作的主动性和积极性，导致员工履职不到位，甚至辞职。

责任、权力、利益三者之间不可分割，必须是协调的、平衡的和统一的。权力是责任的基础，权力是完成任务的必要工具，利益是履行职责的前提和基础。责任、权力、利益中首先要以责任大小确定权力，其次是以责任确定利益。责任、权力、利益是相辅相成、相互制约、相互作用的对立统一关系。

7.任务和目标一致原则　强调各部门的目标要与组织总目标保持一致。各部门或科室的分目标必须服从医院组织的总目标。只有目标一致，才能齐心协力完成工作。例如护理部的目标必须依据医院的总目标来制订，并始终保持一致。病房、门诊、手术室等部门的护理管理目标必须服从护理部的总目标。组织的存在和发展以任务和目标为核心，组织的调整和改造也应以是否实现组织目标为衡量的标准。

8.稳定性与适应性相结合原则　管理者必须在稳定与动态变化之间寻求一种平衡，既保证组织结构有一定的稳定性，又使组织有一定的发展弹性和适应性。稳定是组织内部工作正常运转的保证，但是组织的稳定性也不是一直不变的，它会随组织内外环境的变化作出适应性的调整。健康的组织应该是既稳定又灵活的，能够在多变的环境中生存和发展。

9. 精简高效原则　组织必须形成精简高效的组织结构形式，以社会效益和经济效益作为自身生存和发展的基础。

10. 执行和监督分设原则　执行机构与监督机构分开设立，赋予监督机构相对独立性，才可能发挥作用。在组织的运行过程中，必然会出现各种问题，要保证这些问题得到及时的发现和解决，就需要监督机制的有效监督。监督的力度及有效性取决于监督机构的独立性。

（二）组织设计的程序

1. 职务设计与分析　是组织设计中最基础的工作。应先确定实现计划目标需要开展的业务活动的种类，对各种业务活动进行组合分类，设置相应的岗位和职务并确定具体的数量，再分析担任每个职务的人员应具备的知识和能力要求、需承担的责任、应赋予的权力。

2. 部门划分　根据各职务所从事的工作内容和性质及工作间的相互关系，将各职务组合形成具体管理单位和部门。

3. 形成组织结构　根据组织目标进行职务的划分和部门的设计，在此基础上综合考虑组织内外的各个方面，进一步调整各部门和各职务之间工作量的平衡，使组织结构更加合理。规定各职务和部门之间的职责、权力及相互之间的关系，使组织各管理部门和职务形成一个严密的网络，即组织结构。

4. 管理规范设计　在组织结构确定的基础上，设计管理业务的工作程序、管理工作应达到的要求和管理方法、人员的规范等。

5. 各类运行制度设计　如岗位聘任制度、培训制度、考核制度等方面的设计。组织结构的正常运行需要运行制度的保证。

6. 反馈和修正　将组织运行中出现的问题和情况进行反馈、修正，不断完善组织结构。

四、护理工作模式

随着社会的进步、科学的发展，护理学已经发展成为一门独立的学科。随着护理学的发展，护理工作模式也在不断发生着变革，以适应社会的发展和人们对健康的需求。我国主要应用的护理工作模式有以下几种：

（一）个案护理

1. 产生背景　个案护理是最早出现的护理工作模式。最初由于医院还无法提供必要的医疗服务，护士多以特别护士的身份在家庭中照顾患者，后来随着患者主要住在医院，护士也回到医院。

2. 模式介绍　个案护理（case nursing）是指由一名护士负责一位患者全部护理内容的工作模式，又称为"专人护理"或"特别护理"。这种工作模式主要适用于病情复杂严重、病情变化快、需要24小时监护和照顾的患者，如入住重症监护室（ICU）、冠心病监护病房（CCU）的患者，多器官功能障碍、各种复杂或新开展的大手术后或病情危重并随时需要抢救的患者等。

3. 模式评价　在这种护理工作模式下，护士责任明确，负责完成其全部护理内容，护士能掌握患者全部情况，即不仅掌握患者的生理状况，同时对患者的心理和社会情况也有一定的了解。患者能得到全面、细致、高质量的护理。护士与患者关系融洽，护患关系良好。但是这种工作模式耗费人力，成本高，并且对护士的业务水平要求高。

知识拓展

个案管理

个案管理是以个案为中心，涉及多学科的不断实践，经由个案管理师负责协调与整合各专业人员的意见，确保患者在正确的时间、地点，得到整体性、连续性的诊疗服务，以达到成本效益与品质兼顾的目的。个案管理作为医疗管理模式，因其可满足患者整体性、连续性照护服务的需求，较好地整合资源，无缝连接多种医疗社会服务的优势，被国内外众多学者所关注。个案管理的运作程序共包含6个部分：建立关系、评估、计划、获取资源、整合与监督、结案与反馈。目前个案管理在临床路径、慢性疾病管理中应用较多。

（二）功能制护理

1.产生背景 20世纪50年代，随着人们对疾病治疗和护理的需求不断提高，医院数量不断增长，护士数量严重不足，为解决这一问题，护理专业将工业管理的研究成果，如流水线生产、动作与时间的关系以及人员的综合利用等应用于护理管理，形成了功能制护理。

2.模式介绍 功能制护理（functional nursing）是以各项护理活动为中心的工作方法。功能制护理将护理工作按照工作的特点及内容分类，再根据本科室护士的个人能力、特点分派工作，使每个护士从事相对固定的护理活动。例如治疗护士分管治疗任务，基础护理护士承担患者的生活护理等。这是一种流水作业的工作方法，是以工作为导向的护理模式。

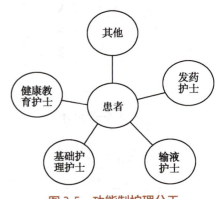

图3-5 功能制护理分工

3.模式评价 该模式工作效率高，节省人力；护士分工明确，易于组织管理。但是该模式是分段式，不利于护士了解患者的病情，缺乏对患者整体的护理。对患者来说，他们每天接触很多护士，但不知道到底是哪位护士负责自己；当有疑问时，他们也不知道应该找哪位护士询问（图3-5）。对护士来说，长期应用功能制护理会导致护士只对自己从事的工作任务熟练，阻碍专业的发展。

（三）责任制护理

1.产生背景 1968年美国明尼苏达大学医院提出了"全责护理"的概念。20世纪70年代初，随着医学模式的改变、护理程序的提出及护理专业人员数量和受教育程度的不断提高，护士开始有意识且有可能对患者进行身心整体护理。1973年圣路克医学中心等在相关研究的基础上提出了责任制护理工作模式。我国在20世纪80年代初引入责任制护理。

2.模式介绍 责任制护理（primary nursing）是以患者为中心，由责任护士和辅助护士按照护理程序对患者进行全面、系统和连续的整体护理。由责任护士评估所分管患者的情况，制订护理计划和实施护理措施。责任护士不仅对患者的身体进行护理，还对患者的心理、社会关系和家庭生活状况等进行全面了解，配合患者的康复需要给予护理。责任护士8小时在岗，24小时负责。

3.模式评价 在该模式中责任护士的职责明确，能较全面了解患者的情况，对患者进行整体护理，患者能得到系统照顾。责任护士有较强的责任感，有利于学习专业知识，提高工作兴趣。但是责任制护理对责任护士素质要求较高，人力需求较大，要求责任护士对患者24小时负责较难做到。

（四）责任制整体护理

1.产生背景 2010年我国卫生部在全国开展"优质护理服务示范工程"活动，提出建立以患者为中心的责任制整体护理模式。

2.模式介绍 责任制整体护理是以现代先进护理观为指导，以护理对象为中心，以护理程序为框架，对护理对象实施全面、整体、优质护理的护理思想与护理实践活动。责任制整体护理工作模式依据人力资源现状，采取分组管理，按护士能力、患者病情以及护理工作量实行以患者为中心的人员组织结构和护理分工制度，护理工作责任到人。护士班次相对固定，保证了护理工作的连续性，最大限度地满足了患者的需要。

3.模式评价 责任制整体护理是对整体护理工作的拓展和完善,是整体护理理念与护理工作方法的有机统一。这种模式分工明确、责任到人,进一步完善和落实了护理岗位责任制,增强了护士的责任感,给患者以安全感与归属感。科学的护士组织结构和分工制度,对向患者提供整体的、连续的、个性化的护理服务和落实整体护理工作具有重要的现实意义。

案例 3-1

自从采用功能制排班之后,普通外科护士人手不足的问题终于得到了解决。但是没过多久,科室就状况百出,投诉不断增加,患者满意度呈不断下降的趋势,此外,护士的工作积极性也下降了,他们开始对自己职业前景担忧起来。

如何改变这种局面呢?如何提高护理服务质量和患者的满意度呢?如何激发护士的积极性呢?护士长小王陷入了沉思。

为了改变这一现状,在科主任和护理部的指导和帮助下,护士长小王和科室护士决定借鉴先进的护理管理经验,改变工作和管理模式。

【案例解析 3-1】

1.分析变革产生的背景

(1)普通外科护理变革的主要原因是现有的护理管理模式已经无法满足患者的需求。功能制护理虽然能有效缓解护理人力资源不足这一矛盾,但是它的弊端也是显而易见的。功能制护理以任务为中心,忽视了患者的心理和社会需求,没有对患者进行整体护理。

(2)在功能制护理模式的运用过程中,由于该模式采用分段式护理,对患者的情况缺乏整体把握,导致患者的满意度下降和投诉事件的发生。

2.解决方案

(1)积极向护理部请示,请求护理部给予护理人力的支持。

(2)加强学习,转变观念。学习责任制整体护理的相关知识,让护士充分了解开展责任制整体护理是提高护理服务质量和患者满意度的前提和保障,患者不是单纯的生物人,不仅要注重对疾病的护理,更应该关注患者心理、社会等情况。

(3)将病区分为 3 个责任组,每组各一个责任组长,组长相对固定,责任护士所在组别相对固定。责任组长根据本组责任护士的能级及本组患者的病情将患者分配给当天的护士负责,每个责任护士分管患者不超过 8 人,8 小时在班,24 小时负责。

责任护士全面评估所负责的患者,制订护理计划,按照计划负责管理患者的治疗、基础护理、专科护理、病情观察、出入院宣教和用药指导、手术前后指导、饮食指导、特殊检查指导、心理疏导等工作。责任组长除负责自己所分管的患者外,还需负责本组危重患者的护理工作,检查并落实本组患者的生理、心理、社会方面的整体护理措施。护士长监督责任制整体护理的落实,每天对重点患者如新入患者、危重患者、大手术患者进行检查。保证每个患者都有自己相对固定的责任护士,责任组长和护士长双重督查重点患者的护理措施实施情况。患者增强了归属感,同时获得了全方位的整体护理。

(4)加强业务知识培训,采用"送出去"和科室岗位培训两种形式培养专科人才,定期开展相应的专科培训。

该方案实施后,普通外科患者的满意度明显提升,投诉事件减少,患者和护士的关系也更为融洽,科室护士更有成就感了。

第三节　护理组织系统

一、医院护理组织系统

思维导图

　　1986年，卫生部颁布了《卫生部关于加强护理工作领导理顺管理体制的意见》，要求县及县以上医院都要设立护理部，实行院长领导下的护理部主任负责制。根据医院的功能与任务，建立独立完善的护理管理体系，三级医院实行院长（分管副院长）领导下的护理部主任、科护士长、护士长三级负责制；二级医院可实行三级负责制或护理部主任（或总护士长）、护士长二级负责制。护理部主任或总护士长由院长聘任，副主任由主任提名，院长聘任。护理部主任全面负责医院护理工作，各科主任与护士长是专业合作关系。一般30~50张病床的病区或拥有5名护士以上的独立护理单元设护士长1名。护理任务重、人员多的护理单元，可增设副护士长1名。

　　2020年，《国家卫生健康委办公厅关于进一步加强医疗机构护理工作的通知》（国卫办医发〔2020〕11号）要求二级及以上医疗机构应当设立护理管理委员会和独立的护理管理部门，二级以下医疗机构应当结合实际指定分管护理管理工作的部门或指定专人负责护理管理工作。医疗机构护理管理委员会由人事、财务、医务、护理、医院感染管理、后勤、医学装备、信息及其他相关部门主要负责人组成，主任委员由医疗机构主要负责人或者分管护理工作的负责人担任。护理管理委员会的主要职责包括：

　　1. 认真贯彻护理管理相关法律、法规、规章及技术规范标准。

　　2. 研究制订本单位护理工作发展规划等。

　　3. 定期研究护理工作发展中的困难问题，并提出解决方案和支持保障措施。

　　4. 其他护理工作发展的重要事宜。

　　医疗机构护理工作日常管理机构设在护理部，在护理管理委员会的指导下，具体负责落实护理管理工作。医疗机构要建立扁平化的护理管理层级，明确各级护理管理岗位任职条件，按照规定遴选符合任职条件的人员从事护理管理工作。

二、护理部的职能

　　护理部是医院内部机构设置中的一个中层技术和行政职能部门，在院长或分管护理的副院长的领导下，负责全院护理管理工作。它与行政、医务、教学、科研、后勤管理等职能部门并列，相互配合，共同完成医院各项任务。护理部的管理职能包括：

　　1. 制订并落实医院护理工作长远规划、年工作计划及培训计划。

　　2. 设定护理岗位，制订和实施人力资源调配方案，培养和选拔护理管理人员，组织和参与护士考试、考核、录用、职称晋升工作。

　　3. 建立、健全护理工作制度，各级、各类和各岗位护士的职责等。

　　4. 建立、健全护理质量管理体系，负责全院护理质量督导和评价，实施护理质量持续改进，不断提高护理质量。

　　5. 组织疑难病例护理会诊、查房和危重患者抢救，制订科学、规范化的疾病护理常规、护理技术操作规程、护理工作关键流程、护理质量评价标准等。

　　6. 安排和落实各项护理教学计划。

　　7. 对护理新业务、新技术进行管理，积极开展护理科研。

　　8. 对医院护理实施信息化动态管理等，将占医院总人数三分之一的护士组织、管理起来，保障完成护理工作任务和不断提高护理工作质量，协调护理工作和医院的其他工作。

9.配合医院业务用房建筑设计和装饰布局的审核,参与护理设施、相关耗材的购置考察与审定工作。

三、各级护理管理人员的职责

(一)护理部主任的岗位职责

1.在院长、分管副院长的领导下,全面主持护理部工作,全面负责医院护理工作。

2.围绕医院发展规划,制订医院护理工作发展规划、年度工作计划并组织实施。

3.制订各项护理工作制度、岗位职责、护理常规、护理技术操作规程及护理质量考核标准等,并根据护理工作进程和患者需求进行修订和完善。

4.组织制订和修改护理质量指标体系,建立质量控制网络,确立质量控制方法。对全院的护理服务质量进行定期检查、分析、评价,总结经验,制订有效对策,确保护理质量的稳定与持续改进。

5.建立和健全护理组织系统及各级护士的量化考核系统,合理调配护士,与人事部门合作,做好护士的调动、任免、晋升、奖惩、考核等工作,掌握各个科室护理人力资源的情况,提高管理效能。

6.定期深入各病区,及时了解护理工作中存在的问题,提出改进措施。

7.进行全院护士教育培训、业务技术训练和骨干培养工作。

8.采取人性化管理,掌握全院护士工作、思想、学习情况,切实关心、解决护士工作、生活上的有关问题,教育护士热爱本职工作,充分调动护士的积极性。

9.协调护理工作和其他相关协作科室的关系。

(二)科护士长的岗位职责

1.在护理部主任的领导和科主任的业务指导下,负责分管科室的护理管理工作。

2.根据护理部计划,结合具体情况制订本科的护理工作计划,并指导各病区护士长组织实施。

3.教育与指导全科护士树立爱岗敬业的事业心、强化质量意识,确保执行医嘱、规章制度和技术操作规程的正确性,严防差错事故的发生。

4.负责所管辖科室的护理质量,参与临床护理质量的督查与评价。

5.负责所管辖科室相关护理活动的组织、沟通和交流。随时了解对护理工作的要求及存在的问题,加强医护合作与沟通。

6.负责本科护士的专业发展、科室临床护理教学、护理科研、意外事件和特殊任务的协调处理等。

(三)护士长的岗位职责

1.在护理部主任、科护士长的领导下和科主任的业务指导下,根据护理部及科内工作计划制订本单元的具体计划,并组织实施。

2.以患者为中心,为患者提供全面的整体护理,保证本单元的护理服务质量和安全。

3.对下属的工作进行业务指导,并对其日常工作进行监督,营造和维护良好的临床治疗和护理环境。

4.负责本单元护理人力资源的使用和管理。负责本单元护士的培训工作,开发护士的工作潜力,促进护士的职业发展,评价护士的绩效和工作表现,控制护理人力资源成本。

知识拓展

护理副院长的岗位设置

《医院护理管理岗位名录及配置标准(2013年版)》指出,500张床位以上的医疗机构,可设置护理副院长岗位。通过专职护理副院长对全院护理工作进行垂直领导,有利于合理调配护士及各项规章制度的贯彻执行，保证全院护理工作的统一，促进全院工作的协调运转。另外，设立护理副院长，可充分发挥护士在医院管理中的作用，提高护理工作的地位，稳定护理队伍，有利于护理专业的发展。

第四节　护理团体

一、团体概述

ER 3-5

思维导图

关于团体，不同的学者对此有不同的描述。社会心理学家勒温（Lewin）认为，不管团体的大小、结构以及活动如何，所有团体都必须建立在其成员彼此互动的基础之上。咨询心理学家柯瑞（Corey）将团体理解为具有目标、内容、架构、过程及评估等要素的一群人所形成的集合体。学者约翰逊（Johnson）则把团体定义为两个或更多的人面对面互动，不仅每个成员都意识到自己是团体的重要成员，而且都意识到在他们努力获得共同目标的过程中所形成的一种深度的相互依赖关系。有专家认为，团体是两个或两个以上的个体通过彼此互动、相互影响而形成的个人集合体。可见，作为一个团体应当具备以下4个要素：

1. 组织性　团体是一种有序的组织，而不是一群人的简单组合。团体的组织性取决于团体角色、团体规范和成员间关系等要素。每个成员在团体中都扮演着一定的角色，如领导者、追随者、沉默者等。团体规范是成员都必须遵守的行为准则，并用来保证团体目标的实现。团体成员之间形成的关系对团体功能与效率有着直接或间接的影响。

2. 共识性　团体成员间彼此有共识，即团体成员有共同的目标、理想、价值观等。一个团体的共识越多，团体的凝聚力就越强。

3. 互动性　互动是团体目标达成的重要条件。他们借助于语言和非语言的方式相互交流，分享彼此的感受。它促成了成员个人对自己和他人的深度觉察，并从中学习、支持、反馈，实现自我成长和发展。互动可分为正向互动和负向互动。团体成员之间彼此了解、关怀、支持、鼓励、欣赏等都属于正向互动，而彼此的责备、挑剔、讽刺、挖苦、欺骗、打击等都属于负向互动。

4. 整体性　每个成员都应认为自己是团体的重要一员，与团体息息相关、荣辱与共。团体不是个体的简单集合，而是成员之间互相依存的共同体。

二、团体文化

（一）团体文化的概念

团体文化是指团体的经营理念、价值体系、历史传统和工作作风。具体来说，团体文化就是指团体成员的整体精神、共同的价值标准、统一的行为准则、沉稳的职业习惯、一定的道德规范和文化素质等。在一个团体中，组成团体的成员之间存在着人文素质、行为方式及个人理想、信念与目标等差异。但是团体文化不是团体成员思想、理念、行为的简单相加，它可以包容团体成员的个体文化特质，更重要的是它成为其成员所普遍认同和遵从的统一意识。

（二）团体文化的意义

团体文化是一种无形的管理机制。它有利于形成一种内聚力，把团体成员团结起来，为共同目标的实现而不懈奋斗。团体文化对团体的发展具有积极作用。

不同的团体，具有不同的团体文化。不可能存在一种适用于所有团体的文化。团体文化又是发展变化的。随着社会环境的变化，团体文化的内涵也必然随之发生变化。因此，应不断创造新的团体文化，摒弃落后思想，与时俱进。

（三）护理团体文化与组织文化

1. 护理团队文化 是团队文化在护理行业中的具体表现，具有内在的导向、凝聚、激励、亲和及制约作用，其核心是共同价值观。为激发护士的工作积极性，稳定护理队伍，增强护理团队的核心竞争力，建设符合时代特点的护理团队文化已成为当代护理管理者的重要工作内容，具体包括：

（1）大力弘扬优秀传统文化，在新时期不断发展传承。护理团队文化作为医院文化的子文化，在医院文化建设大方针的指引下，以传承为基础，以创新为手段，秉持人文关怀的护理理念，强化"三基三严"训练，加强护理人才培养，不断提高护理质量与服务水平。同时，以帮助护士进行职业生涯规划为目标，积极开展护士岗位管理探索，充分发挥护士的个人潜能与工作热情，营造和谐、团结、向上的文化氛围，打造一支充满爱心、责任心和奉献精神的护理团队。

（2）以人为本的管理理念，贯穿护理团队文化建设的始终。团队文化来源于团队成员进行的实践活动，其价值意识内容必须被团队成员所认同并在实践中实施才能成为一种文化。护士是护理团队文化建设的主体，只有充分关注到护士的需求和利益，才能促使他们主动地投入到护理团队文化的建设中。

（3）以多形式的活动为载体，积极开展护理文化建设。护理团队文化虽然是一种无形的力量，但是它可以转化到有形的护理工作中，并对其产生深刻的影响。因此，积极组织护理文化建设活动，鼓励护士参与护理文化建设具有重要意义，是提高护理团队文化建设水平与管理效能的有效途径。

（4）以护理形象建设为抓手，塑造护理文化品牌。护理形象是护理团队文化的外在表现，加强护理形象建设，可以强化护理团队的鲜明个性及特色，提升社会公众对护理工作的认知，增强护士的社会支持。护理形象建设应从护士的仪容仪表、言谈举止以及护理环境等方面进行精细化管理。此外，应将病房环境作为每月综合检查的重点项目，在保持安静、整洁环境的同时，强调温馨环境的营造，努力为患者创造安静、舒适的休养治疗环境，为护士创造安全、舒心的工作环境，使高品质的护理工作体现在每一个细节中，使护理文化形成品牌。

团体文化建设的好坏直接关系到护士对工作的认同感、生活的幸福感以及社会对护理工作的评价，它对提升护士整体素质、提高护理服务质量发挥着重要作用。因此，各级护理管理者要高度重视护理团队文化的建设与管理。

2. 护理组织文化 组织文化（organizational culture）是影响组织成员行动、将不同组织区分开的共享价值观、原则、传统和行事方式。护理组织文化（organizational culture in nursing）是指在一定社会文化的基础上，全体护士在长期护理实践活动中由其价值观、信念、处事方式等组成的特有的文化形象。它以共同的价值标准、道德标准和文化信念为核心，以护理活动中所形成的物质成果和精神成果为集中体现，能将护理组织内各种力量聚集于共同的宗旨和目标之下，约束护士的思想和行为，并由全体护士共同遵守奉行。护理组织文化的基本内容包括显性内容和隐性内容。

（1）**显性内容**：指通过视听器官能直观感受到的组织文化。

1）护理组织目标：既包括一定时期内护理服务数量和质量的预期指标，也包括护理服务的最佳效益和护理组织文化的预期结果。

2）护理组织环境：包括内环境（如护士的人际关系）和外环境（如医院所处的经济、文化环境等）。

3）护理组织制度：是各项护理工作应遵循的法则，包括各项管理制度和管理程序，反映了护理工作的基本信念、价值观念和道德规范，也体现了护理管理的民主化和科学化程度。

4）护理组织形象：是社会公众和工作人员对护理组织中护士的整体素质、服务质量、公共关系等方面的整体印象与评价。

（2）**隐性内容**：是组织文化中最根本、最重要的部分，直接表现为精神活动的组织文化。

1）护理组织理念：是护理组织在提供护理服务的过程中形成并遵循的基本哲理，是护理组织最高层次的文化，主导并制约护理文化中其他内容的发展方向，决定着护理工作的价值取向与护士的奋斗目标。

2）护理组织价值观念：是护理组织在运行过程中为使自身获得成功而形成的基本信念和行为准则，是护理组织文化的核心和基石，是维系护理组织生存发展的精神支柱。

3）护理组织精神：是护士对医院的护理发展方向、命运、未来趋势所抱有的理想和希望，由管理者倡导并得到全体护士的认同，是护理组织文化的象征，可达到规范护士的行为、提高护理组织凝聚力的目的。

三、护理学术团体

（一）中华护理学会

中华护理学会（Chinese Nursing Association，CNA）是由护理科技工作者组成的专业学术性群众团体，是依法登记成立的全国性、学术性、非营利性社会团体，是党和政府联系护理科技工作者的桥梁和纽带，是凝聚中国 500 余万护士的唯一的全国性护理学会，接受主管单位中国科学技术协会和社团登记管理机关民政部的业务指导和监督管理，在业务上接受国家卫生健康委员会的指导。

中华护理学会的宗旨是遵守宪法、法律法规和国家政策，践行社会主义核心价值观，遵守社会道德风尚。执行国家发展护理科技事业的方针和政策。崇尚救死扶伤，以人为本，全心全意为人民健康服务的护理道德，坚持民主办会原则，充分发扬学术民主，依法维护护理工作者的合法权益，提高护理科技工作者的业务水平，促进护理学科的繁荣和发展。

中华护理学会的使命是凝仁爱之心、聚守护之力、促人类健康；愿景是致力于成为护理事业发展的推动者、护理工作者的代言者、人类健康的促进者；价值观是仁爱慎独、敬业奉献、创新进取。中华护理学会为促进国内外的护理学术交流及学科建设，提高护士的素质，争取护士的合法权益，完善及健全护理教育体制，推动护理事业的发展作出了巨大的贡献。

（二）地方性护理学会

中华护理学会在全国各地设有地方性护理学会，如福建省护理学会、山西省护理学会等，是地方性护理科技工作者自愿组成并依法登记成立的学术性、公益性、非营利性法人社团，是发展各地方医学科学技术事业的重要社会力量。省护理学会在省科学技术协会、省民政厅、省卫生健康委员会等有关部门的领导下，在中华护理学会的指导下，贯彻执行党的卫生工作方针，密切联系护理工作实际，结合护理工作的特点，依靠各设立的区、市护理学会、各专业委员会及团体会员单位，开展学术交流、科学普及、对外交流和继续教育等。

> **知识拓展**
>
> ### 国际护士会
>
> 国际护士会（International Council of Nurses，ICN）是世界各国护士协会代表组织的国际护士群众团体，于 1899 年在英国伦敦成立，当时参加的代表有美、英、加拿大、新西兰、芬兰、荷兰、丹麦等国的护士，第一任会长为毕业于英国皇家医院护士学校的芬威克（Fenwich）。ICN 是国际组织中建立最早的组织之一，其目的是促进各国护士的交流，使各国护士能够彼此沟通，加强联系，增进友谊并能共同为促进人们的健康、预防及治疗疾病、努力发展护理事业作出贡献。

四、护理团体的愿景与使命

（一）团体愿景与使命

"愿景"一词被广泛地运用于社会、政治、经济等领域。愿景是指对未来描绘的生动性蓝图和理想化定位。它是一种梦想，可以通过长期的努力最终变成现实；它是一种信念，可以强化并改善人们对组织的承诺和责任感；它是一种期待，可以通过引导资源投入去获得一种值得付出努力的满意性结果。愿景的描述往往具有令人向往的特征，虽然不一定会在短期内变成现实，但个人和组织的成就也会促使大家接受这种挑战。愿景具有引导性，能保证一个团体长期的发展方向。

团体愿景是团体未来发展的"方向灯"，一个团体始终离不开愿景所指引的努力方向。团体愿景回答了"团体追求什么"的问题，指的是员工们渴望共同创造的未来团体景象。团体使命则是指团体存在的价值和意义，它回答了"团体为什么存在"的问题。团体使命是团体发展和存在的理由，是其最根本、最有价值、最崇高的任务和责任。从广义上分析，可以认为愿景和使命具有相同的内涵，两者是等同的。

（二）护理团体的愿景与使命

护理是诊断和处理人类现存的或潜在的健康问题的过程。护理是以人为服务对象，了解和评估人的健康状况和需求，并给予必要的照顾，以达到减轻痛苦、恢复和促进健康、提高生存质量的目的。护理团体的愿景和使命不仅是要维护和促进个体的健康水平，更重要的是要面向家庭、社区，提高整个人类的健康水平。

小结

本章阐述了组织管理的概念、组织结构的常见类型及其各自优缺点、组织设计原则等，并介绍了我国护理工作模式的变革和护理组织系统、护理组织文化等内容。通过学习，学生能够阐述组织管理的概念，能正确运用组织设计的原则进行组织设计，并能根据组织规模及特点选择科学、合理的组织结构类型。其中组织设计的原则和组织结构类型是护士执业资格考试的考点之一，需要同学们在理解的基础上融会贯通。

ER 3-6

扫一扫
测一测

（石秀兰）

思考题

某三级甲等医院有床位1 000张，30个护理单元，护士450人。护理部领导岗位设置为一正两副，赵某刚担任护理部主任，上任后的第一个任务就是重新调研和评估科护士长岗位设置的必要性。该医院一共有科护士长6人，这些科护士长的临床管理经验丰富、工作认真，但是年龄偏大，对新的管理方法不容易接受。按照医院经济核算规定，科护士长只能挂靠在一个病区才有奖金，正因为如此，护士长们认为科护士长对大科范围的质量管理存在不公正。人事科也觉得科护士长的作用发挥得不够，不如取消这一层。

赵主任觉得很矛盾，一方面，按照三级医院的评审条件，必须建立护理部主任—科护士长—护士长三级护理管理组织体系；另一方面，该医院的确存在科护士长的职能发挥不充分的问题，临床的很多突发问题还是得由护理部直接协调和监督才能落实。

（1）按照该医院的实际规模和护士人数，到底该不该设科护士长职位呢？

（2）你对该医院的护理管理组织分工有哪些建议？

第四章 ｜ 护理人员招聘与培养

ER 4-1

教学课件

学习目标

1. 掌握护理人才、临床能力的概念及护理人才的培养方法。
2. 熟悉护理人员编配原则及影响因素；护理人才的成长规律及培养途径。
3. 了解护理人员招聘与遴选的原则、方法、途径及影响因素。
4. 能正确分析护理人员分层使用与临床专业能力提升的关系。
5. 具有根据编制原则及病房工作量核算护理人员编制的能力。

第一节　护理人员的需求与招聘

导入案例

　　小张是某医院新聘任的外科某病区护士长，目前尚在适应基层护理管理者的角色。昨天人事科要求她提交一年一度的科室用人计划，张护士长认为增加护理人员将增加科室成本，影响科室人员的收入，降低大家的工作积极性。但在与科室高年资护士李某商量时，李某却认为科室手术量大、周转率快、床位使用率居高不下，如护理人员人数不足，护理服务质量可能会受到影响，这会影响患者的就医体验和满意度。

请思考：
张护士长应如何做好科室护理人员需求的测算？

　　护理工作是卫生健康事业的重要组成部分，在推进健康中国建设、积极应对人口老龄化、深化医药卫生体制改革、改善人民群众就医体验及促进社会和谐发展方面发挥着重要作用。护理人员人数多，离患者最近、陪伴患者的时间最长，是卫生专业技术队伍中的重要力量。只有在保证合理的护理人员数量和质量的基础上，护理工作才能更加贴近患者、贴近临床、贴近社会，护理服务质量才能持续提高，获得群众认可。

ER 4-2

思维导图

一、护理人力需求的测算

　　医院是突发事件的救治场所，护理人员不仅要完成日常的护理工作，还要参与突发事件的医疗救治。人力资源充足与否直接影响护理服务质量，因此，合理的人力资源配置就显得尤为重要。

（一）护理人力资源相关概念

　　1. 护理人力资源（human resources of nursing）　是指经执业注册取得护士执业证书，依照《护士条例》规定从事护理活动的护士，以及未取得护士执业证书，经过岗位培训考核合格，协助注册护士承担患者生活护理等职责的护士、助理护士和护理员。

2. 护理人力资源管理（human resources management of nursing） 是指护理组织对护理人员进行有效管理和使用的思想和行为，是以护理人力资源为对象开展的一系列的管理活动，包括对护理人力资源的配置、录用、教育、培训、激励、开发等方面所进行的计划、组织、领导和控制活动。护理人力资源管理的目的是最大限度地调动护理人员工作的积极性、主动性，使其自身价值得到充分体现。

（二）护理人员的编配原则

1. 科学配置，结构合理 为适应社会的需要和护理专业的发展，应合理设置护理人员的结构比例，以提供高质量的护理服务。例如临床护理岗位护理人员占全院护理人员比例不低于 95%；普通病房实际床护比不低于 1∶0.4，每名护理人员平均负责的患者不超过 8 名；重症监护室护患比为（2.5~3）∶1；新生儿监护病房护患比为（1.5~1.8）∶1；门（急）诊、手术室等部门根据门（急）诊量、治疗量、手术量等综合因素合理配置护理人员；护理人员高级、中级、初级的学历、职务和老、中、青的年龄梯队由三角形向橄榄形结构比例发展等。

2. 优化组合，满足患者护理需求 护理管理部门应在分析护理业务范围、种类和服务对象需求的基础上确定护理人员的数量、类别、技能，以保证护理服务目标的实现。例如根据工作量、技术难度等因素合理调整护理人力安排，在有加床或者危重症患者较多时，及时增加护理人员数量。

3. 能级对应，成本效率最大化 护理工作具有高度的科学性和严谨性，因此在人员编制管理上需要进行结构优化、合理配置，重视护理人员的能级对应，做到人尽其才，才尽其用，以最合理的人力投入获得最大的效益。例如对于护理疑难问题、专科护理问题应由资深护理人员或相应专科护理人员进行处理或由其指导年轻护理人员执行，这样既能保证问题得到解决，又锻炼了年轻护理人员。

4. 动态调整，职、责、权、利相一致 要实现护理、临床、教学、科研的高质量目标，必须重视和落实在编人员的继续教育，发挥对护理人员的选用、调配、培养的作用，同时要做到使各级人员职、责、权、利相一致，才能充分调动其积极性，提高工作效率。

（三）护理人员编配的影响因素

1. 承担任务的轻重和工作量的大小 取决于床位使用率和周转率、危重患者比例、护理业务范围和技术等。例如在 ICU，危重症患者数量多，基础护理量及专科护理难度均较大，对护理人员数量和服务质量的要求也相应增高。

2. 人员数量和质量因素 人员数量固然重要，但人员素质更重要。人员的思想品质好，人员的积极性更容易被调动起来，工作效率更高，可以节省人力。

3. 人员比例和管理水平 年龄、职称、学历比例结构合理，才能适应护理工作科学性、服务性及连续性的特点。此外，护理指挥系统是否健全得力，人才使用是否科学、合理，各部门之间的关系是否协调有效等都会对人员编制产生较大影响。

4. 社会因素和条件差异 患者的职业、年龄、经济状况等社会因素会影响护理人员的配置；医院建筑、医疗设备、工作环境、自动化程度等也较大程度地影响了人力资源的配置；另外，某些政策也会对护理人员的编制产生影响。

（四）护理人员编配方法

1. 按"编制原则"计算法

（1）**人员编制比例**：综合医院的病床与工作人员之比，根据各医院规模和所承担的任务分为 3 类。①不足 300 张床位，按 1∶（1.30~1.40）计算；②300~450 张床位，按 1∶（1.40~1.50）计算；③450 张床位以上，按 1∶（1.60~1.70）计算。

（2）**各类人员的比例**：行政管理和工勤人员占总编制的 28%~30%，其中行政管理人员占总编制的 8%~10%；卫生技术人员占总编制的 70%~72%，其中各级医师占 25%，护理人员占 50%，其余卫生技术人员占 25%。医院中卫生技术人员、行政管理人员、工勤人员的比例及卫生技术人员中的各类专业人员比例见表 4-1。

表 4-1　医院各类人员比例

卫生技术人员	其中						行政管理人员	工勤人员
	医师	护理人员	药剂人员	检验人员	放射人员	其他卫生技术人员		
70%~72%	25%	50%	8%	4.6%	4.4%	8%	8%~10%	18%~22%

例 4-1

某医院有病床 600 张，根据"编制原则"，该医院卫生技术人员最多可配备多少人？其中护理人员最多可配备多少人？

根据"编制原则"，450 张床位以上的医院，病床与工作人员之比按 1∶(1.60~1.70)计算，总编制即(600×1.60)~(600×1.70)=960~1 020(人)。

卫生技术人员占总编制的 70%~72%，则最多可配备(960×72%)~(1 020×72%)=691~734(人)。

护理人员占卫生技术人员的 50%，则为(691×50%)~(734×50%)=346~367(人)。

(3)病房和非病房护理人员编制

1)病房护理人员的编制：包括护士和护理员。护士和护理员之比以 3∶1 为宜。依据病房工作量大小、治疗集中时间段，将每个护理人员分管床位数进行调整，见表 4-2。病房护理人员负责的工作不包括发药和治疗工作，每 40~50 张床位另配备护理人员 3~4 名负责发药及治疗工作，每 6 名护理人员(助产士)另增加替班人员 1 名。

表 4-2　每名护理人员负责的床位工作量

科别	每名护理人员负责床位数/张		
	日班	小夜班	大夜班
内、外科 妇产科 结核病科 传染病科	12~14	18~22	34~36
眼、耳鼻喉、口腔科 皮肤科 中医科	14~16	24~26	38~42
小儿科	8~10	14~16	24~26

2)非病房护理人员的编制：①门诊护理人员与门诊医生之比为 1∶2；②急诊科护理人员与病床之比为(1~1.5)∶100；③观察室护理人员与观察病床之比为 1∶(2~3)；④注射室护理人员与病床之比为(1.2~1.4)∶100；⑤住院处护理人员与病床之比为(2~2.5)∶100；⑥手术室护理人员与手术台之比为(2~3)∶1；⑦助产士与妇产科病床之比为 1∶(8~10)；⑧以上各部门每 6 名护理人员(助产士)

增加替班人员1名。

(4)**护理管理系统的编配**:300张床位以上的医院设护理副院长兼护理部主任1人,副主任2~3人;床位不足300张,但医教研任务繁重的专科医院,设护理部主任1人,副主任1~2人;300张床位以下的医院设总护士长1名;100张床位以上的科室设科护士长1人,门诊、急诊科、手术室等任务重、工作量大的科室可各设科护士长1人。

2. **按工作量计算法** 完成护理任务所需耗费的时间反映护理实际工作量。在计算护理人员编制前,需通过直接或间接进行"工时测定"确定实际工作量,再进一步计算出编制人数。

(1)**直接进行工时测定确定工作量**:工时测定,即对完成某项护理工作任务全过程的每一环节必须进行的程序和动作所耗费时间的测定。工时测定是确定工作量的最基本方法。

(2)**利用国家规定的标准工时表或其他单位已测定的工时表进行推算**:根据各类患者所需护理项目可分为直接护理和间接护理两类。

1)直接护理项目:每天面对面直接为患者提供护理服务的护理活动,包括基础护理(清洁、饮食、排泄、活动、健康教育等)、基本治疗护理、专科护理和中医护理4大类。护理人员直接为患者提供护理服务所需要的时间为直接护理工时。

2)间接护理项目:为直接护理做准备的项目,以及沟通协调、管理、教育等工作(包括会议、交接班、书写记录等)所需要的护理活动。护理人员为直接护理做准备的时间为间接护理工时。

经测定,每位给予一级护理的患者平均直接护理时数为4.5小时,二级护理为2.5小时,三级护理为0.5小时,40张床日均间接护理所耗费时间为13.3小时,再考虑患者的数量及病情的轻重等不确定因素,即可计算出全病区患者所需要的全部护理时间,由此可按以下公式计算出病区所需护理人员数。公式为:

$$所需护理人员数 = \frac{每级护理所需时间总和}{每个护理人员每天工作时间} \times (1 + 机动数)$$

备注:机动数按20%计算。

例4-2

某神经内科病房有40张床位,现有一级护理患者16人,二级护理患者14人,三级护理患者10人。请根据已测定的工时表计算该病房需要配备多少位护理人员?

根据测定结果,可得:

一级护理直接护理时间为16×4.5=72(小时)

二级护理直接护理时间为14×2.5=35(小时)

三级护理直接护理时间为10×0.5=5(小时)

每级护理所需时间总和为72+35+5=112(小时)

病房总需护理时数为112+13.3=125.3(小时)

每个护理人员每天工作时间按8小时计算,根据公式可以得出:

所需护理人员数=125.3/8×(1+20%)=18.795≈19(人)

二、护理人员的招聘与遴选

(一)护理人员招聘与遴选原则

1. **公开原则** 在进行人员招聘时,要把招聘的单位、职位、数量、要求及考核方式等及时公开,还包括公开应聘者的考试成绩、名次以及是否录用等。

2. **平等原则** 对待所有的应聘者应该一视同仁,避免人为制造一些不平等条件。

3. **竞争原则** 招聘时应提供公平竞争的平台,需要制订客观、公正的考核标准及流程,尽量做到对多人及多个环节进行考核。

4. **择优录用原则** 在进行招聘时,应根据人力资源需求认真考虑人才专长,量才、量职录用。通过科学考评选择合适的优秀人才,实现优胜劣汰,做到人尽其才、用其所长、职得其人。

(二) 护理人员招聘与遴选途径

护理人员招聘与遴选通常采用内部和外部两种途径,应依据医院人事政策及人力资源的需要选择招聘途径。

1. **内部招聘与遴选** 为满足人力资源需求,医院从内部进行招聘,如护理人员的普通职位转换(含编外转编内及职位晋升)。医院可调用护理人员的人事档案,从而考查候选人的资格。

(1)**内部招聘与遴选的优点**

1)有利于保证质量:医院管理者根据在职护理人员的业务能力、个性、品质以及思想素质等来判断具有资格的人选。

2)有利于调动组织内部员工的积极性:良好的内部招聘与遴选机制会激励员工努力工作,提升员工的工作绩效。

3)有利于人才储备:护理管理者在日常工作中应注意培养接班人,有意识地强化培养对象某些方面的能力,使之成长为医院需要的人才。

(2)**内部招聘与遴选的缺点**:内部招聘与遴选,若未能形成良性竞争,则不利于组织的团结与合作,可能会挫伤未被提任的护理人员的士气,不利于组织的创新和长期发展。

2. **社会公开招聘与遴选** 可通过广播、电视、报纸等媒介发布招聘信息,同时还可采用以下几种渠道和方法:

(1)**校园招聘**:是医院获取外部人员最好的渠道,医院可以与医科类院校毕业生管理部门保持长期的合作关系,每年定期到学校进行宣传和招聘。

(2)**专场招聘会**:指集中的供需见面会,一般在招聘较多人员时采用。

(3)**职业介绍机构**:拥有大量的求职者信息,同时提供专业的服务。

(4)**人才交流会**:由政府有关部门或职业介绍机构组织,多家组织参与,也称人才市场,是在一定时间、一定地点举行的招聘者与求职者的双向见面会。

(5)**网络招聘**:随着互联网和计算机应用技术的普及,多样化的网络招聘平台应运而生,打破了时间和空间的限制,不失为一种快捷而有效的招聘方式。

(6)**内部员工推荐**:推荐人根据被推荐人的业务水平与单位所需的职位空缺进行对比考量后推荐。

(三) 护理人员招聘与遴选的方法

遴选是护理人员录用过程中最为关键的环节,它决定着录用的结果。可单独或联合使用以下几种方法:

1. **笔试** 是最基本的人员遴选方法。招聘单位将事先准备好的试卷给应聘者应答,依据所得分数进行测评。笔试能在较短的时间内对较多应聘者的基本知识、技术和能力等方面进行较为客观的测评,但对应聘者的工作态度、口头表达能力及操作技能等方面难以进行全面的考查。而护理人员属于实践型人才,这几方面的能力对完成本职工作至关重要。因此,在护理人员招聘时,较少单独使用笔试进行考核。

2. **操作技能考核** 护理学是一门实践性和操作性强的学科。护理操作技能是护理人员的基本功,护理人员的每一项操作都关乎患者的安危。因此,操作技能考核在护理人员的招聘中几乎是不可或缺的且应占据较大权重。

3. 面试　是应聘者用口述的方式现场回答问题，主要测评其运用知识分析问题的熟练程度、思维敏捷性、语言表达能力等，是主考官根据他们的现场行为表现进行测评的一种方法。

4. 心理测试　招聘对象的未来工作状况，除了取决于他的工作能力外，还取决于他的个性品质。心理测试主要指个性测试中的个性品质，如态度、情绪、价值观、性格等方面的特性测试。

知识拓展

无领导小组讨论

无领导小组讨论是面试评价中经常使用的一种测评技术，采用情境模拟的方式对考生进行集体面试，通过给一组考生一个问题，让他们进行一定时间的讨论，来检测考生的组织协调能力、口头表达能力、辩论能力、说服能力、情绪稳定性、处理人际关系的技巧、非语言沟通能力等各方面能力和素质是否达到拟任岗位的用人要求，以及考生的自信程度、进取心、责任心和灵活性等个性特点和行为风格是否符合拟任岗位的团体气氛，以综合评价考生的优劣。

（四）护理人员招聘与遴选的程序

人员的招聘与遴选是一个复杂、完整而又连续的程序化操作过程，这一程序的每一组成部分都是为了保证组织人员招聘与遴选的质量，确保为组织录用到合格、优秀的人才。人员招聘与遴选的程序包括以下几个步骤：

1. 增补空缺职位　组织中出现职位空缺，由此提出人员增补需求，人员招聘由遴选工作开始。一般来讲，只有通过制订人员招聘计划，才能准确把握组织对各类人员的需求信息，确定人员招聘的种类和数量。

2. 制订招聘与遴选计划　一般由人力资源管理部门负责人员招聘遴选，也可由业务部门负责实施计划，包括确定招聘人数、招聘标准、招聘对象、招聘经费预算及参与人员等。

3. 确定招聘方式　根据组织的具体情况，选择恰当的招聘方式，通常结合使用几种不同的招聘方式。

4. 实施招聘与遴选计划　对应聘人员进行考试、面试等遴选工作。一般由人力资源部门与用人部门共同完成。先从基本素质、心理特点、能力特长上对应聘人员进行遴选，合格者参加面试。面试是人员遴选中最重要的环节，绝大多数组织都要通过面试评价来确定最后的录用人选，因为面试评价所提供的关于应聘人员的信息更直观、真实、准确。

5. 确定及培训试用人员　经考试、测验和面试合格者方可成为组织的试用人员。在试用之前，需进行任职培训。通过多种形式的任职培训，可使试用人员充分了解组织和工作职位的状况，掌握工作所需的有关知识和技能。

（五）护理人员招聘与遴选的影响因素

在进行护理人员招聘与遴选时，影响招聘与遴选的因素包括客观因素和主观因素。客观因素主要包括外部因素和内部因素，主观因素包括求职者的求职动机和个性偏好等个人因素。

1. 外部因素　①国家的政策、法规：是招聘时首先要考虑的因素，如按规定应该提供的相应工资待遇、劳动保障、同工同酬、按规定配置合适的护理人员数量等；②护理人员求职者的供需状况：影响着医院所能招聘护理人员的数量和质量，以及相关的招聘成本。

2. 内部因素　①医院的影响力：如医院的形象好、口碑佳、号召力强，护理人员应聘者的数量就多，质量也相对高。②医院的发展前景：医院若有较好的发展前景，则能吸引更多高素质的人才来应聘。③医院的福利待遇：待遇好的医院对人才更有吸引力。④招聘资金和时间的约束：资金充足时，招聘范围可以更广，筛选手段也可以更多样化；时间充足时，挑选工作可以更从容和精细。

⑤招聘人员的素质：单位的招聘人员代表单位的形象和风貌，高素质的招聘人员可以吸引更多的优秀人才。

3. 影响招聘与遴选的应聘者个人因素

（1）求职动机：指应聘者在寻找职位过程中的努力程度，反映其得到应聘职位的迫切程度。个人的求职目的与拟任职位所能提供的条件相一致时，个体胜任该职位工作并稳定地从事该工作的可能性较大。

（2）个性偏好：不同求职者对同一因素存在不同偏好，不同的偏好影响了求职者的应聘行为。例如有的求职者选择轻松但报酬低的职业；有的求职者则选择劳动强度大、责任重但报酬高的职业。

（六）护理人员招聘与遴选的意义

1. 确保录用人员的质量，提高核心竞争力　医院的竞争归根结底是人才的竞争，人力资源正在成为最重要的医院核心竞争力。

2. 注入新的活力，增强创新能力　新员工，特别是从外部吸收的新员工，在工作中可以带来新的管理思想、新的工作模式和新技术。

3. 扩大知名度，树立良好形象　招聘工作涉及面广，通过电视、报刊、广播、网络等各种渠道发布招聘信息，招聘单位的知名度得到了扩大。此外，招聘工作的良好运作和招聘人员的高素质也可以向外界展现招聘单位的良好形象。

三、护理人员的排班

（一）排班的原则

1. 满足需求原则　指各班次的护理人员在质量和数量上要能够完成所有该班护理活动，从整体角度满足患者需求。除了满足服务对象的需求外，管理者在排班过程中也应满足护理人员合理的需求。

2. 结构合理原则　科学、合理地对各班次护理人员进行搭配是有效利用人力资源、保证临床护理质量的关键。护理人员合理搭配的基本要求是要做到各班次护理人员的专业能力和专科护理水平相对均衡，尽量缩小各班次护理人员在技术力量上的悬殊。

3. 效率原则　护理管理者排班面临的另一挑战是用尽可能少的人力成本，完成尽可能多的护理任务，同时保证护理质量。在具体排班时，护士长应结合本护理单元每天的护理工作量，包括病房当日实际开放床位数、病危人数、等级护理工作量、手术人数等进行合理调整。

4. 公平原则　受到公平对待是每一个人的基本需求，也是管理成功的关键，这在护理人员班次的安排上也不例外。护士长应根据护理工作需要，合理安排各班次和节假日值班的护理人员，做到一视同仁。

5. 能级对应原则　能力强、层级高的护理人员承担专业技术强、难度大、疑难危重患者的护理工作；反之，常规和一般患者的护理工作则由层级低护理人员承担。这样可以从职业成长和发展规律的角度保证护理人才培养和临床护理质量。

（二）排班的类型

依据排班权力的不同可分为3种：

1. 集权式排班法　由排班者个人决定排班方案。其优点是管理者掌握着全部护理人力，可根据实际需求灵活调配人员。但此排班法难以顾及所有人员的需求，会降低护理人员的满意度。

2. 分权式排班法　由排班者广泛征求护理人员意见。此排班法为目前最常见的排班方式。优点是管理者能够充分了解人力需求状况并有效地进行安排。

3. 自我排班法　由护理人员自我排班，以激发工作人员的自主性并提高工作人员的满意度。在采用自我排班法前，应先拟订排班原则，然后经过集体讨论通过并试行后不断完善排班原则。自我排班的优点：①护理人员的自主性增高；②护士长节省了排班时间；③工作人员的调班次数减少；④改善了护理人员与护士长的关系；⑤促进了团体凝聚力。

（三）排班的方法

各医院因机构、政策、人员配备、工作目标和管理方式不同，其排班的方法也不同。主要的排班方法有：

1. 周期性排班法　规定好 24 小时各科班次上班时间，然后将各种班次固定轮回，根据单位人力配置情况决定轮回周期。

2. 每天三班制排班法　按照日班（A 班）、小夜班（P 班）、大夜班（N 班）安排，通常每班 8 小时，可根据病房具体情况稍作调整，每人每周上班 36~40 小时即可。

3. 每天两班制排班法　按照日班、夜班安排，一般每班 12 小时，每人每周上班 36~40 小时即可。

（四）排班的影响因素

1. 医院政策　排班与人力编制密切相关。尽管国家卫生健康委员会在医院分级管理文件中规定了各级人员编制的比例，但各医院的人力配置政策不一。

2. 护理分工方式　在不同的护理分工方式下，人力需求与安排方法各不相同。相较于个案护理、责任制护理、整体护理，功能制护理更省人力。

3. 护理人员的素质　护理人员的受教育程度、工作能力、临床工作经验、身心状态及家庭状况等因素均会影响工作绩效，这些因素均需在排班时加以考虑。

4. 护理单元的特殊需求　不同的护理单元，各有其工作的特殊性，无论在排班的方法或人员编制方面，均有其差异性。

5. 工作时段的特点　在每天 24 小时的护理工作量中，日班、小夜班、大夜班的工作负荷依次减轻，在人员安排上也应依次减少；节假日的护理工作量比非节假日少，有危重抢救患者时所需护理时数增加，在排班时也要考虑在内。

6. 排班方法　不同的排班方法如周班制、每天两班制、每天三班制或轮班制等在人力运作方面也有差异。

四、护理人力资源的弹性调配

为促进护理工作高效、安全、有序地开展，护理部成立护理人力资源库，凡遇到突发公共卫生事件、传染病流行、突发重大伤亡事故及其他严重威胁人群健康的紧急医疗抢救、特殊急危重患者护理、病房紧急缺编等突发事件时，由护理部统一调配。

（一）成立护理人力资源库

1. 人员组成

（1）**领导小组**：包括组长、副组长、组员。

（2）**应急小组**

1）护理部应急小组成员：各护理单元推荐一名护理人员担任院内应急小组成员。

2）医院应急小组成员：护理部推荐护理人员担任由医院布置的急救工作，完成医院应急任务。

（3）**机动护士**。

2. 成员要求

（1）**应急小组**

1）职称、学历要求：护师以上职称，专科及以上学历。

2）工作经历：从事临床护理工作 5 年以上。

3）体能要求：具备健康的体魄、较高的体能素质、高效的身体功能、较强的耐力和身体抗力。

4）专业技能：①具有全面的护理专业理论知识，熟练掌握各种急救药品、器材的使用。②熟练掌握各种抢救技术,对急危重症患者的抢救处置流程正确。③具有一定的预见性,能发现患者存在的和潜在的问题并及时解决,必要时上报。④工作严谨、认真,尊重患者,保护患者隐私,应急处理能力强。

(2)机动护士

1)职称、学历要求:具有护士执业资格证。

2)体能要求:健康的身体,充沛的精力,能胜任夜班工作。

3)专业技能:①热爱护理工作,具有积极的态度,服从工作安排和调配,能尽快适应不同科室的工作环境。②严格执行护理规章制度、技术操作规程和护理常规,认真履行岗位职责。③工作严谨、认真,尊重患者,保护患者隐私,应急处理能力强。④护理人员均可自愿报名,并填写机动护士人力资源库遴选报名登记表(附录一),经护理部审核合格即可进入机动护士人力资源库。

(二)护理人力资源库护士的培训

护理部对机动护士进行严格的业务培训,由护理部负责制订培训计划,包括理论培训、技能培训及达标的要求,由护理部统一组织授课,所在科室护士长及培训专干护士负责具体指导和考核,以提高机动护士的工作能力,保证护理质量。

机动护士人力资源库的人员并不是固定不变的,护理部应定期对机动护士人力资源库进行更新和遴选。在每周期的机动护士人力资源库成立初期,应由组织人员进行集中培训,应每周安排一次培训,为期1个月,第2~3个月每月培训一次,以后每季度集中培训一次。

(三)护理人力资源库成员调配原则

1.护理单元护理人力资源调配原则

(1)护理单元根据科室患者病情、危重患者数、手术人数、患者收住人数、护理难度和技术要求等工作需要,严格实行弹性排班。

(2)确定在特殊情况下的替代人选,在节假日时安排备班,备班者要求电话保持畅通,做到随叫随到。

(3)在一般情况下,科室可在科室层面调整轮休、补休人员。

(4)在紧急情况下,护士长无法调整时,应及时提出申请(申请表见附录二)并上报护理部,由护理部在全院统一调配(调配流程见附录三),以确保科室工作安全。

2.科室层面护理人员调配原则

(1)科室如发生重大抢救等特殊事件需要临时调配人员时,应由科护士长上报护理部后在所管辖的各护理单元间进行调配。

(2)若遇特殊情况,科护士长不能在所管辖护理单元内调配护理人员时,可上报护理部,由护理部统一调配。

3.护理部层面人员调配原则

(1)跨科室的护理人力资源调配由护理部与科主任、科护士长协商解决,并做好绩效分配补偿工作。

(2)护理部有计划、有组织、系统地对护理人力资源库成员进行院内、院外的业务培训,以提高成员的专科理论知识、实践技能及应急反应能力。

(3)护理部与护理人力资源库成员长期保持联络畅通。

第二节 护理人才培养与管理

组织之间的竞争实际上是人才的竞争,人才资源是第一资源。要促进卫生健康事业高质量发展,推动健康中国建设,人才是关键。护理人才是医院人才的重要组成部分,与医院的医疗服务、教学、科研管理的质量和水平有密切关系。护理人才的建设在护理学科的建设中也处于首要地位。

ER 4-3

思维导图

一、人才概述

（一）人才的概念

1.人才 指为社会发展和人类进步进行了创造性劳动，在某一领域、某一行业或某一工作岗位上作出较大贡献的人。泛指具有德、识、才、学、体等方面素质的人。

2.护理人才 指具有护理专业学科知识和技能的人。泛指具有系统的现代护理学知识，有专业才能和业务专长，对护理事业作出一定贡献的护理专业人员。

（二）人才的素质要素

1.德 主要指道德、品德等思想的修养。自古以来成大才者都要在品德修养上下功夫，做到品德润身、公德善心、大德铸魂。德包含了5个方面：①政治品德；②社会公德；③职业道德；④伦理道德；⑤个性心理品质。

2.识 指人才的见识。"博学而笃志，切问而近思，仁在其中矣。"人才既要重视知识的宽度，也要重视学习的深度，不断增长见识，丰富学识，才能在观察问题、分析问题和解决问题时表现出与众不同的见识能力。

3.才 指才智、才能、才力。才能是指一个人具有的认识世界和改造世界的能力。一个人的能力多种多样，主要包括基本能力（知识、技能和体力）和创造能力（思维能力和工作能力）。

4.学 指学问、知识。它包括社会科学知识、自然科学知识、思维科学知识、数学知识、文学艺术知识以及哲学知识等。

5.体 指人才的身体状况。一个人的身体健康，是事业成功和才干发挥的物质基础。

在上述人才的特质中，德是最主要的，它是人才的根本特质，是才、学、体发展的动力。识在人才的特质中具有决定性作用。才是一个人才必备的条件，它在智能结构中具有关键性的作用。学是人才结构中智能方面的基础性要素。体是人才成长和成功的物质基础。

二、护理人才成长的一般规律

（一）护理人才的分类

1.根据人才成长过程来分 可分为外显人才和潜在人才。外显人才指事业上取得成就，其创造性得到社会公认并在继续发展的人才。潜在人才指尚未得到社会公认，而正在继续努力工作，或正在作出成绩、有发展前途的人才。

2.根据人才专长来分 可分为护理管理人才、护理教育人才和专科护理人才。

（1）**护理管理人才**：指护理管理工作者，具有正式的职位及与其相匹配的权力，可担任组织管理和领导等工作，必须具备良好的职业道德、政治道德、心理道德素养；有较强的组织管理能力，有系统的护理理论知识及丰富的临床工作经验，具有一定的领导气度，有感召力、亲和力，并且精力充沛，具有强健的体魄。

（2）**护理教育人才**：热爱护理事业及护理教育，具有良好的职业道德素质，熟悉教育学的基本理论和技能并能创造性地将其运用于临床护理教学中。

（3）**专科护理人才**：指系统地掌握护理理论知识与技能，掌握新理论、新知识、新技术、新方法，具有丰富的临床工作经验，能解决专科护理难题并受到同行认可的专科护理人才。

此外，根据贡献及所取得的成绩大小，可将人才分为普通人才、优秀人才、杰出人才3个层次。

（二）护理人才成长的特点

1.实践性 实践是护理人才成长的牢固基础。刚毕业的护理人员只具备从事护理专业工作的基础，还需通过反复实践、刻苦操练，才能熟练掌握护理专科急救技能、病历书写、病情观察及处置方法以及各类护理操作技能，提高发现问题、分析问题和解决问题的能力。

2. 晚熟性 护理学是一门实践性、学术性很强的学科，需要护理人才掌握医学基础知识、护理学理论知识与技能，以及人文、社会学等相关学科知识，同时还需要护理人才通过较长时间的护理实践积累经验。因此，护理人才的成熟年龄相对较晚，管理者需通过较长时间的培养，才能使护理人才逐步成长。

3. 群体性 任何一所医院都需要培养一支护理人才队伍，才能满足社会需要，适应学科发展。护理人才的成长，除了个人的努力，也离不开群体环境，应得到领导者的支持和有关人员的帮助。医院护理人员对患者的服务模式、服务内容、服务质量和服务效果，都需要护理群体的共同努力。

（三）护理人才成长的阶段

护理人员的成长通常分为 4 个阶段，即掌握阶段、熟练阶段、精通阶段和专家阶段。其表现为临床知识和经验的不断增长，思维层次和批判性思维能力的不断提高；及时掌握患者的各种状况，了解不同状况所表达的含义并预测将要发生的情况；能以扎实的理论知识及丰富的临床实践为基础，对问题作出正确的分析，并及时采取相应措施，以预防或减少不良反应。

三、护理人才培养与管理

清代魏源指出："不知人之短，不知人之长，不知人长中之短，不知人短中之长，则不可以用人，不可以教人""用人者，取人之长，辟人之短；教人者，成人之长，去人之短也"，明确提出了用人和教人的原则及方法。

（一）护理人才培养原则

1. 长远规划与短期需要相结合 人才培养必须着眼于医院及护理专业的发展，有计划、有目的、有组织地制订长远规划，并从当前工作实际出发，制订短期计划，以满足现行需要。做到补短板、强弱项，以岗位需求为导向，不断优化人才结构，促进各类人才优质均衡发展。按照《"十四五"卫生健康人才发展规划》建议，目前应加大培养老年护理、社区护理、传染病护理、婴幼儿护理、安宁疗护和基层医疗卫生机构护理人才。

2. 基础训练与专科训练相结合 有利于护理人员更好地学习和掌握专科理论及技能，把基础知识运用到专科护理工作中，进一步提高专科护理水平。

3. 普遍培养与重点培养相结合 在全院普遍进行一般训练及全面提高的基础上，要抓好骨干队伍的重点培养，发挥其在护理队伍中的示范及骨干作用。

4. 临床实际能力与综合能力培养相结合 能拓宽护理人员的视野和思维，使其具有较强的临床实际工作能力，如组织管理能力、人际交往能力、科研和创新能力等，充分发挥人才的作用，为护理学科发展作出贡献。

（二）护理人才培养方法

1. 科室轮转 护理部制订计划，护理人员分期分批在内、外、妇、儿等主要科室轮转，通过科室轮转实践扩大业务知识面，掌握各专科技能。科室轮转也是建立护理人力资源库、培养后备力量的途径。

2. 个人自学 护理带教老师指定学习内容，明确要求并进行示范、辅导，个人通过自学达到学习效果。

3. 护理实践培养 通过床边教学、护理查房、病例讨论等方法，在护理实践中培养、提高运用护理程序工作和实际工作的能力。

4. 开展学术活动 通过学术讲座、读书报告会等形式了解护理新业务、新技术及新理论，并交流个人心得，提高护理人员的整体水平。

5. 进修培训 通过国内外进修及理论、操作于一体的短期培训，对口支援医院相关工作，医联体内医院的学习培训等提高护理人员的业务水平。

6. 交流与参访 考察、学术交流、访问学者以及不同形式的劳务输出也是提高护理人员业务水平的方法。

7. 开展学历教育 医院对护理人才应有计划地培养,让其通过各种形式参加高等院校的学习,接受专科层次、本科及研究生等不同层次的教育。

(三) 护理人才培养途径

1. 学历教育 是护理人才培养的基本途径,包括院校教育和在职学历教育。

(1) 院校教育: 目前我国护理教育已建立多层次、多渠道、多形式的护理教育体系,从以中等专业教育为主转向以专科层次教育为主,辅以本科、研究生的多层次、多形式的教育。我国在医学门类设有护理学一级学科,同时设置护理硕(博)士专业学位,以培养高层次、应用型、专科型护理专门人才。

(2) 在职学历教育: 在职学历教育是为了提高在职护理人员的学历层次和改善其知识结构的一种教育形式,如业余在职学历教育、脱产学历培训等。

2. 继续教育 继续护理教育是指护理技术人员职业生涯中的一种终身教育,是护理人才培养的重要途径。继续教育的内容应注重先进性、针对性和实用性,重视创造力的开发和创造性思维的培养。继续教育活动包括学术会议、学术讲座、专题研讨会、案例分析研讨会、技术操作示教、短期或长期培训和进修等。

(四) 护理人才的管理与使用

1. 护理人才的管理 是对护理人才的规划、选拔、培养、考核、使用等各项工作进行计划、组织、监督、协调和控制的活动过程,是护理人力资源管理的重要组成部分。加强护理人才管理是护理事业发展的需要,需长远规划、持续培养,需严格考核及合理地调配使用护理人才。

2. 护理人才的使用 是整个人才管理工作的中心环节。知人不深、识人不准,往往会出现用人不当、用人失误。能否用好人才,是衡量人才管理水平高低的依据。对人才使用应做到思想上重视,能力上信赖,生活上照顾,工作上支持,学习上鼓励。用好护理人才的原则有:

(1) 德才兼备,量才而用: 使用人才时,应根据其能力,合理确定工作性质、岗位和职务。用什么人、用在什么岗位,一定要从工作需要出发,以事择人,依岗选人。要坚持从事业需要、工作需要出发,认真分析不同岗位的具体特点、工作要求和任职条件,做到人岗相适、人事相宜。

(2) 择优互补,优化结构: 择优就是优才优用,将优秀人才放到更高一级使用,调动优秀人才的积极性;互补就是通过人才群体弥补个体才能的不足,在互补原则下应注意人才的组合方式,力求人才结构的最大优化。

(3) 把握时机,及时使用: 知事识人、用当其时,根据人才发展规律,在人的才能最活跃阶段及时使用。

(4) 人才合理流动: 是社会发展过程中常见的现象,在动态中才能获得最佳的人才结构。人才流动可以避免人才浪费,促进人才竞争。

(5) 知人善任: 应充分信任人才,使职、责、权、利一致,给人才足够的空间、时间和支持。

(五) 临床护理专家的培养

临床护理专家(clinical nurse specialist, CNS)指在护理专业的某一特殊领域内,通过学习和实践,在专业领域具备更加精湛的专业护理知识、更加丰富的实际临床经验,并能向患者提供最高质量的护理服务和教育的专家型临床护理人员。他们在临床上承担更加复杂和困难的工作,如护理顾问、护理会诊、疑难病例讨论、健康评估、指导制订危重症患者的护理计划等,在专业护理发展中参与更多的决策。

1. 临床护理专家的意义 临床护理专家对护理学的发展,特别是对提高专科、专病护理的质量与水平能起到了举足轻重的作用。任何一个专业的发展都离不开它的专家群体。专家群体站在专业发展的最前沿,能够及时洞察专业的发展方向,具有深厚的专业理论和技术功底,并能够在总结经验和教训的基础上不断发展和创新。同时,他们能为本专业形成一套完整的知识体系作出贡献。因此,重视和加快培养临床护理专家的步伐,将是促进我国护理专业发展的重要举措。

2. 临床护理专家的作用　包括临床实践、咨询服务、教学和相关护理研究的应用,体现在临床能手、顾问、教育者、研究者、管理者、改革者6种不同的角色上,虽然这6种角色没有明显的分界,但学科带头人的作用是显而易见的。

3. 临床护理专家的培养　临床护理专家的培养对象在成为临床护理专家之前,必须选定某一专科进行强化培训。培训主要通过脱产学习与临床实践相结合的方式进行,培训时间不得少于半年。其目的在于丰富、拓宽他们的专业理论知识,增强专业实践技能。培训结束后进行考核,成绩合格者,承认其临床护理专家资格,并颁发相应的结业证书。临床护理专家的培养需要经历以下3个阶段:

(1)**理论学习阶段**:集中安排并以课堂教学的方式进行,由经验丰富的医疗或护理专家进行授课。授课内容包括社会学、教育学、管理学、行为心理学、护患交流,以及疾病的临床表现、并发症、护理措施、健康宣教、康复指导等知识。

(2)**临床实践阶段**:在培训的后4个月,由专人带教,在理论学习的基础上,重点参与临床实践并完成一定的教学、科研和管理活动。

(3)**期满考核阶段**:通过考核,不仅可检测学习的效果,也可以巩固所学的知识。考核可采用笔试、口试、教学、健康教育能力测试等方式进行,重点考核学员对所学知识的掌握程度及综合分析、解决问题的能力,根据考核成绩,决定是否授予学员临床护理专家的资格。

知识拓展

临床护理专家的实践领域

随着疾病谱的不断变化,护理服务的专业领域也在逐渐变化。从不同的角度出发,临床护理专家包括:

1. 服务人群　如儿童、老年、妇女健康等方面的临床护理专家。
2. 护理问题　如疼痛、伤口管理、压力等方面的临床护理专家。
3. 工作环境　如重症监护室、手术室、急诊科、社区等方面的临床护理专家。
4. 护理类型　如康复、临终关怀方面的临床护理专家。
5. 疾病　如糖尿病、肿瘤、精神病等方面的临床护理专家。

---

4. 临床护理专家的资格认证标准　关于临床护理专家的资格认证,国际尚无统一标准。我国临床护理专家的准入资格尚处于初步探索阶段,可在专科护士的基础上通过与外院交流合作培养、院内开设CNS硕士研究生课程班、多机构合作举办培训班等途径完成CNS课程学习,学习结束后通过采取个人申请、单位推荐、认证机构组织专家进行综合评定的方式获得资格认证。认证有效期内还需要完成规定的继续教育学分和临床护理实践。

四、稳定护理人才队伍的战略意义

人才是创新的第一资源,创新驱动的本质是人才驱动,必须把人才资源的开发放在最优先的位置,加快建设世界重要人才中心和创新高地。

(一)护理人才队伍现状

随着社会的进步和护理学的发展,护理人员在预防和治疗各种疾病、提高人民的健康方面,作出了巨大的贡献。伴随着老龄化进程的加快、整体护理和优质护理的不断推进,护理工作的范畴、内涵及患者的需求已发生巨大的变化,表现为人民群众的护理服务需求与供给相对不足之间的矛盾,需要进一步从护理体系、服务、技术、管理、人才等多维度统筹推动护理高质量发展,提高护理同质化水平。需加强老年护理、社区护理、中医护理、传染病护理、婴幼儿护理、安宁疗护和基层医疗卫生机构护理人才培养,不断提升从业人员的服务能力。通过大力开展重症监护、急诊、急救、血液净化、肿瘤等领域的专科护士规范化培训,加快专科护理骨干培养,促进护理人员的专业技术水平快速提升。

(二) 影响护理人才稳定的因素

保证护理人才队伍稳定对于满足患者需要、保证患者安全、提高护理质量是尤为重要的。影响护理人才稳定的因素包括工作强度、社会地位、经济收入、职业发展、环境制度等。

(三) 降低护理人员流动的策略

1. 保障护士合法权益 深入推动落实《中华人民共和国基本医疗卫生与健康促进法》《护士条例》等法律、法规,督促医疗机构为护士提供必要的职业卫生防护措施,改善护士工作条件,合理弹性安排班次,关注护士身心健康。

2. 树立人力资源管理新观念 现代人力资源管理强调对人才的培养和开发,把人看作一种可开发性资源并不断地投入和提升,以保持人才自身的价值。在人才的管理过程中,管理者要培养员工的主人翁意识,并根据需求及时调整专业人员的培养方向,以保证紧缺、急需护理人员的护理服务能力。

3. 建立职业化的干部管理队伍 医院管理者必须建立职业化的干部管理队伍,将医院人才队伍建设指标作为考核管理干部的重要内容,培养管理干部的求才之渴、识才之眼、爱才之心、用才之能、容才之量、护才之魂、育才之责,使人才队伍建设步入健康发展的轨道。

4. 建立合理的分配制度 留住人才要打破传统的分配制度,建立合理的分配体制,充分发挥激励制度的作用。实施基于护理岗位的绩效考核、薪酬待遇、职称晋升、奖励评优等,对编制内外护理人员统筹考虑,多劳多得,优绩优酬,进一步调动护理人员的积极性。

5. 营造良好的护理文化氛围 良好的文化氛围,对加强团队的凝聚力和向心力、培养护理人员积极向上的工作作风、促进护理事业的整体发展、留住优秀护理人才具有重要作用。

6. 加强护理信息化建设 利用信息化手段,创新护理服务模式,为患者提供便捷、高效的护理服务。优化护理服务流程,提高临床护理工作效率,降低护士不必要的工作负荷。

第三节　护理人员分层管理与临床专业能力提升

一、护理人员分层管理

改革身份管理办法,根据护理人员的工作能力、专业技术水平、工作年限、职称和学历等要素,对护理人员进行全面的评价,将护理人员分为"NO、N1、N2、N3、N4"五级,不同层级护理人员的培训目标、培训途径及考核标准不同,其工作范畴、能力要求及培训重点也不同。

(一) 护理人员分层管理相关概念

护理人员分层管理是指在实施责任制整体护理的基础上,根据患者的病情、护理难度和技术要求等,对护理人员进行合理分工、分层管理,体现能级对应。护理人员分层管理包括护理人员分层培训和护理人员分层使用两部分。

1. 护理人员分层培训 指根据护理管理学理论,依据能级对应原则,对不同职称的护理人员在临床岗位履行不同职责时所需的专业知识与护理技能进行有针对性的培训。

2. 护理人员分层使用 指不同层级的护理人员承担相应层级的工作。例如助理护士以生活护理为主,辅助护士的日常工作;责任护士负责专科护理、复杂技术,同时参与病房的护理质量管理和教学工作等。

(二)护理人员分层管理的意义

1.提高护理质量 护理人员分层管理可以提高护理工作效率,让护理人员可以有更多的时间与患者沟通和交流,将护理人员还给患者,提高了健康教育覆盖率;通过对护理人员实施分级管理,提高了护理人员的岗位责任心,从而达到保证护理质量的目的。

2.提高患者的满意度 实施护理人员分层管理后,护理人员的分工更明确,各级护理人员对本人应承担且能承担的岗位工作内容不断熟悉,对所要求的护理技术也日渐精湛,因此在工作岗位上能得心应手,对患者实施关心照护的时间更多、观察更翔实、效果更突出。

3.提高护理人员的工作满意度 护理人员分层管理充分发挥不同层次护理人员的作用,构建护理人员能级对应的等级制度和相应的竞争、评价、激励机制,提高护理人员工作的主动性、积极性,让护理人员有清晰的奋斗目标和职业生涯规划,并在工作中体现自己的价值,增强自我成就感。

4.提高护理人员的学术水平 对护理人员实施分层管理,提高了护理人员的临床专业能力及发现问题和解决问题的能力,从而提高了护理人员的学术水平。

5.提高其他医务人员对护理人员工作的满意度 实施护理人员分层管理后,护理人员对患者情况的熟悉程度高,能主动发现患者的病情变化,尤其对危重患者的护理能及时到位,还能及时、有效地与主管医生交流患者情况,为医生的诊断、治疗提供参考依据,从而密切了医护联系。

二、临床专业能力及其评价

临床专业能力是医务人员各种能力的综合体现,包括良好的临床思维能力;利用理论知识、基本技能进行医疗护理,以达到预期的医疗效果,同时对患者产生影响的能力。

(一)临床护理能力

临床护理能力是护理人员从事临床护理工作最基本的必备能力,直接决定着临床护理水平,决定着患者健康需求满足的程度,包括护理人员在临床工作中应用护理程序的能力、实践操作能力、健康教育能力、应急应变能力、护患沟通能力、团队合作能力以及临床思维能力等。

(二)临床能力评价

1.临床能力评价内容 临床能力是基于对知识的理解和应用,而不是知识本身,属于非认知领域,其范围包括临床技能和态度两方面。临床技能又可分为基础能力和专业能力两种。所谓基础能力,指评判性思维能力、信息利用能力、沟通能力等。临床能力评价,不但要重视专业性操作技能考核,还要进行基础能力的考核。

2.常用临床能力评价的方法

(1)观察法:通过观察护理人员临床护理的行为表现,作出质量评价,如临床护理能力(包括护理操作技能、与患者交流的能力等)、人际关系、工作态度等。

(2)**床边考核法**:是临床护理技能考核常用的方法,往往由考核组指定患者,考生完成必需的护理操作后,由主考人按考试提纲的要求提问,然后根据考生的操作和回答问题情况打分。

(3)**模拟考核**:通常有模拟患者和模拟情境考核两种方式,也可结合在一起进行。模拟考核,如同现实环境一样,考生从接待患者开始,按照临床护理过程,进行护理评估,作出护理诊断和护理计划,最后从提供的各项选择中作出临床决策。

(4)**客观结构化临床考试**(objective structured clinical examination,OSCE):让考生依次在模拟的多个临床场景(考站)中考核各种知识,包括多种操作及评估。实际上,OSCE 是由多个"站"所组成,每个站针对一种临床技能,每个标准患者都是考官,每个考官手上都有一份标准评分表并根据考生的表现进行评分,因此,也被称为临床多站式考试。

三、护理人员分层培训与临床护理能力提升

（一）护理人员分层次的护理教育与考核

根据国家卫生健康委员会要求，健全护理教育管理体制，实施院、科、病区三级教育负责制。医院需有目标、有计划地实施各级护理人员的教育，每年要有教育计划和实施细则，并使落实率≥95%。

职称结构是指各类职称人员的数量比例关系，在一定程度上反映卫生专业技术人员队伍的学识水平和胜任医疗教学科研工作的能力层次。各级（不同职称）护理人员实施分层次的护理教育和考核，见表4-3至表4-9。

表4-3　主任、副主任护师的护理教育和考核

教学目标	了解国内外护理发展趋势，学习新理论、新知识、新业务、新方法，更新知识，掌握信息，拓展思维，提升专业水平和组织、管理能力
教育途径	以自学文献书籍、广泛阅读护理杂志为主要渠道，参加高质量的学习研讨班，学习进修、实地考察、锻炼
考核标准	1. 每年主办或承办省市级继续教育项目至少1项，并亲自承担课程 2. 每年承担全院护理人员业务讲座1次 3. 每年发表学术论文至少1篇（核心期刊或公开杂志） 4. 每年进行护理查房2~3次 5. 主持或参与护理科研项目

表4-4　主管护师的护理教育和考核

教学目标	具有本专业扎实的基础理论和专业知识，掌握国内外本专业先进技术，并能在临床实践中应用，提高解决本专业临床护理中疑难病护理的技能，提升带教和管理能力
教育途径	1. 以自身学习提高为主，积极参与临床护理实践和管理 2. 护理部搭建平台，参与全院质量管理；参与病区管理教学工作 3. 参与护理部科研课题设计、研究、论文写作等活动 4. 参与国内、省内、市内各类学习和学术交流会 5. 通过网络拓宽学习途径
考核标准	1. 每年承担全院业务学习讲课至少1次，承担病区业务学习2次 2. 参加护理部的组织，如质量控制组、论文写作组、科研组等，至少参加1项 3. 每年完成专科技能考核至少1次 4. 每年撰写并发表论文至少1篇 5. 参与疑难重症患者的护理会诊和临床护理难题的解决

表4-5　护师的护理教育和考核

教学目标	以提高专科知识和技能水平为主进行教育，逐步掌握专科新知识、新技能，提高专科护理技术操作水平和危重患者护理技能，提升临床带教工作能力
教育途径	1. 参与临床护理实践，注重实践工作经验的积累和学习 2. 参与院内外举办的各类学习及学术交流会 3. 积极参与护理部组织的各类活动和比赛 4. 积极参加各类业务讲座 5. 参与临床带教及临床质量管理工作
考核标准	1. 每月参加"三基"理论考试，每半年参加理论会考 2. 每年参加专科护理技能考试1次，成绩必须合格 3. 承担病区业务小讲课或实习同学小讲课，每年至少1次 4. 承担带教工作，并主持教学查房1次 5. 每年撰写护理心得体会或读书报告至少1篇

表 4-6　工作 3~5 年护士的护理教育和考核

教学目标	强化基础护理技术操作技能、基本理论知识、基本概念，培养扎实的"三基"水平和技能，逐步掌握专科护理知识和技能
教育途径	1. 参与临床实践 2. 参与院、科组织的业务学习、护理查房、教学查房等活动 3. 接受护理部、科室组织的各种考评、考试 4. 参加国家级、省级学习班的学习及护理学术论文交流 5. 参加重症护理实践
考核标准	1. 每月、每季度接受护理部或科室"三基"理论考试，分数≥60 分 2. 每月、每季度接受护理部或科室"三基"技术操作考试，分数≥80 分 3. 能指导护理实习生的临床实习

表 4-7　工作 1~2 年护士的护理教育和考核

教学目标	以岗位适应教育为主，重点做好"三基"培训，掌握各班工作职责和程序，熟悉并逐步掌握一般护理常规和各项工作制度，适应护士岗位职责要求
教育途径	1. 参加岗位培训，提高专业认知，快速适应环境 2. 参加临床实践，按计划完成科室轮转和出科考核 3. 参加每月 1 次的理论考试和年底会考 4. 参加每月、每季度 1 次的护理"三基"技能考试
考核标准	1. 理论考试分数≥85 分 2. 基本技能考试分数≥80 分 3. 按期进行综合性考核

表 4-8　助理护士的护理教育和考核

教学目标	以具备注册护士的资质为目标，重点进行护理人员执业素质和基础知识、基础操作、基本技能的培训、教育
教育途径	1. 参加岗前培训，尽快熟悉医院工作环境，适应护理人员岗位 2. 在老师的带领下，参加临床实践，但不能独立上班，不能从事创伤性护理操作 3. 完成所在科室的理论和操作考试 4. 参加科室、护理部组织的相关业务学习 5. 参加护理部每月组织的护士专业考试预考 6. 参加护士执业资格考试，合格者方具备护士的聘职资格，根据德、绩，医院统一聘为具有法律责任的正式护士 7. 病事假超过医院规定的天数，不得参加护士执业资格考试
考核标准	1. 通过护理部、科室护士长组织的理论和操作考试 2. 通过护士执业资格考试，拿到护士执业证书

表 4-9　新护士的护理教育和考核

教学目标	新护士入院必须接受为期 10~14 天的岗前培训，以尽快适应工作环境，进入准护士角色
岗前培训	1. 工作环境介绍　包括介绍医院各项规章制度、医院环境、护理组织结构、护理队伍概况、工作排班、护理程序应用等 2. 工作态度培训　包括学习医德规范、工作准则、有关规定和要求等 3. 护士素质培训　包括仪表、仪容、举止、行为、语言、护理工作服务理念、协作配合、安全防范意识，法律意识等培训
考核标准	岗前培训结束后必须参加培训期理论和基本操作的考核并写出小结，合格者方可被分配工作
试岗期	试岗期为 1 年，各科室必须安排老师认真带教，使新护士尽快适应工作环境

试岗结束	必须基本掌握所在科室的规章制度、基本护理技术操作规范和各项工作流程及常见疾病的护理,并做好自我鉴定;护理部组织人员对其进行相关的考试,考评合格、转正后可在上级护士的指导下独立从事准护士的岗位职责

(二) 护理人员进阶与临床护理能力提升

护理人员的进阶应该具有严格的提升制度,公开各个层级护理人员的职责、所应具备的能力和要求,让护理人员能根据这些条件进行很好的职业生涯规划。将护理人员的职称结合工作能力进行层级划分在我国应用较为普遍。

1. 护理人员分层进阶 一般来讲,护理人员根据其所在层级要求,参加各种培训和考核,以具备该层级的能力。层级进阶的顺序为 N0→N1→N2→N3→N4,多数为逐层进阶,但也有个别学历高、能力强的年轻护理人员可以采用跳跃式进阶,如从 N1 跳过 N2 直接进阶为 N3 或从 N2 跳过 N3 直接进阶为 N4 等,见图 4-1。

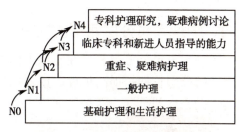

图 4-1 护理人员分层进阶模式图

2. 护理人员分层进阶与临床护理能力提升的关系
根据护理人员所在层级不同,对其培训的内容和能力的要求也不同,层级越高,所应具备的能力也就越强。所以,护理人员的分层使用能使护理人员的专业能力得到大幅度提升。护理人员分层进阶与临床护理能力提升的关系见表 4-10。

表 4-10 护理人员分层进阶与临床护理能力提升的关系

层级	要求	对应职称	工作范畴	能力要求	培训重点
N0	非注册护士	助理护士	具有一定的专业知识和技能,在注册护士的指导下从事患者的生活护理和部分基础护理工作	具有生活护理和部分简单的基础护理能力	生活护理、消毒卫生技术、人际沟通
N1	注册护士	护士	在临床工作中主要担任基础护理和基本护理治疗工作	熟练掌握病房常规护理、一般疾病检查、简易技术,具备业务工作能力、沟通与协作能力、突发事件应急能力、健康教育能力	常见疾病的检查、治疗、药物、护理技术及护理问题等的培训,强调护理礼仪、理念及品质等人文培训
N2	注册护士	护师	在临床工作中全面负责对患者的护理及管理,并指导下级护士的工作	熟练掌握重症及疑难患者的护理、案例分析,除具备 N1 能力外,还应具备临床护理教学能力	重症及疑难患者的护理,身体检查及身心、社会层面全面评估,沟通技巧,医院感染知识,纠纷预防及处理,发现、分析及解决问题等方面知识及能力培训
N3	注册护士	主管护师	①普通护士:注册护士,在临床工作中担任下级护士的指导工作,监督和保证护理质量,处理疑难护理问题 ②具有专科方向的护士:注册护士,在某一特殊或专门的护理部门或领域工作,具有专门护理技能,是能解决特殊护理问题的临床护士,如手术室专科护士、重症监护专科护士等	能对新入职护理人员或护理实习生指导、对团体护理指导,开设专科门诊,提供临床专科指导。除具备 N2 层级的能力外,同时还应具备护理质量管理及科研能力	教学能力、危机感知及处理、护理质量持续改进、专科各方面知识及能力培训

层级	要求	对应职称	工作范畴	能力要求	培训重点
N4	注册护士	副主任/主任护师	具有某一领域先进、渊博的知识和技能,在临床或社区解决和研究该领域特殊或疑难的、个体或群体的护理问题;咨询、指导和培训其他护士;与其他医务人员合作解决跨学科、跨专业的健康护理问题	开展专科护理研究、主持危重症及疑难病例讨论,除具备 N3 层级的能力外,同时具备病房管理、持续质量改进能力	科研能力、成本分析、科研设计能力等方面的培训

四、护理人员分层管理的实施方案

护理人员的分层管理在临床工作中非常重要,主要体现在护理人员的分层培训及分层使用中。合理的分层管理是提高护理质量、提升护理人员能力及患者满意度的重要举措。

案例 4-1

某综合性医院为提高护理人员临床专业能力,体现能级对应,决定采用护理人员分层管理,将主管护师以下职称人员分为 3 个层级:工作 1~2 年护士(N1);工作 3~5 年护士(N2);护师(N3)。

经过各位护士长讨论,决定由每个科室完成全院护理人员的分层培训、考核 1 次,分别由高层级的护理人员为低层级护理人员授课,授课内容包括理论和技能两部分,各科室的授课内容均根据自己科室的特色准备。理论授课内容 N1、N2 相同,N3 不同;技能授课内容 N1、N2、N3 均相同。为了保证每个层级的护理人员都能有机会接受培训和考核,每个层级的培训分为 3 场,分别在不同的时间进行。

理论考核包括理论培训内容和部分"三基"内容,技能考核采用抽考方式进行,理论和技能考核合格者方能得到本月分层培训的学分。连续考核不合格者将被降到下一层级,其工作职位将做相应的调整,原本享有的福利和待遇也相应下调。连续考核优秀、经多位专家认定具有上一层级工作能力者可承担上一层级工作并享有相应的福利和待遇。未完成当年培训者,取消第二年各种培训机会。执行该分层管理方案一年后医院护理人员培训的参与率及合格率较高,但不同层级的护理人员在能力方面的提升却并不明显。

【案例解析 4-1】

1. 分析该医院护理人员分层管理的现况   该医院在实施护理人员分层管理时还存在以下问题:

(1)该医院的护理人员分层存在不合理现象:不能只对主管护师以下职称的护理人员进行分层,应涵盖所有在职的护理人员,应分为 N0、N1、N2、N3、N4。

(2)该医院分层培训未按层级:分层培训应该按照层级严格执行,但该院 N1 和 N2 的理论授课内容相同,N1、N2、N3 的技能授课内容相同,未体现不同层级护理人员不同的分层培训重点。若培训内容相同,则 N1、N2、N3 在相应层级所应具备的能力方面将不存在差异,护理人员分层管理将难以达到真正的分层。

(3)该医院分层培训内容不够系统化:不同层级护理人员的能力要求不同,所以培训的侧重点应根据其所在层级必须具备的能力进行相应的规划,但该医院将培训任务下达到各科室且并未对培训内容进行要求,各科室根据自己科室的特点进行相应的培训,这样难以达到培训系统化的目的。

2. 实现真正的分层管理的做法　良好的分层管理可以大大地提高护理人员的临床能力，该医院可通过以下几方面进行改进：

（1）对护理人员从新入职到主任护师进行合理分层，保证护理人员在整个职业生涯中都在不断学习，使其能力不断提高。

（2）根据每个层级护理人员所应具备的能力，做好相应的培训计划，并安排合适的人员进行理论和技能授课，真正达到层级与能力相匹配。

（3）不要简单地将工作年限及职称作为分层的依据，应将不同层级所应具备的能力、进阶的标准、降级的原因一一阐明，让护理人员根据自己的特点申请相应的层级，促进他们学习的欲望，激发他们学习的潜能。

小结

　　本章首先详细阐述了如何做好护理人员的招聘与遴选工作，学生通过本部分学习能初步认识医院护理人员招聘与遴选的程序和方法，学会根据编制原则及工作量进行人员测算。其次，本章从人才培养和管理、分层管理等方面分析了护理人员分层管理和临床专业能力提升的关系，学生通过学习应能阐述护理人才和临床能力的概念，知晓护理人员分层管理和临床专业能力提升的关系，并能将所学知识加以应用。

ER 4-5

扫一扫
测一测

（李华萍）

思考题

　　某医院小儿科有病床 40 张，根据"编制原则"可配备护理人员多少人（发药及治疗工作按 4 名护理人员计算）？

第五章 | 岗位管理与绩效管理

ER 5-1

教学课件

第一节　岗位管理

导入案例

　　某三甲医院今年扩建了新院区，护理部主任调任具备高级职称的张护士长来负责新科室的筹建工作。张护士长经验丰富，她根据以往的管理经验以及科室的实际需求，拟订了一份用人申请：①结合病区的床位数，考虑到患者的护理需求，设立护士18名，其中包括中级职称主管护师5名，初级职称护师6名，初级职称护士7名；同时考虑到科室实习生带教的需求，以上人员需包括总带教1名。②由于病房实施无陪护制度，需要配备护理员4名，对患者进行日常照护。③为保证病区环境卫生，需配备保洁员2~3名。

请思考：
张护士长的用人申请运用了岗位设置的哪些原则？

　　岗位管理是医院人力资源管理的基础和核心，实施岗位管理是提升护理科学管理水平、调动护士积极性的关键举措，是稳定和发展临床护士队伍的有效途径。同时也能提升护理工作质量，为患者提供优质的护理服务，提高患者服务满意度，使护理管理水平得到提升，医院运行效率得到提高。本节将重点围绕护理岗位设置、护理岗位管理与分析、岗位管理的实施流程进行讨论。

ER 5-2

思维导图

一、护理岗位设置

（一）岗位及岗位管理的概念

　　1. **岗位**（position）　指医院为完成某项任务而设立的工作职位，是具有相应权力和责任的工作职位，处于组织结构的节点或末端。

　　2. **岗位管理**（position management）　指以组织中的岗位为对象，科学地进行岗位设置、岗位分析、岗位评估等一系列管理活动的过程，是医院进行人力资源管理的平台。其目的是充分调动员工的主观能动性，建立持续质量改进的长效机制。

（二）护理岗位设置的原则

护理岗位设置应遵循科学管理的原理及行业特点，结合医院目标和任务，真正做到人、事、岗三者匹配。护理岗位设置是否科学、合理，是否符合医院目标、任务和特点，将直接影响到护士的发展和医院的效益。因此，在设置护理岗位时应遵循以下 6 个原则：

1. **因事设岗原则**　是医院根据护理工作目标的需要设置相应的护理岗位，并依据护理岗位配置相应的护士。因事设岗可以降低组织的运行成本，做到人尽其职，最大程度地发挥各部门及各级护士的作用。因此，设置岗位时应遵循事、岗匹配，避免岗位交叉或重复设岗，以免产生权责不清和责任推诿的现象。

2. **能级对应原则**　护理工作具有高度的科学性、严密性、复杂性和实践性，在进行岗位设置时应根据护士的工作能力及技术水平合理安排相应的岗位和职级，并赋予相应的权力和责任，实现人岗匹配。应针对不同的护理岗位进行工作分析并制订相应的岗位工作标准、选拔条件、考核程序和竞聘方法等，选拔合适的护士从事相应的护理岗位工作。

3. **患者利益原则**　在进行护理岗位设置时要以患者为中心，围绕患者的临床需求设置护理岗位。应逐步完善护理管理体制，取消或合并非护理岗位，将非护理岗位交由非护理人员承担，保证护士始终在服务临床患者的第一线。

4. **合理结构原则**　设计合理的护理岗位结构，对于提高护理质量、保障患者安全、维护护理队伍稳定及促进护理学科发展具有重要意义。在确定不同护理岗位结构时首先要对医院的护理人力资源进行充分调研，了解护理人力资源结构现状，结合国家或当地卫生行政部门对护理人力资源结构的相关规定，综合考虑医院现状，对各护理单元的人力资源结构进行科学、合理的配置。根据实际工作对护士的需求情况逐步调整，以达到护士结构比例的最优化。

5. **优化组合原则**　是实施科学管理的最基本要求，通过优化组合可以使护士取长补短，更好地相互协作，从而发挥更大作用。医疗机构中护士的年龄、学历、职称、工作年限、工作能力等存在差异，其工作的质量和效果也不尽相同。因此，岗位设置要尽量做到不同类型护士优势互补，以最小的投入发挥最大的作用。

6. **动态发展原则**　护理岗位的设置应结合医院的发展目标，以适应医院动态发展的需要。医院规模大小、临床新业务及新技术的开展、新仪器及新设备的更新应用等情况均需要对护士进行动态设置。此外，还应考虑医院或病区收治的病种，护士的缺勤、休假等情况进行动态管理。

（三）护理岗位的分类

依据不同的分类方法，护理岗位的分类也有所不同。在选择护理岗位时，应树立正确的职业观，珍爱自己的工作岗位，应有自豪感、使命感和责任意识。

1. 依据护理分工不同，可分为护理管理岗位、临床护理岗位及其他护理岗位 3 种，其中护理管理岗位和临床护理岗位的护士应当占全院护士总数的 95% 以上。

（1）**护理管理岗位**：是从事医院护理管理工作的岗位，包括护理部主任、副主任，科护士长，护士长和护理部干事。该岗位的人员应当具有临床护理岗位的工作经验，具备护理管理的知识和能力。

（2）**临床护理岗位**：是护士为患者提供直接护理服务的岗位，主要包括病房（含重症监护室）、门诊、急诊科、手术室、产房等处的岗位。临床护理岗位含专科护士岗位和护理教学岗位。

（3）**其他护理岗位**：是护士为患者提供非直接护理服务的岗位，主要包括消毒供应中心、医院感染管理部门等间接服务于患者的岗位。

2. 依据专业方向侧重点不同可分为急救护理、危重症护理、康复护理、长期照护及社区护理等岗位。

3. 依据责任大小、工作难易及技术要求可分为若干职称等级，如助理护士、护士、护师、主管护师、副主任护师及主任护师等岗位。

（四）护理岗位管理基本原则

1. 以改革护理服务模式为基础 医院要实行"以患者为中心"的责任制整体护理工作模式,在责任护士履行相关职责的基础上,开展岗位管理工作。

2. 以建立岗位管理制度为核心 医院根据功能任务、医院规模和服务质量实行岗位管理,实现同工同酬、多劳多得、优绩优酬。

3. 以促进护理队伍健康发展为目标 建立和完善岗位管理制度,稳定临床一线护士队伍,使护士在待遇、晋升、培训和职业发展等方面得到保障,促进护士队伍健康发展。

4. 建立合理的岗位系列框架 运用科学的方法,收集、分析、整合工作岗位相关信息,对岗位的职责、权力、隶属关系、任职资质等进行书面规定并形成正式文件,制订出合理的岗位说明书。

二、护理岗位管理与分析

（一）岗位分析和胜任力的概念

1. 岗位分析的概念 是对组织中某个特定工作岗位的性质、任务、责任、相互关系以及任职者的知识、技能、条件进行系统的研究分析,并加以科学系统的描述和规范化记录的过程。要做好岗位分析,需收集以下几方面信息(6W1H):

谁来胜任此岗位?(who)

该护理岗位的具体工作内容是什么?(what)

工作的时间如何安排?(when)

工作的完成地点在哪里?(where)

为什么要做这项工作?(why)

该工作的服务对象是谁?(for who)

工作如何开展?(how)

2. 胜任力的概念 胜任力是指能将某一工作中有卓越成就者与普通者区分开来的个人的深层次特征,它可以是动机、特质、自我形象、态度或价值观、某领域知识、认知或行为技能等任何可以被可靠测量或计数的并且能显著区分优秀与一般绩效的个体特征。

（二）护理岗位分析的内容

护理岗位分析的内容包含基础工作和中心内容两部分。基础工作主要包括 6W1H 信息的收集、整理、分析及加工。中心内容主要包括:①分析岗位名称是否符合标准、能否反映工作性质和内容、是否简洁明了;②分析岗位任务是否明确规定了工作行为,如工作内容、完成工作的方法和步骤等;③分析岗位是否符合责权匹配的原则;④分析岗位可能涉及的与其他岗位的协作关系等;⑤分析岗位所要达到的工作目标;⑥分析胜任该岗位的工作人员需具备的条件。

护理岗位分析的过程一般包括 4 个阶段:准备阶段、调查阶段、分析阶段和完成阶段。准备阶段主要是制订岗位分析计划并做好岗位分析的基础工作。调查阶段主要在于获得信息,常用的调查方法有资料分析法、问卷调查法、访谈法、时间序列分析法、典型事件记录法、观察法等。分析阶段是收集并分析工作信息,采用合适的方法收集与岗位有关的资料包括岗位名称、工作内容与职责、工作环境、任职资格等,并对收集到的信息进行总结、整理、分析,形成需要的文本格式。完成阶段即对收集的信息加工处理,根据工作分析结果进行人员招聘、培训和开发等管理实践,并根据需要及时调整岗位描述和任职资格,最后形成护理岗位说明书的过程。

（三）主要护理岗位说明书

岗位说明书是人力资源管理中最基础的文件,是工作分析的最终结果。岗位说明书的制订让工作在该岗位的护士清楚工作职责,增强工作使命感、责任感。如果岗位说明书职责描述不清、分工不明,会造成护士权力与责任分离、工作与利益脱节,工作发生重复或遗漏等现象,极大地浪费了医院的人力资源，也不利于发挥员工的积极性。岗位说明书的主要内容包含岗位基本信息、工作内容、任职资格、基本要求、知识技能要求、基本素质要求、培训要求等（详见附录四）。

（四）护士岗位胜任力的内容

护士岗位胜任力是在某一临床护理岗位中，能够促使护士胜任本岗位工作并在该岗位上产生优秀工作绩效的工作动机、个人特质、专业知识和技能、专业价值观等。1973年有学者创建了胜任力冰山模型，来解析胜任力的层次和结构，这对护士岗位胜任力同样适用。

护士岗位胜任力由"冰山水上"的显性部分和"水下"的隐性部分共同组成。显性部分包括专业知识及技能，是在工作过程中和工作结果里表现出来的别人可以感知到的知识的广度及深度，是易于改变、充实和完善的，但只是对胜任者基础素质的要求，并不能将绩优者与绩平者明显区别开来，被称为基准胜任力。隐性部分胜任力包括个人的人格特质、动机及自我概念等，这些个人潜在素质深藏于心，不易被人发现与比较，较难测度衡量与发掘，但同时又是左右个人行为和影响个人绩效的内在原因，是鉴别绩优者和绩平者的关键因素，被称为鉴别胜任力。

（五）护士岗位胜任力的评价

岗位胜任力在我国护理领域中主要用于护士培养、人才选拔、岗位设置等方面。对护士岗位胜任力进行评价是以量化的形式预测候选护士将来能否胜任其岗位，是保证人岗匹配的一项重要举措，评价的结果可以为护士的选拔、培训、分层、考核等提供依据。

三、岗位管理的实施流程

（一）护理岗位招聘

护理岗位招聘是一个复杂的、系统的、程序化的操作过程，是指医院采取科学有效的方法寻找、吸引具备资格的护士到医院应聘，医院根据需要和应聘者条件从中选出适合人选予以录用的管理过程。

（二）护理岗位培训

护理岗位培训是根据医院护理工作的岗位需求，为护士设计安排的培训活动，其目的是持续提高护士的综合素质，使护士能够更好地胜任自己的本职工作，并使护理组织内各部门之间、护士之间能够更有效地进行思想、观念、信息和情感的交流，以便形成组织内部和谐的人际关系和高效的团结协作，从而完成护理组织的整体目标和护士的个人发展目标。岗位培训从方式上可以分为入职前培训和在职培训，也可以根据护士不同层级的要求进行分层培训，具体内容详见第四章第三节。

（三）护理岗位调整

在用人单位与劳动者之间依法建立了劳动关系之后，用人单位依据工作需要调整劳动者的工作岗位在实践中是十分普遍的现象。岗位调整主要是指劳动者的工种或职务的变化或变动。

1. 护理岗位调整原则

（1）**相近相似原则**：管理者对护士进行岗位调整，准备调整的岗位，其工作性质及内容要与原岗位存在相同或相似之处。例如病区之间护士的调整就属于工作性质及内容与原岗位相近相似，而如果将护士调整至检验科等与护理工作关联不大的科室就违背了该原则。

（2）**发挥特长原则**：每个护士都有专长，用人单位在进行岗位调整时应考虑护士的专业、兴趣等，做到知人善任，这样的调整既有利于护士自身价值的实现，又有利于医院的发展。例如某护士申请到重症监护室进修1年，并以优异的成绩取得了重症监护专科护士证书，医院依据她的兴趣及专业特长将其从原来的普通病房护士岗位调整至重症监护室护士岗位即符合此原则。

（3）**公平公正原则**：护理岗位在职务、职称晋升等岗位调整时，需按制度执行，遵循公平、公正、公开，做到人人机会均等，不厚此薄彼。

2. 护理岗位调整类别

（1）**职务晋升**：护士在工作中表现出色，通过竞聘等方式获得职务上的晋升。例如由普通护士升为副护士长或总带教、由副护士长晋升为护士长、由护士长晋升为护理部副主任等。

（2）**职称晋升**：护士毕业后积累相应工作年限的经验及技术，通过职称考试由护士晋升为护师、由护师晋升为主管护师、由主管护师晋升为副主任护师等。职称上的晋升也属于岗位调整范畴。

（3）**降职、免职或降级**：护士由于在工作中的疏忽或能力限制，给医院或患者造成不良影响，经认定该护士不足以承担其目前所担任的职务或者所拥有的技术不足以达到其现有的职称水平，可对其降级或免去现有职务。

（4）**换岗**：护士在工作中，由于专业特长、兴趣与所在岗位不匹配，可提出换岗申请，或由于身体等特殊原因导致其无法在现有岗位继续服务可申请换岗。

（5）**淘汰**：护士若无法胜任现职岗位，经相关培训后仍无法胜任，可采取高职低聘或调整岗位直至淘汰。

3. 护理岗位调整流程 在临床护理工作中，由于医院或科室情况的变化，不可避免地会发生护士在科室之间的调整，一般会经由几个环节，见图 5-1。岗位调整通常需要与员工协商一致。用人单位若在允许范围内需要单方面变更，则应依据合理性原则来处理。

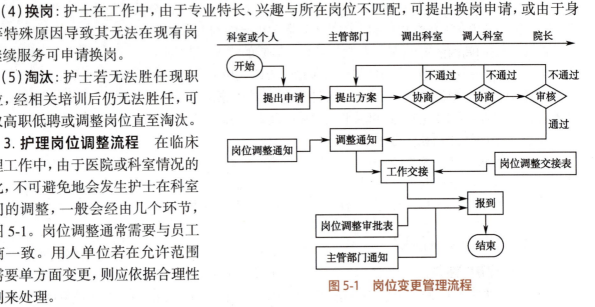

图 5-1　岗位变更管理流程

第二节　绩效管理

导入案例

　　某三甲医院，在开展绩效评价工作时，为了激发团队、个人的潜力，提升医院的经济效益，把绩效考核只用于经济指标、奖金核算，将绩效考核视同于绩效管理，仅仅把它作为利益分配的依据。

　　请思考：
绩效评价只关注经济指标可以吗？

ER 5-3

思维导图

一、概述

（一）绩效管理的概念

　　绩效管理（performance management）是管理者与被管理者为了达到组织目标共同参与的绩效计划制订、绩效考核评价、绩效结果应用、绩效目标提升的持续循环过程。

（二）绩效管理的分类

　　绩效管理可分为两大类，一类是激励型绩效管理，侧重于激发员工的工作积极性，比较适用于成长期的组织；另一类是管控型绩效管理，侧重于规范员工的工作行为，比较适用于成熟期的组织。无论采用哪一种考核方式，其核心都是坚持"以人为本"的理念，提高员工的综合素质，从而有利于提升组织的整体绩效，而不应在指标的得分上斤斤计较，应以完成指标任务为最终目的。

(三) 绩效管理的基本流程

1. 绩效计划 是绩效管理的首要环节,也是绩效管理过程的一个起点。绩效计划按责任主体分为组织整体绩效计划、部门绩效计划以及个人绩效计划3个层次;按期间可以分为年度绩效计划、季度绩效计划、月度绩效计划等。绩效计划的确定程序基本上可分为以下3个阶段:

(1)**准备阶段**:组织管理者需将组织的整体目标进行层层分解,确定好各经营单位和部门应承担的组织绩效目标;明晰员工的岗位职责,准备员工岗位说明书所确定的工作绩效目标及上个评估周期的评估结果;确认和准备沟通方式。

(2)**沟通阶段**:充分考虑员工的主体地位,强调在制订绩效计划时,需要在双方有效沟通的基础上对本次绩效期间内的工作目标和计划达成一致意见。

(3)**确认阶段**:对绩效计划进行审核和确认,以保证绩效计划达到预期结果和目标。

2. 绩效实施 制订绩效计划之后,被评估者应按照计划开展工作。在工作过程中,管理者通过组织、监督和辅导帮助员工落实绩效计划,实现绩效目标,对发现的问题及时予以解决,并随时根据实际情况对绩效计划进行调整。

3. 绩效考核 是绩效管理的核心环节,是考核主体对照工作目标和绩效标准,采用科学的考核方式对员工在一定期间内的工作绩效进行考查和评估,确定员工是否达到预定的绩效标准的管理活动,包括选择评价指标与测量方法、绩效信息收集与分析、选择评估主体与客体以及对绩效考核结果的运用等。绩效考核需优化考核方式,建立员工自评、员工互评、单位考评等相结合的多元考核体系,重视员工自评工作,增强其考核和评价的准确性;发挥员工互评的作用,增强其考核和评价的科学性。

4. 绩效反馈与面谈 在绩效考核结束后,管理者应就绩效考核的结果与员工进行面对面的绩效反馈面谈,就绩效周期内员工的工作表现和目标完成情况交换意见,并指明绩效不足之处或改进方向及个人特性和优点,以促使员工不断改进工作,提升工作效率。

5. 绩效改进 在绩效评价和绩效反馈后,根据存在的问题,制订绩效改进计划和方案,以提高员工的能力和素质,持续改进绩效。绩效改进需要管理者和员工对绩效评价达成一致性的看法,共同分析绩效评价结果,量身定制培训和辅导方案,协商下一个绩效周期的目标与标准,落实绩效改进计划。

6. 结果应用 绩效管理是否成功,关键在于如何应用绩效结果。如果绩效结果应用得不合理,那么绩效评价对员工绩效改进和能力提升的激励作用就得不到充分体现。在绩效管理中,必须把绩效评价与人力资源管理的其他环节有机衔接,将绩效评价结果应用到薪酬分配、职务调整、培训与开发等环节。

(四) 绩效管理的原则

1. 清晰的目标 对员工实行绩效考核的目的是让员工实现组织的目标和要求,所以目标一定要清晰。

2. 量化的管理标准 考核的标准一定要客观,量化是最客观的表述方式。

3. 良好的职业化心态 绩效考核的推行要求组织必须具备相应的文化底蕴,要求员工具备一定的职业化素质。事实上,优秀的员工并不惧怕考核,甚至乐于接受考核。

4. 与利益、晋升挂钩 与薪酬不挂钩的绩效考核是没有意义的,考核必须与利益、薪酬挂钩,以激发员工的积极性和创造性,并引起组织由上至下的重视和认真对待。

5. 具有掌控性、可实现性 绩效考核是组织的一种管理行为,是组织表达要求的方式,其过程必须为组织所掌控。

6. "三重一轻" 绩效考核只有渗透到日常工作的每个环节当中,才能真正发挥效力。绩效考核应遵循"三重一轻"的原则。

(1)**重积累**:平时的点点滴滴是考核的基础。

(2)**重成果**:大大小小的成果才可以让员工看到进步,找到前进的动力。

（3）**重时效**：应在事情发生的当下进行考核，而不是在过了很久之后再考核。

（4）**轻便快捷**：复杂的绩效考核方式需要专业人员的指导才可能取得预定的效果。故绩效考核更侧重于通过轻便的方式为管理者提供和积累考核素材。

（五）绩效管理的目的

1. 实现员工行动与组织战略目标的统一　在组织战略目标的指导下，对组织所要达成的战略目标进行分解，而分解的目标应与组织各个层次上的岗位目标相对应，同时在每个岗位实现目标的方法、途径及能力等方面确定相应的评估标准，使组织战略目标化为每个具体岗位可以控制和实现的目标。

2. 利于进行管理决策　通过绩效管理可以明白组织整体绩效来自组织内部哪些部门、部门中的哪些岗位、岗位上的哪些具体员工，这样就为组织作出薪资调整、职务晋升、留用或解雇等决策提供了重要依据，保证了组织整体绩效的提升。

3. 有效开发员工　通过绩效管理可以对员工的能力、态度、行为等诸多方面进行全方位的评估，从而全面知晓员工的素质状况。针对组织战略目标的要求，组织可以清晰地找出员工间的差距，并据此开展针对性的开发培训项目，提高员工开发的合理性和有效性，同时可以帮助员工确定并实现职业生涯目标。

（六）绩效管理的功能

1. 控制功能　通过绩效管理循环，管理者可以及时纠正偏差，使各项管理工作能够按照计划进行。对员工来说，管理者的绩效反馈可以帮助员工进一步认识自己和调整职业发展方向，并努力实现组织和上级期望的目标。

2. 激励功能　管理者在绩效管理的实施过程中对员工的工作成绩给予及时肯定，在评估后及时反馈结果，可以使员工获得满足感并强化其正确行为。另外，绩效考核为制订薪酬提供依据，出色绩效带来的奖励能激发员工的积极性和工作热情。

3. 辅助决策功能　绩效考核为各项人力资源管理决策提供了相对客观公平的依据。绩效考核的过程就是对员工能力、态度、行为等方面的全面评估，为员工的晋升、奖惩、调配等提供了科学权威的依据。

4. 发展功能　一方面，组织可以依据评估的结果，制订正确的培训计划；另一方面，组织可以发现员工的优缺点，并根据其特点确定使用方法和培养方向，促进个人的发展。

5. 沟通功能　沟通贯穿于绩效管理的全过程。在绩效目标的制订、计划的实施过程中，管理者要与员工充分沟通。绩效考核结果出来后，管理者要与员工进行绩效反馈面谈，向员工说明评估结果，并听取员工的意见和看法。

二、医院绩效管理

（一）医院绩效管理的概念

医院绩效管理（hospital performance management）是为了达到医院发展战略目标，各级管理者和医务人员共同参与的绩效计划制订、绩效考核评价、绩效结果应用、绩效目标提升的持续循环过程。

（二）医院绩效管理模式与理论

医院高质量发展是一个整体，绩效管理是其中一个部分。绩效管理是医院运行机制改革的核心，是推动医院发展与改革的动力。以下是运用于医院绩效管理的主要创新性模式与理论：

1. 全成本核算经济管理模式　能够在过去核算办法的基础上，对医院产生的各种损耗费用等进行整理，通过分配、归纳，系统掌握医院运营成本，并进行总成本以及单位成本的核算。由于医院的成本涉及不同方面的内容，全成本核算需要结合医院的发展战略目标，提前预测和计划医院的经营成本，并对每一项成本进行分解、控制以及最终的绩效核算考核，从而降低医院的成本开支，以实现提高医院的经济效益和管理水平的目标。

2. 以资源投入为基础的相对价值比率理论　是一个为医务人员劳务价值单独定价的世界公认

的科学系统，能够公正地评估医师执行每个诊疗项目的付出及相应的劳务报酬。该理论将服务的相对成本分为 3 个方面：一是医务人员的工作量即所需的技巧及强度，如工作时间和劳动强度、临床判断、技术技能及体力消耗等；二是医疗项目所需的成本，如水电、房租和人力成本等；三是开业成本或者责任成本。对比不同服务间的成本水平，确定医务人员的工作量和绩效水平。

3. **卓越绩效管理模式**　是当前国际上广泛认同的一种组织综合绩效管理的有效方法和工具，包括领导、战略、顾客和市场、测量分析改进、人力资源、过程管理、经营结果 7 项准则。该模式以顾客为导向，追求卓越绩效管理理念。近年来，已有部分医疗组织将卓越绩效管理模式应用于自身的绩效考核中，以促使自身不断提升管理以及领导能力，以更优异的全局管理理念提升自身的竞争力以及服务质量，且成效明显。

4. **以工作量效能管理为导向的"四维驱动"医院绩效管理模式**　以工作量核算为基础、以质量效能考核控制为重点、以综合评价为手段的医院绩效考核与奖金分配模式，对于有效解决内部分配不公问题，体现多劳多得、优绩优酬，有效控制科室的趋利性，保证医院的公益性，具有积极的作用和重要意义。工作量效能管理的根本目的是运用各种科学管理的手段、制度和载体，调动员工的积极性、主动性和创造性，不断提高工作人员的效率和能力，提高医疗服务质量，保证医院目标计划的实现。

（三）医院绩效考核的主要步骤

医院绩效考核步骤主要包括以下 4 个方面：第一，明确医院战略总目标；第二，建立及分解部门及员工的绩效指标；第三，确立绩效考核的指标；第四，对关键指标进行考核。

（四）建立绩效评价指标的步骤

1. 筛选考核指标

（1）目标设定原则：绩效考核评价指标是绩效考核的基础与核心，是绩效管理的难点。目标设定要简单化、具体化、量化、可被达成、能上下串联，个人绩效目标要与组织和部门绩效目标相关联，且有完成期限；可采用目前国际上比较流行的"平衡计分卡"模型框架，参考《医院管理评价指南（2008 版）》中所列出的各项可量化指标为主要指标来源，再通过文献研究等方法，参照国际、国内同类研究成果，确定考核指标的维度以及各项指标。

（2）关键绩效指标（key performance indicator, KPI）法：用来衡量某一职位员工工作绩效表现的具体量化指标，是对完成工作效果的最直接衡量方式。该方法可以先运用头脑风暴法、鱼骨图分析法、关键成功因素分析法确立 KPI；在 KPI 确立后，进一步多维度分析每个维度的内容及如何保证这些维度的目标能够实现，这就是要动态和综合地考虑不同目标的关联性、对立性和制约性，掌握好每个维度目标实现的关键措施、手段和标准；最后依据目标设定原则，对 KPI 要素进一步细化。

（3）指标筛选：可采用德尔菲法，它是专家调查法中很重要的一种方法，在卫生领域被广泛应用。德尔菲法是根据经过调查得到的情况，凭借专家的知识和经验，直接或经过简单推算，对研究对象进行综合分析研究，寻求其特性和发展规律，并进行预测的一种方法。

2. 确定各项指标的权重系数　可采用层次分析法来确定指标的权重，不同指标有不同的地位，不同指标对医院绩效的评价发挥着不同的作用，因此需要为每项指标赋予权重系数来平衡各指标之间的重要程度，确定指标之间和指标与评价结果之间的关系。权重系数是根据指标体系中每项指标所占的重要程度而赋予的数值。要注意两点：一是权重系数越大表示相对重要程度越高，反之越低；二是同一层级中所有权重系数之和为 1。

3. 制订绩效评价指标评分标准　确定医院绩效评价指标的权重系数之后，还需要对每一项指标的评分标准作出相应规定。

（五）医院绩效管理工作的原则

1. 保障绩效考核的公平公正　公平公正是推行绩效考核管理工作的基本原则，在管理医院员工绩效的过程中,应采取合理的方式记录员工绩效。制订绩效管理标准时,应多与医院员工进行沟通交流,选择恰当的绩效考核指标,降低绩效管理工作的实施难度。应加强员工绩效管理过程的监督,提升绩效管理工作的透明度。绩效管理体系优化的实施,必须得到医院员工的理解和支持。在绩效管理的过程中,医院的方案设计要公开,执行标准要公平,评价过程要客观,并应定期听取意见,及时优化绩效管理体系。

2. 合理确定绩效范围 整体和部分是相互关联的,医院发展统率着绩效管理,绩效管理影响着医院发展。合理的绩效范围既能够让医院员工获取更多薪资福利,也可实现医院的发展战略目标。因此,在进行绩效管理过程中,管理者应结合医院的发展目标,确定员工可接受的绩效范围,如确定绩效激励方式,包括奖金奖励、晋升职位等。

3. 激发员工工作热情 绩效管理工作的最终目的是激发员工工作的积极性与主动性。医院应积极探索新型绩效管理模式与用人模式,如采取可进可出、可上可下的用人机制,通过科学的绩效管理方式,引导员工在工作中实现自我价值,充分发挥员工的主观能动性,深入挖掘员工的潜能,实现员工与医院的协同发展。

(六) 护士绩效考核

护士绩效是护士在护理服务工作中所作出的成绩和贡献,是护士在护理服务工作中实际应用自己所掌握的理论知识和操作技能的体现,是护士的工作能力和工作态度在工作环境中表现出的程度和效果。护士的绩效考核,应以护理服务质量、数量、技术风险和患者满意度为重点,注重临床表现和工作业绩,将绩效考核结果与护士的收入分配、职称晋升、学习进修、奖励评优等挂钩,向工作量大、技术难度高的临床护理岗位倾斜,体现同工同酬、多劳多得、优绩优酬,从而构建一个客观、公正、科学、合理的绩效考核评价体系。

1. 护士绩效考核方案的主要创新性模式与理论

（1）**以岗位管理为核心**：建立以岗位管理为核心,结合工龄、职称、综合指标等方面的护士绩效考核方案。按天计算工作量,不需要统计护士每天具体护理操作项目的数量,适合于无护理操作工作量统计软件的医院,可操作性强,并且体现了护士的岗位、职称、工龄及综合指标等各种质量奖惩等要素,体现了护士的薪酬向护理工作量大、风险较高及技术性强的岗位倾斜。

（2）**建立网络信息化支持的绩效考核管理模式**：在医院管理"互联网+"的时代背景下,绩效管理作为实现医院各阶段战略目标的有效手段,需充分利用大数据平台,以合理有效的考核指标,与绩效方案和临床发展挂钩,做到兼顾公平并提高效率、平衡经济效益与社会效益,循序渐进。绩效管理信息化是现代医院管理的重要内容,是提高医院业务能力、运营效益、服务水平的有力举措。利用现有的计算机网络信息资源,在引入护理工作量统计软件的基础上建立医院绩效考核信息化技术平台,采集护理工作效率数据,结合护理工作质量和效益,综合考核全院护理单元绩效,根据护士岗位的责任、班次及各层级护士的能力,对其进行考核,并通过信息化技术平台实施绩效分配,为护理管理者对护士进行绩效考核提供科学、客观的数据资料。

（3）**KRIF 四要素绩效考核模式**：该模型是将关键绩效指标（KPI）、日常绩效衡量（routine performance appraisal, RPA）、例外关键事件（irregular critical incident, ICI）和未来绩效潜力（future performance potential, FPP）4 个要素整合为一个考核体系,将 4 个要素的英文首字母组合在一起,称为 KRIF 四要素绩效考核模式。通过 4 个要素的组合,能综合反映员工的当期绩效和未来绩效潜力、常规绩效与非常规绩效,可以更全面、更有效地衡量员工的工作绩效。KRIF 四要素绩效考核模式的每个考核要素都有相应的考核方法,应以尽可能简化操作为指导思想,降低考核成本,使其可以长期实行下去。

2. 护理绩效考评体系的目的

（1）改革护理服务模式,提升护理服务质量。管理者应落实以患者为中心的责任制整体护理工作,并在责任护士履行专业照顾、病情观察、治疗处置、心理护理、健康教育和康复指导等职责的基础上,开展护理岗位任务的管理工作,从而促进绩效分配改革科学化、合理化。

(2)建立护理岗位管理制度,明确护理岗位责任。根据医院规模和患者数量,科学设置护理岗位,实行按需设岗、按岗聘用、竞聘上岗。使护士的收入与岗位风险、工作数量、服务质量、责任风险、技术难度、工作环境等挂钩,打破平均主义,建立多劳多得、优绩优酬的激励机制。使护士从按身份管理逐步转变为按护理工作岗位管理,建立具有激励性的护理工作机制和用人制度。

(3)建立绩效考核分配制度,运用正向激励的评估机制。管理者要不断促进和完善护理岗位管理制度,使每一位护士得到公平、公正的待遇、晋升空间、培训支持和职业发展,稳定临床一线护士队伍,促进护士队伍的可持续健康发展。

3.常用的护理绩效考核工具和方法 绩效评价表是一种被广泛采用的绩效评价工具。其具体操作是根据评定表上所列出的指标,对照被评价人的具体工作进行判断并记录(表5-1)。

表 5-1　护士绩效评价简表

| 姓名 | 职称 | 考核项目/配分 | | | | | | 得分合计 | 出勤状况(全勤天数) | 评价等级(优/良/中/差) |
		工作效率/17分	敬业与责任感/17分	工作计划性/17分	专业能力/17分	同事间合作性/16分	工作态度/16分			

绩效评价所选择的指标一般有两种类型:一是与工作相关的指标,如工作质量、工作数量;二是与护士个人特征相关的指标,如积极性、主动性、适应能力、合作精神等。除了设计评价指标外,还应对每一项指标给出不同的等级,评价者通过最能描述被评价人及其业绩的各种指标比重来完成评价工作。对各项指标和等级定义得越确切,其评价结果就会越可靠。常见护理绩效考核方法包括关键绩效指标法、平衡计分卡法、目标管理法、360度绩效反馈法及层次分析法,具体介绍如下:

(1)**关键绩效指标(KPI)法**:指以组织任务中的关键指标作为关注点,通过对关键任务完成情况的考核而了解组织全部任务完成情况的评价结果,其理念是用20%的考核指标覆盖80%的考核内容。关键绩效指标的优点主要体现在其可以引导医院加强执行力,节省医院的人力、物力与财力,同时提高个人的工作效率。关键绩效指标能起到明确的引导作用,但由于每个护士的分工不同,很多情况下关键绩效指标不能充分反映被评价护士的工作成果。

(2)**平衡计分卡法**:作为最常见的绩效考核方法之一,是指从客户、财务、内部运营、学习与成长四个维度,将组织的战略目标落实为可操作的衡量指标和目标值的一种绩效考核方法。该方法强调平衡以上四个维度对组织发展的影响。将平衡计分卡法应用于医院护士绩效考核中时,更加重视护士的学习机遇、成长环境及长期利益,同时也更加关注患者群体的需求及感受,属于一种实现长远目标的绩效管理方法,对医院的和谐可持续发展具有较强的指导意义。

(3)**目标管理法**:指利用某个目标的设定来达到对个人及组织管理的目的。该管理方法的核心是目标的完成。在实际应用中,将一个整体的大目标层层分解为若干个小目标,逐个分配到个人,定期考核个人对小目标的完成情况,并通过整合了解整体组织目标的完成情况。在绩效管理中,目标管理法对每个员工都有明确的任务设置,员工能清楚明白自己的工作职责与工作目标。该方法通过激励的方式使员工能尽自己最大能力完成既定目标。相较于其他绩效考核方法,目标管理法则更为客观,评价结果更为真实,在实施过程中不容易受到主观因素的影响。

(4)**360度绩效反馈法**:又称为全方位绩效考核法、多源绩效考核法,是通过多渠道的信息搜集、从多角度了解护士的具体工作，并将搜集到的信息汇总后进行综合考评的方法。该方法在用于护士绩效考核中时，通常是作为挖掘护理人才的手段之一，与其他绩效考核方法相结合使用。在使用该方法的时候，要加强对护士评价的保密性，以保障考核结果有效、客观。

（5）**层次分析法**：指将护士按照其优势、劣势特征进行排序，并进行两两比较的一种绩效考核方法。该方法一般使用计算机进行计算，通过两两比较的方式逐一对比、逐一排除，大大地提高了考核结果的精确性，同时也避免了人为因素对护士绩效考核造成的影响。

案例 5-1

小李是一名新入职的护士，性格内向，不善言谈，在为患者进行护理操作时，由于护理操作技术不够熟练，出现了操作失误，但并未及时与患者沟通，导致受到投诉。在新一轮的绩效考核中，护士长将患者满意度作为绩效考核二次分配的主要标准。因此，小李在本次考核中得分不高，绩效偏低。小李认为自己的优点和努力并没有得到充分的体现，并对绩效考核的内容和标准产生了质疑。

【案例解析 5-1】

该医院的绩效考核存在以下问题：

1. 考核标准不清晰　医院在制订考核标准时，不仅需要考虑到量化指标，还需要评估员工的综合素质、能力和工作经验。如果只是以数据为主，容易造成对员工的片面评价，特别是员工在新岗位工作不久的情况下。此外，考核标准也应该与具体岗位的需要相关，并对不同级别和层次的员工进行专门设计。

2. 考核方法不合理　考核方法应该更加科学和客观，可以通过多种途径收集员工的绩效数据和评价信息，包括个人表现、同事评价、患者反馈、项目完成情况等。但医院仅仅通过患者的反馈就对员工作出评价，这很难保证公正和客观。公平公正是推行绩效考核管理工作的基本原则，在管理医院员工绩效的过程中，应采取合理的方式记录员工绩效。

3. 激励机制不完善　绩效考核应该是员工发展的激励手段。因此，医院应该建立以激励为导向的考核机制，合理制订薪资涨幅、职业晋升、培训机会等奖励措施，鼓励员工不断提高绩效和能力。

小结

首先，本章从护理岗位设置、分类、评估及调整等方面详细阐述了如何做好岗位管理。学生通过本部分学习能初步认识医院护理岗位设置原则、护理岗位类别，知晓护理岗位调整流程。其次，本章从绩效考核方法、指标选择及案例解析等方面分析了绩效管理与岗位设置的关系。通过学习，学生应能够阐述绩效管理的概念，知晓绩效考核与岗位设置的关系，通过案例解析将所学章节知识融会贯通。

ER 5-4

扫一扫
测一测

（郑翠红）

思考题

某医院护理部根据医院护理质量的要求，决定在护理部设置一个分管护理质量的督导岗位，请您根据所学内容帮助该护理部进行岗位分析。

第六章 | 领导与护理领导艺术

学习目标

1. 掌握领导、影响力的概念，护理领导艺术中的授权原则、激励原则及有效沟通原则。
2. 熟悉领导者影响力种类、领导理论及激励理论的基本内容。
3. 了解领导的特质、激励的概念与作用。
4. 能正确运用领导理论、激励理论对护士进行有效领导。
5. 具有一定的恰当授权、科学激励和有效沟通的能力。

第一节 领 导

导入案例

小刘是某三甲医院神经外科护士长，对工作非常认真负责，每天总是第一个到班，上班后首先检查夜班护士的工作质量，接着组织晨会，参加晨间护理，指导责任护士进行床边护理，整理、检查出院病历。刘护士长几乎天天加班。可半年下来，在护理质量检查中神经外科在全院的排名总是靠后，科主任不满意，病区护士也对她颇有微词。

请思考：

1. 领导特质包括哪些？导致刘护士长目前管理状况的主要原因是什么？
2. 如何运用领导理论进行病区护理管理？
3. 领导者如何运用合理授权、激励原则进行有效管理？

　　领导是最能体现管理者管理艺术的管理职能，是保证计划、组织、人力资源管理等各项管理职能有效实施、运转并取得实效的重要职能。领导是联系、组织、控制等各项管理职能的纽带，发挥领导职能的关键是正确运用领导者的影响力，以及运用领导艺术充分激励团队成员的工作主动性、积极性、创造性，提高工作效率，从而实现组织目标。随着护理学科的发展，在护理实践中越来越重视组织管理，领导职能的地位逐渐凸显。护理管理者要深刻理解领导的内涵，在护理管理中充分发挥领导职能，调动护士的工作积极性，为实现组织目标而共同努力。

ER 6-2

思维导图

一、概述

（一）领导、领导者的概念

　　1. 领导（leadership） 是指领导者通过组织赋予的权力和自身的能力去指挥、带领、引导和鼓励下属为实现组织目标而努力的活动过程。

　　领导具有以下 3 个属性：①领导是一个管理的过程，在此过程中领导者起主导作用，但被领导者、客观环境、领导手段等也不能忽视；②领导的本质是一种影响力，领导通过这种影响力把组织或群体中的成员吸引在其周围，并获得信任，从而开展工作；③领导的根本目的是引导和影响群体或个体完成所期望的目标。

2. 领导者（leader） 是实现领导过程的主体，是领导活动过程的一种社会角色。领导者因其具有的权力和个人的影响力，其后必定有追随者。

广义的领导者是指有追随者的人，狭义的领导者是指在正式的社会组织中通过合法途径被任用而承担某一领导职务、履行特定领导职能、拥有一定权力、承担领导责任的个人或集体。无论是广义还是狭义，领导者都具有一定的权力或影响力，通过组织、带动、指导、协调组织成员实现组织目标，是组织活动的发动者和推动者，对领导活动的成败起决定性主导作用。

（二）领导和管理的关系

领导与管理既有联系也有区别，两者相辅相成。随着管理科学的不断发展和完善，二者的关系逐渐明确，即管理是领导的母体，领导是管理的一项职能。在实际工作中，很难将领导活动和管理活动严格区分开来，领导活动中组织目标的实现既离不开领导的指挥决策和引领带动，也需要科学高效的管理模式和方法实施。只有将管理与领导有效地联合起来，才能带来满意的效果。

1. 领导与管理的联系 领导是管理的职能之一。

(1) 在行为方式和权力构成上：两者都是一种在组织内部通过影响他人的协调活动，实现组织目标的过程。

(2) 在组织不同层级的岗位设置上：组织的管理岗位往往就是领导岗位，没有具体的管理活动，领导职能就不可能实现；没有领导，管理活动就会失去方向。

(3) 在身份和行为性质上：两者具有复合性。一是身份复合，在组织管理中，管理者履行包含领导职能在内的各项管理职能，很难将领导活动和管理活动严格区分，管理者和领导者的角色往往重叠复合。二是行为性质复合，两者都是在组织内部的活动中通过影响他人的思想和行为，从而促进组织目标达成的过程。

2. 领导与管理的区别

(1) 在主要功能上：管理是对某一计划活动过程的完成，强调执行，而领导则是为实现目标，制订战略，促进组织变革。

(2) 在活动的侧重点上：管理强调的是计划、合理利用和控制各项资源、预算来实现组织目标，领导强调的是提供方向、影响人和激励人，增强组织的凝聚力。

(3) 在本质上：管理只是建立在合法的、有报酬的和强制性的权力基础上，而领导可能是建立在个人魅力的基础上。

(4) 在对象上：管理是对人、财、物、时间、信息的管理，领导主要是对人的领导。

(5) 在性质上：管理活动的发生需要以正式组织为载体，领导活动的发生不一定需要以正式组织为载体，可能是以非正式组织为载体。

（三）领导者与管理者的关系

领导者与管理者虽然有相同之处，但绝不能混为一谈，正确识别两者之间的区别和联系有助于更好地把握和实施日常管理工作，促进组织的良性发展和目标达成。

1. 领导者与管理者的联系 都是通过一定的方法和手段，带领他人一起实现组织目标，都拥有改变他人思想行为的能力。二者之间没有根本的利益冲突，只有共同合作才能促使组织更好地发展。因此，理想情况是管理者就是领导者，要想成为高效的管理者，就必须成为具有领导才能的管理者。

2. 领导者与管理者的区别 领导者与管理者在产生方式、工作范畴、擅长领域和区别界限方面存在一定的差异，详见表6-1。

表 6-1　领导者与管理者的区别

	领导者	管理者
产生方式	上级组织任命或由群体内部产生	上级组织任命产生
工作范畴	制订战略，负责全局发展，侧重未来	执行领导者的战略部署，负责局部发展，注重日常现状的维持
擅长领域	善于思考并产生新的思想	善于行动并进行新的验证性实践
区别界限	领导者不一定是管理者	管理者也不一定是领导者

（四）领导特质

1. 政治特质　是领导者的政治和思想素质，是领导者社会属性的体现，它决定着领导者所从事的领导活动的性质。领导者应保持坚定的政治立场，严格遵纪守法，廉洁奉公，不谋私利，全心全意为人民服务，艰苦奋斗，在困难和压力面前具有顽强的进取心和坚韧性，百折不挠，奋发进取，在危难时刻挺身而出，主动承担责任。

2. 品德特质　是领导者的道德风范和个人品德素质。领导者应具备高度的责任感和自信心，具有高瞻远瞩、未雨绸缪的思维格局，具有顽强的意志力和强烈的进取精神，具有扬善惩恶、严于律己、宽以待人和以身作则等品德。因此，优秀的个人品德是领导者应具备的基本素质，也是构成领导者影响力的主要组成部分。

3. 知识特质　是领导者从事领导工作和组织领导活动时必备的知识储量和知识结构素质。

4. 能力特质　是领导者影响力大小的重要因素，一个有才能的领导者会给组织带来成功，使下属产生敬佩感和信任感。领导者应具有统揽全局的战略思考能力，兼听多谋的研究探讨能力，权衡利弊的果断决策能力，团结大众的组织指挥能力，通权达变的协调交往能力等。

5. 心理特质　是领导者的心理过程和个性特征素质，是领导者进行领导活动的心理基础，它对领导行为起调节作用。领导者应具有强烈的事业心和责任心，积极的自尊心和自信心，顽强的意志力和抗压力，良好的性格和气质，乐观的心态和情绪。

6. 身体特质　是领导者赖以存在和发挥作用的物质载体。健康的身体是工作的基础，领导者应具有健康的体魄。

二、领导者影响力

领导者要实现组织目标，重要任务是"影响"个体或群体的行为。领导者影响力是领导者在领导过程中，有效改变和影响他人心理和行为的能力。领导者影响力的大小由权力、地位、资历、品德、知识及能力等多种因素决定。

（一）领导者影响力的来源

1. 职位权力　是指组织根据管理者所处的职位给予其影响下属和支配组织资源的权力，由组织正式授予，受组织制度保护。职位越高，权力越大。职位权力包括法定权力、强制权力、奖赏权力。

（1）**法定权力**：指领导者被组织赋予一定的职位而正式授予的法定权力，具有影响他人的能力。其内容包括决策权、指挥权、人事权、经济权等，形式带有制度化。法定权力通常具有明确的隶属关系，从而形成组织内部的权力等级关系。

（2）**强制权力**：指领导者通过精神、感情和物质上的惩罚，使他人履行职责，从而保证组织任务顺利完成的一种权力。强制权力的实施手段主要有口头谴责、减少报酬、解聘等。强制权力建立在惧怕的基础上，对不服从的人进行惩罚，给人以不良刺激，容易引起下属的不满或怨恨，领导者在工作中应谨慎使用。

（3）**奖赏权力**：指对按照组织要求行事的对象，拥有分配有价值资源的权力。为促使下属做组织所希望的行为,可实行有形奖励和无形奖励。有形奖励即物质性奖赏,包括增加薪酬、发放奖金、职称晋升等;无形奖励即精神性奖赏,包括口头表扬、赞许、尊重。

2. 个人权力 指来源于领导者个人特征的权力,是一种持久性的、可超越时空的影响力,包括专家权力、榜样权力。

(1) 专家权力:是指由于具有他人承认的知识、技能而产生的权力。下属听从有专家权力的上级的意见是因为他确信这些意见将有助于自己更好地完成任务。

(2) 榜样权力:是指由于具有他人喜欢、仰慕的人格特征而产生的力量。下属听从有参照权的上级的指示是因为对领导者高度的认可,愿意学习、模仿他的言行,借以满足个人的需要。

(二) 领导者影响力的种类

领导者影响力根据性质可分为权力性影响力和非权力性影响力。权力性影响力与职位权力有关,非权力性影响力与个人权力有关。

1. 权力性影响力 也称非自然性影响力,是领导者运用组织赋予的,强制下属服从的一种能力,这种影响力由组织赋予个人的职务、地位等权力性因素构成,受到法律制度的保障和约束,是领导者特有的影响力,常以奖惩等方式起作用。被领导者的心理和行为主要表现为被动与服从,权力性影响力的激励作用有限且不稳定,随领导者的地位和权力的改变而改变。

例如,由于工作需要,护士长安排某位护士临时调整班次,尽管临时的调整打乱了该护士原本的工作计划,但她也服从安排,这是由权力性影响力的强制性和不可抗拒性决定的。领导者权力性影响力既是领导者驾驭组织的必要条件,又是保证组织成员按规则和程序工作的重要手段。其构成要素有:

(1) 传统因素:长期以来人们对领导者形成的一种传统观念认为领导者有权力、有才能、有地位,从而产生对领导者的服从感。这种影响力源自下属的观念,产生于领导行为之前,是传统观念赋予领导者的力量,逐渐形成某种社会规范,从历史的传统观念上就影响着人们的思想动态和行为表现,如医院的院长对护士们的影响力。

(2) 职位因素:是以法定职位为基础,组织授予领导者的权力,使其具有可以强制下级的力量,使下属产生敬畏感。领导者的职位越高,权力越大,下属对他的敬畏感就越强,其影响力也越强。这种影响力与领导者本人的素质没有直接关系,其影响力难以持久。在实际工作中,职位因素产生的影响力是组织赋予领导者的力量,是领导者行使权力的有利因素。例如护理副院长的影响力就比护理部主任的影响力大,护理部主任的影响力要比科护士长的影响力大。只要处于领导职位,就能获得相应的影响力。

(3) 资历因素:领导者的资历在一定程度上决定着领导者的影响力。例如,一位资历较深的护士长因其多年临床与管理工作经验的积累,使人产生敬重感,其言行更容易使下属从心理上信服,也比新上任护士长的影响力大。

2. 非权力性影响力 是指由领导者个人素质和良好的现实行为形成的自然性影响力。这种影响力没有正式的规定,也没有合法权力的约束,产生于领导者个人自身的素质,对下属心理与行为的影响建立在信服的基础上,并起主导作用。下属更多表现为主动随从和自觉依赖,这种影响力不随领导者的地位而变化,作用比较稳定,更广泛、更持久。其构成因素有:

(1) 品格因素:指领导者的道德品质、人格、修养、个人特征、工作与生活作风等,是非权力性影响力的本质要素,也是构成领导者非权力性影响力的基础要素。具有优良品质和人格的领导者可对下属产生较强的感召力和吸引力,使下属产生敬爱感,成为下属效仿的典范。因此,护理管理者要注重不断提升和完善自身的品格修养。

(2) 能力因素:是领导者非权力性影响力的实践性要素,是胜任某项工作的条件,主要反映领导者的工作成效和解决实际问题的有效性方面。领导者应有较强的学习能力、组织能力、执行能力、感召能力和决策能力等，要注重在实践中不断完善自我，提升综合能力。一个才能出众的领导者，能够带领团队有效应对组织面临的各种困难与挑战，使下属产生敬佩感和依赖感，使下属对其更加信任，更加拥护。

（3）**知识因素**：掌握丰富的知识和扎实的技术是实现组织目标的保证。领导者掌握的知识越丰富，对下属的指导就越正确，越容易赢得下属的信赖和配合。例如，专业知识丰富的护士长，在面临行政管理或业务技术方面的困难与问题时，能够作出正确的分析和预判，采取正确的处理措施来有效解决问题，能够使下属产生更深的信任，进而提升护士长的威信。这种威信与护士长职权发挥协同作用，从而大幅提高护士长的工作效能。因此，提高业务知识水平是提高护理管理者影响力的有效途径之一。

（4）**感情因素**：感情是指人们对外界事务主观态度的一种心理反应。领导者与下属建立良好的感情，就容易使下属产生亲切感，增加相互之间的吸引力。领导者应在实际工作中对下属动之以情、晓之以理，进行上下级之间的感情沟通。

在领导活动过程中，领导者的非权力性影响力占主导地位，起决定性作用。非权力性影响力较大时，其权力性影响力也会随之增强。提高领导者影响力的关键是提高非权力性影响力。

3. 权力性影响力与非权力性影响力的关系

（1）二者的区别

1）作用范围不同：权力性影响力受任职部门的限制，离开这个部门，则影响力消失。非权力性影响力与领导者本身的特质有关，即使没有部门任职，其个人威望也会在无形之中影响其他人。

2）作用大小不同：权力性影响力随着权力的有无和大小而变化，有权力则有影响力，权力大则影响力大。非权力性影响力因人而异，不受部门范围的限制，不会随着权力的消失而消失。

3）作用方式不同：权力性影响力是有形的、外在的，往往通过正式的行政任命发挥作用。非权力性影响力是无形的、内在的，往往通过领导者的自身素质和言行发挥作用。与权力性影响力的强制性相比，非权力性影响力趋向于柔性化和隐性化，它主要来源于领导者个人的人格魅力，包括品德修养、知识水平、工作能力和表率作用等素质和行为。

4）作用效果不同：权力性影响力是组织意志，对组织成员具有不可违抗的约束力，领导者依靠权力限制、奖罚下属，使组织成员被动服从。非权力性影响力是通过领导者的人格力量、典范行为对组织成员产生感召力，使组织成员主动追随。

（2）二者的联系

1）共同促进领导活动的实施：权力性影响力与非权力性影响力分别从制度范畴和思想范畴两方面协同发力，共同有效地影响下属，使下属被动服从和主动支持两种反应共存。

2）相互影响：非权力性影响力既可以增强也可以削弱权力性影响力。一个品德高尚、知识渊博、才能卓越的成员，再加上拥有组织赋予的权力，其影响力会大大增加。

在领导活动的过程中，当领导者的非权力性影响力较大时，其权力性影响力也会随之增强。作为领导者，在工作中树立领导权威，不能轻视职务和职权的影响力，但要更加注重由内在素质决定的感召力和吸引力，即非权力性影响力。因此，一个成功的领导者，必须综合运用权力性影响力和非权力性影响力，而提高领导者影响力的关键在于不断提高非权力性影响力。例如优秀的品格使人产生爱戴感，出众的能力使人产生敬佩感，丰富的知识使人产生信赖感，真挚的感情使人产生亲近感。这种感觉突破了领导和被领导者之间的命令和服从的关系，由接受、认同推进为顺从和依赖，使领导者的领导意图在被领导者心目中内化，激发出内在的积极性。

第二节　领导理论

从 20 世纪 40 年代起,西方行为科学家和心理学家着重从领导者的个性特征、领导者的行为以及领导环境等方面,对领导活动进行系统研究,并对其规律进行总结,形成三大主要理论学派,即领导特质理论、领导行为理论和领导权变理论。

思维导图

一、领导特质理论

领导特质理论重点研究领导者的个性特征对领导有效性的影响。经典理论有以下 3 种:

(一)吉赛利的领导品质论

吉赛利(Ghiselli)研究了 13 种个性特征对成为有效领导的重要性。这 13 种特征分别是督察能力、事业心和成就欲、才智、自我实现欲、自信、决断能力、安全的需求少、能被下属所亲近、首创精神、不要高额金钱报酬、权力需求高、成熟程度、性别。吉赛利认为,督察能力、事业心和成就欲、才智、自我实现欲、自信、决断能力是对领导力有非常重要作用的领导特质。

(二)斯托格迪尔的领导个人因素论

斯托格迪尔(Stogdill)认为与领导有效性相关的特征包括身体特征,如身高、外貌、精力等;智力特征,如知识的深度和广度、判断能力、果断性、表述能力等;社会背景特征,如学历、社会经济地位;个性特征,如适应性、进取心、自信心、灵活性等;工作特征,如责任感、毅力、主动性;社会特征,如合作精神、领导艺术、管理能力等。他提出领导者与非领导者特质方面的差异并非固定不变,会因场合不同而有所变化。

(三)鲍莫尔的领导特质论

鲍莫尔(Baumol)认为,领导者应具备 10 项品质才是合格的,即合作精神、决策能力、精于授权、组织能力、善于应变、敢于求新、勇于负责、敢担风险、尊重他人、品德高尚。

领导特质理论从单纯的个性特征来诠释领导者成功的原因,忽略了领导行为和环境条件对领导有效性的作用,加上领导者的个性、能力等难以测量,因此具有一定的局限性。

二、领导行为理论

领导行为理论集中研究领导的工作作风和行为对领导有效性的影响,主要研究成果包括勒温(Lewin)的领导方式理论、领导行为四分图理论、管理方格理论等,这些理论主要是从对人的关注和对生产的关心两个维度,以及上级的控制和下属参与的角度对领导行为进行分类,这些理论在确定领导行为类型与群体工作绩效之间的一致性关系上取得了一定的成功。

(一)领导方式理论

领导方式是指在进行领导活动时,领导者对下属态度行为的表现。德国心理学家勒温的领导方式理论按领导者在领导过程中表现出来的不同工作作风分为 3 类。

1. **独裁式领导**　又称专制型领导,这种领导方式的特征主要表现为领导者倾向于集权管理,把一切权力集中于个人,所有事项如政策制订、工作步骤、任务分配等均由领导个人发号施令;领导者靠权力和强制命令让下属服从;领导者与下级的接触较少,沟通很少。

2. **民主式领导**　这种领导方式的特征主要表现为领导者倾向于分权管理,把权力归属于群体;重要政策、主要事项由组织成员集体讨论决定,成员的参与度高,对工作的整体情况能充分了解,在具体事项上有选择的机会;领导者主要运用非权力性影响力使下属服从,领导者和下属有良好的双向沟通。

3. **放任式领导**　这种领导方式的特征主要表现为领导者极少使用权力,组织成员或群体有完全决定权;领导者放任下属,自己只充当组织和外部环境的联系人,为下属提供工作所需的条件和信息,以此帮助下属完成工作任务。

这3种领导方式对绩效有不同影响,民主式领导的工作效率最高,护理领导者在制订教学、科研计划及引进新技术时,宜采用此类领导方式,以调动员工的积极性,实现既定目标。独裁式领导因不尊重下属的意见,下属不参与决策,导致下属的责任感最差,但在遇到突发事件、需当机立断作出决策时可采用此法。放任式领导因缺乏有效指导和控制,对于独立性、自我控制力、专业知识和技能较差的员工表现为绩效最差,对于少数高素质的专家型人员进行护理研究时可采用此种方法。在实际管理工作中,多数情况是这3种方式的混合应用。

(二) 领导行为四分图理论

领导行为四分图理论,也称二维构面理论,由美国俄亥俄州立大学的研究人员在1945年提出。他们对一千多种刻画领导行为的因素进行高度概括,认为领导行为可归纳为两类:一类为"任务型",另一类为"关系型"。

"任务型"指该类领导以工作任务为中心,关注点集中在完成工作任务上,注重建章立制、规范下属行为、维持一定的工作绩效,强调组织目标的实现,但不重视人际关系的建立,较少关心下属。"关系型"则是指该类领导注重与下属之间建立友谊,重视下属的需求,尊重和信任下属,在工作上给予下属更多的自主权,在生活上给予下属更多的关心,让下属在轻松、和谐的氛围中愉快地工作。

结果表明,"任务型"和"关系型"两种不同的领导行为,可互相组合成4种基本的领导风格,即可以用两个坐标的平面组合来表示,用4个象限来表示4种类型的领导行为,这就是"领导行为四分图"理论,见图6-1。相对于其他3种领导行为,在高任务、高关系的领导行为下,下属的工作更能取得高绩效,下属的获得感更强。一个好的领导者只有将"关心任务"和"关心人"结合起来,才能进行高效的领导。

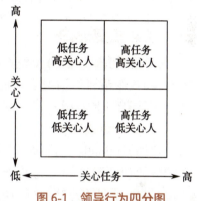

图6-1 领导行为四分图

(三) 管理方格理论

有心理学家在领导行为四分图的基础上,提出了管理方格理论,并设计了管理方格图,见图6-2。他们将对工作的关心用横坐标表示,横坐标数值越大,表示越重视工作;将对人的关心用纵坐标表示,纵坐标数值越大,表示越关心人;将横坐标、纵坐标各分为9个等份,纵横交叉组成81个方格,代表不同的领导类型。在评价领导类型时,根据关心工作和关心人的不同程度寻找图中交叉点,该交叉点即为该领导的领导类型。其中5种典型的领导类型为:

1. **贫乏式管理** 即1.1型管理。此类领导者既不关心工作,也不关心人。此类领导者工作应付了事,以最低限度履行岗位职责和完成任务,不关心工作业绩,缺少与人的情感沟通和交流,不关心组织成员的待遇、福利、职业生涯的发展。

2. **俱乐部式管理** 即1.9型管理。此类领导者只关心人,不关心工作。此类领导者能高度重视人际关系,关心组织成员的需要是否得到满足。成员心情愉悦,幸福感强。但因此类领导者对工作很少关心,工作效益及工作质量难以保证,在

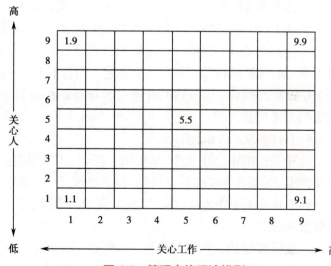

图6-2 管理方格理论模型

激烈的市场竞争及追求高质量服务的形势下难以生存。

3. 权威式管理 即 9.1 型管理。此类领导者非常关心工作,不关心人。此类领导者通过行使法定权力,全力组织和安排工作,关注任务的完成情况,追求效益的最大化;不顾及组织成员的感受,在短期内虽有一定的工作效率,但不能长久保持。

4. 协作式管理 即 9.9 型管理。此类领导者对工作和人都十分关心。此类领导者充分调动组织成员的积极性,在建立良好人际关系的基础上,把组织成员个人的需求与组织目标有机结合起来,高效率、高质量地完成工作任务。此种管理模式被认为是最有效的管理,也是领导者应该努力的方向。

5. 中庸式管理 即 5.5 型管理。此类领导者对工作和人都有适度的关心。此类领导者在完成工作与满足人的需要之间寻求一种平衡,组织成员的士气不高,工作效率在一定水平上维持现状。此类领导者往往安于现状,不利于组织的发展。

以上 5 种典型的领导类型中,协作式管理的效果最佳,其次分别是权威式、中庸式、俱乐部式管理,贫乏式管理的效果最差。管理方格理论有助于领导者正确地评价自己领导行为的模式,学会运用协作式管理模式进行高效的管理。

三、领导权变理论

领导权变理论于 20 世纪 60 年代至 70 年代初形成。领导的效果与领导者所处的具体情境和环境有关,要根据具体情况来确定领导方式。领导权变理论的领导方式包括费德勒模式、路径 - 目标理论、领导者 - 参与模式、领导生命周期理论等。

(一) 费德勒模式

费德勒(Fiedler)于 1962 年提出了一个有效领导的权变模式,即费德勒模式。这个模式把领导人的特质研究与领导行为的研究有机地结合起来,并将其与情境分类联系起来研究领导的效果。该模式提出,有效的领导行为依赖于领导者与被领导者相互影响的方式及情境给予领导者的控制和影响程度的一致性。该理论认为,各种领导方式都可能在一定的环境里有效,这种环境是多种外部因素和内部因素的综合作用体。管理环境可以分为从非常适宜到很不适宜的一系列状态。适宜的管理环境给管理者创造一个影响、控制下属行为的有利氛围。因此,费德勒提出领导效果的好坏取决于 3 种情境因素。

1. 领导者与被领导者的关系 这一关系反映了领导者为被领导者所接受的程度。

2. 任务的结构 是指任务的明确度和下属对这些任务的负责程度。

3. 职位权力 是指与领导者职位相关的正式职权以及各方面的支持程度。

费德勒指出,如果上述 3 个因素都具备,是最有利的环境;如果都不具备,则是最不利的情境。

根据费德勒模式,要提高领导的有效性,可以改变领导者的领导方式,或改变领导者所处的环境。所以,领导者的选择要视环境而定。费德勒模式通过研究领导者自身和被领导者的个性特点、所处的环境等变量,以及这些变量对领导有效性的影响作用,得出了比较理想的领导方式,揭示了领导的动态过程。

(二) 路径-目标理论

豪斯(R. House)于 1971 年提出了路径 - 目标理论。该理论是豪斯把期望理论与领导行为四分图理论结合起来,构成的一种领导行为新模式。该模式的核心思想是要求领导者用主动精神关心生产;帮助下属扫清达到目标的通路,使之顺利实现目标;体贴关心下属,满足下属的合理需要,为下属提供成长发展的机会。该模式分为以下 4 类:

1. 指令型 决策由领导者作出,指示下属做什么、怎么做。

2. 支持型 领导者友善待人,关心和支持下属工作。

3. 参与型　征求下属的意见和建议,允许下属参与决策。

4. 成就型　领导者向下属提出挑战性的目标,希望下属最大限度地发挥潜力,并不断制订新的目标,使下属经常处于被激励状态。

(三) 领导者 - 参与模式

领导者 - 参与模式是一种较新的权变领导模式。这一模式试图确定出适合某些特定环境和情况的领导方式。其要点是有效的领导应根据不同情况,让员工不同程度地参与决策;领导行为应根据环境的需要而随时变动。

该模式认为,在进行决策时,根据不同的情况,有 5 种不同的领导方式。

1. 专制Ⅰ型　领导者运用手头现有资料,自己解决问题,作出决策。

2. 专制Ⅱ型　从下级得到必需的情报资料,自己作出决定。

3. 咨询Ⅰ型　把问题的性质个别地告诉下属,征求他们的想法和建议,然后由领导者作出决策。

4. 咨询Ⅱ型　把问题向下级集体通告,征求他们的意见和建议,随后由领导者作出决策。

5. 群体决策　把问题向下级集体通告,并与下级一起提出和评价可供选择的方案,作出一致同意的决策。

这 5 种领导方式都取决于 7 个境况因素的结合。这些境况因素以问题的形式列出,并反映了需要解决的和与下属本身有关的内容。这 7 个境况因素是:

1. 是否存在能使解决办法更合理的相关质量要求?

2. 是否有足够的情报支持作出高质量的决策?

3. 对其他方案及其后果是否有高度深入的了解?

4. 下属对解决办法的接受程度是否对有效实施有重大关系?

5. 如果你自己作出决策,下属是否会完全接受?

6. 下属是否知道这种解决办法要达到的组织目标?

7. 在优选的决策中,下属间是否有可能发生冲突?

(四) 领导生命周期理论

领导生命周期理论也称情境领导理论。该理论认为领导风格应该与下属的"成熟程度"相适应,应根据不同环境、不同阶段、每个下属的成熟度水平选择合适的领导风格。成熟度是指个体对自己直接行为负责任的能力和意愿的大小,包含技能成熟度和心理成熟度。技能成熟度是指个体从事工作所具备的知识水平和技术能力。心理成熟度是指个体从事工作的动机和意愿。技能成熟度越高,个体独立完成任务的能力越强。心理成熟度越高,个体来自内在的工作主动性越强。

领导生命周期理论将成熟度分为 4 个等级,分别为:①不成熟(M1):缺乏工作能力和动机。下属既不能完成工作任务又没有工作热情,也不能被信任。②初步成熟(M2):工作能力低,有完成必要任务的意愿。下属有一定的基础知识和技能,愿意承担任务,有积极性,但没有完成任务所需要的全部技能。③比较成熟(M3):工作能力高,动机水平低。下属具备工作所需要的知识、技术和经验,但主观上却不愿意接受工作。④成熟(M4):工作能力高,动机水平高。下属工作能力强,参与意识强,主动承担任务并有信心完成任务。

领导生命周期理论将领导行为分为工作行为和关系行为两方面,结合下属成熟度,可确定为 4 种相应的领导风格。

1. 命令型(高工作 - 低关系)　适用于下属不成熟(M1)的阶段,如新入职的阶段。此阶段强调领导者需直接指挥,明确规定工作目标和工作规程,具体告诉下属做什么、如何做、何时做、在何地做等所有细节内容,与下属采取单向沟通的方式。

2. 说服型(高工作 - 高关系)　适用于下属初步成熟(M2)的阶段。在此阶段,领导者给下属的工作作出决策,但在下达决策的过程中让下属了解决策内容,对具体实施细节采取与下属共同商讨的工作方式进行，通过解释和说服获得下属的认可。领导者只在执行过程中提供支持和帮助。例如对于工作 3~5 年的护士，护士长在工作中既检查他们的工作，给予他们一些建议和指导，同时也信任和尊重他们。

3. 参与型（低工作 - 高关系） 适用于下属比较成熟（M3）的阶段。在此阶段领导者鼓励下属参与决策，并与下属共同进行决策；领导者给下属提供支持，对下属的工作尽量不做具体指导，促使其搞好内部的协调沟通。例如对工作 5~8 年、有一定工作经验的护士，护士长有时会适当授权给他们，让他们参与一些管理和决策工作。

4. 授权型（低工作 - 低关系） 适用于下属成熟（M4）的阶段。在此阶段领导者充分授权下属，鼓励下属作决定并承担责任；由下属完全控制整个工作，领导者不下命令，也不给予指导和帮助，只对下属工作的全过程进行监督。例如对于工作 8 年以上的骨干护士，护士长可让其负责本科室实习生的带教管理工作。

有效的领导除依据下属的成熟度选择正确的领导风格外，还应将使用人和培养人结合起来，创造条件帮助下属缩短不成熟期，尽快向成熟转化，成为护理骨干。下属成熟度和领导风格的匹配，见图 6-3。

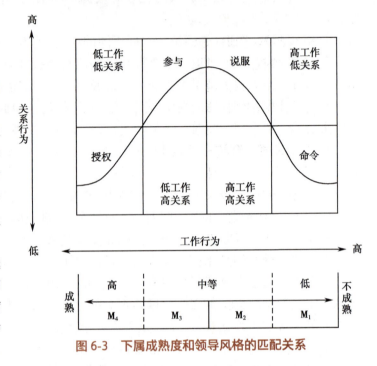

图 6-3　下属成熟度和领导风格的匹配关系

第三节　护理领导艺术

领导艺术是指领导者的人格魅力、智慧、学识、胆略、才能等在领导实践中的具体表现，也指领导者运用领导科学的一般原理、原则或方法的高超技巧。护理管理者应该科学地运用领导艺术，让护士以积极、乐观、健康的状态全身心地投入到工作中去，保证患者安全，提高优质护理服务质量，让患者满意，使护理管理工作有成效。

ER 6-4

思维导图

一、授权

（一）授权的概念及意义

1. 授权（delegation） 是指领导者在不影响个人原有岗位工作责任的情况下，将一定的权力与责任授予下属，使其在一定的监督下，有适当的自主权、行动权去完成被授予的任务。在此过程中，授权者履行指挥权、监督权，被授权者负有自主完成被授予任务的责任。

2. 授权的意义

（1）组织方面：遵循了组织管理幅度原则，可畅通沟通渠道，减少沟通层次，强化团队合作意识，发挥集体智慧，提高管理效率。

（2）领导者方面：可通过适当授权减少日常事务性工作，将领导者的大部分精力解放出来，使其集中精力来研究、解决组织中的重要和关键问题；可以调动下属的积极性，培养和提高下属的工作能力,发挥其工作的潜能和创造力;可以增长下属的才干,有利于后备管理人员的培养,可以密切上下级关系,营造和谐的工作氛围。

（3）下属方面:可以发挥下属的专长,以弥补管理者自身才能的不足;下属拥有一定的决策权、自主权、行动权并感受到被信任,其自律性、责任感、成就感将增加,其工作热情、积极性将提高;可增加下属的实际工作经验,提高了下属的知识、技能和素质水平,有利于下属个人职业生涯的发展。

（二）授权的原则

为了使授权达到良好的效果,提高工作效率,应把握授权的原则,以进行正确授权。

1. 量力授权原则　即领导者在向下属授权时要注意,应根据个人权力范围和下属的能力进行授权,不属于个人权力范围的工作不予授权,同时要考虑下属的承受能力。

2. 合理合法原则　即授权在具体实施时,需通过合理程序和合法途径进行,要向被授权者明确授权范围、注意事项,应选择合适的任务进行授权,坚持"大权集中,小权分散"。

3. 职、责、权、利统一原则　即授权者在授权时,明确被授权者完成任务所必须承担的责任,同时也应该说明可行使的权力,保证职、责、权、利的统一。被授权者只能在职责范围内行使权力,不得推诿,不得越界。授权者应学会放手,不可过多干涉。

4. 目标明确原则　即授权时要明确被授权者要完成的工作性质、内容、时间节点、标准、目标、奖惩等,使被授权者明确自己所承担的责任,避免盲目授权,造成不必要的混乱。

5. 监督控制原则　即被授权者在执行授权任务时,授权者应能够进行有效的指导、帮助,并履行监督职能,如发现被授权者违反授权范围,背离指定路径,甚至触犯法律、法令、规定等,授权者有权纠正,必要时可收回授权。

（三）授权的方法和步骤

1. 授权的方法

（1）口头授权:授权者用语言向确定的授权对象宣布其工作任务、职责、要求等,或者依据会议所产生的决议进行口头传达。这种方式适用于临床或一些常规性任务,不适用于责任重大事项的授权。

（2）书面授权:通过颁布正式的文件或文字指令,明确规定所授权的工作职责范围、目标任务、职级、组织情况等。

2. 授权的步骤

（1）授权者首先讨论、明确将要授权的工作项目、职责、权力、完成任务时限及可利用资源。

（2）要向被授权者明确目的、任务和具体要求、预期效果及可能发生的问题。

（3）被授权者在执行过程中,向授权者定期汇报项目进展,以便授权者掌握执行进度,对所授权任务进行及时检查、控制、指导。

（4）了解被授权者在接受授权后的感受与要求,听取反馈信息。

（5）要给予适当评价,成绩突出者给予表扬或奖励,可晋升职位或扩大授权。

授权者授权给被授权者特定的权力后,要以书面通知、会议等方式在一定场合和范围内向其他相关人员说明该成员已获授权,可以运用必要的资源,实施必要的管理等。

（四）授权的常见问题

1. 授权不当　授权者对所要授权任务的艰巨程度、重要性认识不到位,或对被授权者的知识、技术和能力了解不全面,出现错误时间、错误人选、错误理由、有责无权等方面的授权不当。

2. 授权不足　领导者因为担心授权要担风险,不愿花费时间解释、指导,对下属的工作能力缺乏信心,害怕有能力的下属超过自己,担心丧失地位与权力等而不愿授权。

3. 授权过度　授权者为了减轻自己的压力,害怕承担责任,或在授权后对被授权者控制、监督得不够等而权责授尽、放弃权力。

4. 授权不规范 不能做到对下属需要的职、责、权、利制度化，不能保持授权的相对稳定。

授权并不是只要了解和掌握了授权方式就能够顺利进行，因为授权意味着权力与利益的重新分配。在某种程度上，授权会使既有权力掌握者和既得利益者感到为难，并且授权是对个人能力的考验，需要组织体系结构作保障。

(五) 授权的注意事项

1. 应充分调动被授权者的积极性 授权后授权者要引导被授权者树立对工作负责的观念，鼓励被授权者大胆用权，主动工作，最大限度地发挥主观能动性。

2. 应保持良好的沟通 授权后授权者要保证与被授权者的信息传递及时、畅通，建立反馈系统，做好对被授权者工作的监督、指导、反馈工作，及时发现偏差并采取措施纠正，同时能及时了解被授权者的意见和建议，保证工作的顺利开展。

3. 勇于承担责任 授权后对于被授权者在具体执行过程中出现的失误或责任，授权者不能推诿，应勇于承担，使被授权者没有后顾之忧，放心大胆地开展工作。

(六) 授权在护理管理中的意义

1. 提高工作效率 授权可以让下属有更多的自主权和决策权，使他们更加积极地工作，从而提高工作效率。在护理管理中，可以通过授权让护士有更多的决策权和自主权，让他们更加灵活地应对各种情况，提高护理质量和效率。

2. 促进团队合作 授权可以促进团队合作，让团队中的每个成员都能够得到尊重和认可，从而提高团队的凝聚力和合作力。在护理管理中，可以通过授权让护士在团队中有更多的发言权和决策权，让他们更加积极地参与团队合作，提高工作效率和质量。

3. 提高护士的职业素养 授权可以促进下属职业素养的提高，让他们能够更加自主地思考和解决问题。在护理管理中，可以通过授权让护士有更多的机会去学习和成长，提高他们的职业素养和专业技能。

4. 提高患者满意度 在护理管理中，可以通过授权让护士有更多的时间和精力去关注患者的需求和感受，以提供更加贴心和优质的护理服务，提高患者的满意度和信任度。

二、激励

激励是现代管理的核心。一位优秀的领导者应激励下属，充分调动下属的积极性，让下属自觉发挥他们的潜在能力，缩短实际状况与理想状况的差距。

(一) 激励的概念

激励是激发人的动机，使人产生一种内在动力，向所期望的目标前进的心理活动过程。护理管理者的激励必须有效，必须符合下属护士的心理和行为，才能达到激励的目的。

(二) 激励的过程

人的行为是日常生活中所表现出来的一系列动作、举止，跟人的欲望、动机、意志、态度和情感相关。所以人的行为各有差异，但都具有以下共同之处：①人的行为是自发的；②任何一种行为都是有原因的；③人类行为不但有原因，而且有目标；④行为指向的目标在没有达到之前，行为不会终止，但可改变行为方式，继续向目标前行；⑤人的行为具有可塑性，经过学习和训练可以改变行为的内容。

人的行为特征说明，人的行为可达到一定的目的和目标，是围绕满足需要的欲望进行的。因此，没有得到满足的需要才是调动积极性的起点，是引起一系列导向行为的初始动机。当目的达到时，需要就得到满足，即激励过程完成。如果目的没有达到而受挫折，人继而会采取积极行为，继续不断地向目标前行。激励过程的基本模式见图6-4。满足需要的过程可激发人持续发挥高水平的主观能动性,向领导者设定的预期目标前进。激励的目的不在于改变下属的个性,而在于促使下属自我调适,产生合理的行为。

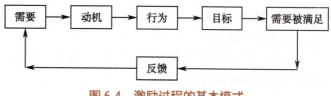

图 6-4　激励过程的基本模式

1.观察需要　是激励机制的源头。只有未满足的需要,才能成为激励的切入点。因此护理领导者如果要实施激励,应提前观察下属护士的需要。护士的动机与行为主要根源于护士的需要。护理领导者是否观察到下属的需要,就成为激励是否成功的关键。

2.明确动机　是激励机制的前提。动机是推动护士进行各种活动的愿望和理想,是行为的直接原因。动机驱动和诱发护士从事某种行为,决定护士行动的方向。

3.满足需要　是激励机制的核心。满足护士的需要是现代护理管理和领导的一个极其重要的特征。

4.反馈　激励的结果是否符合领导者的意愿需要在反馈过程中加以明确,从而为领导者的递进式激励提供必要的信息。

(三) 激励的方式和作用

1.激励的方式

(1) 物质性激励:来自人们生存的基本需要,因此物质性激励产生的动力来自行为者自身。激励作用具有边际递减的特点。

(2) 精神性激励:来自对高级生活质量的需要,也是一种发自内心的主动力量。一般而言,需求层次高的人更乐意接受这种激励方式。

(3) 竞争性激励:来自外界的压力,行为者被动接受其作用,常常被迫采取某种行为以符合组织要求。

竞争性激励是一种推力激励,而物质性激励和精神性激励则是拉力激励。

2.激励的作用　激励就是将外推力转化为下属的内在动力,让下属奋斗,朝向激励者设定的目标前进,并获得满足感。

(1) 提高团队的工作效率:激励就是调动护士的积极性和创造性,挖掘护士的潜力,使护士始终保持高度的工作热情,自觉自愿地为组织目标而努力,提高护理工作效率。

(2) 提升团队的绩效:有学者通过对下属激励的研究发现,在按时计酬的制度下,一个人要是没有受到激励,仅能发挥其能力的 20%~30%;如果受到有效、充分的激励,就能发挥其能力的 80%~90%。这可用数学公式表示:

$$工作绩效 = f(能力 × 激励 × 工作环境)$$

在该公式中,f 为函数。该公式表明,在能力和工作环境不变的条件下,工作绩效的大小取决于激励程度的高低。激励程度越高,工作绩效就会越大;反之,工作绩效会随之下降。

(3) 增强团队的凝聚力:护理团队是由若干护士组成的,为保证护理团队协调运转,护理领导者除了用严格的规章制度进行管理外,还需通过激励满足护士的多种需要,调动护士工作的积极性,协调护理团队内外的人际关系,从而促进内部各组成部分的协调统一,增强团队的凝聚力和向心力。

(4) 提高团队的忠诚度:有效的激励可以使护士享受到直接的成果,实现自身的价值和预测自身职业发展的前景,使护士有归属感和责任感,从而提高护理团队的忠诚度。

(5) 吸引优秀人才:一些竞争力强、实力雄厚的组织,常通过优惠政策、丰厚的福利待遇、快捷的晋升途径来吸引组织需要的人才。

(四) 激励理论

激励理论是行为科学中用于处理需要、动机、目标和行为之间关系的核心理论。行为科学认为，人的动机来自需要，应由需要确定人们的行为目标，激励则作用于人的内心活动，激发、驱动和强化人的行为。长期以来，心理学家和管理学家从不同角度研究人的激励问题，提出了各种激励理论。根据这些理论的不同特征，可以把它们分为以下3大类：内容型激励理论、过程型激励理论和行为修正型激励理论。

1. 内容型激励理论　又称需要理论，它着重对人的需要作出分析，找出对人产生激励作用的因素，从而设置满足人的需要来激励人。该类理论主要有马斯洛（Maslow）的需求层次理论、麦克利兰（McClelland）的成就动机理论和赫茨伯格（Herzberg）的双因素理论。

(1) 需求层次理论：马斯洛认为人类行为由生理需要、安全需要、爱与归属需要、尊重需要、自我实现需要所驱动，而这些需要是分层次由低级到高级发展并依次提高的。

(2) 成就动机理论：麦克利兰认为，在人的生存需要得以基本满足的前提下，成就需要、权力需要和人际关系需要是人最主要的三种需要。

(3) 双因素理论：包括保健因素和激励因素。保健因素是指没有激励作用的外界因素，如组织的政策、工资、工作环境等。激励因素是指能够使下属感到非常满意的因素，如下属的工作成就感、工作成绩得到上级的认可、工作本身具有挑战性等。

2. 过程型激励理论　该理论从行为的发生到最终结果的过程及有关因素之间的联系去研究激励，主要有期望理论和公平理论。

(1) 期望理论：该理论认为预测一个人想做什么和投入多大的努力去做，取决于期望值、关联性和效价3个变量。①期望值：指个体对自己的行为和努力能够达到期望结果概率的主观判断；②关联性：是个体对于良好表现将得到相应回报的信念，即工作成绩与报酬的关系，如工作成绩越好就得到越高的报酬；③效价：指奖励对个人的吸引程度，即个人在主观上对奖励价值大小的判断，如果一个人认为奖励有价值，那效价就高，反之就低。激励水平的高低由以下公式表达：

$$激励水平（M）= 期望值（E）× 关联性（I）× 效价（V）$$

(2) 公平理论：又称社会比较理论。其基本观点是当一个人作出成绩并取得报酬后，不仅关心自己取得报酬的绝对值，还关心其所得报酬的相对值。因此，要通过多向比较来确定自己所获得报酬是否合理，比较的结果将直接影响他今后工作的积极性。公平是激励的动力，如果一个人感觉得到了公平待遇，就会继续保持旺盛的工作热情。反之，就会产生心理压力而影响工作情绪。公平理论在于下属对公平的判断，是一种主观感觉，所以管理者处理起来比较困难。

3. 行为修正型激励理论

(1) 行为修正理论：该理论的基本观点是某行为可以通过某种措施得以增强、减弱或消失。产生强化作用的刺激为强化物。

根据强化的目的，强化分为正强化、负强化、惩罚和忽视。强化理论的主要内容包括：①正强化是对良好行为给予表扬和奖励，使这种行为得到巩固、保持和加强的过程；②负强化是在不良行为出现之前采取一些措施，使不良行为出现的频率减少的过程，强调的是一种事前的规避；③惩罚是对不良行为给予批评、处罚等，使该行为不断减弱或消退的过程；④忽视是对已出现的不符合要求的行为进行"冷处理"，达到"无为而治"的效果，即某一行为出现后，不给予任何形式的反馈，从而使这种行为被判定无价值而导致该行为出现的频率降低，甚至消失的过程。

(2) 归因理论：所谓归因是指观察者对自己或他人的行为过程所进行的因果解释和推论。归因理论认为，可以用能力、努力、任务难度和机遇这4个方面的因素来解释人们取得成功或失败的原因。其中能力是内在、稳定的因素，努力是内在、不稳定的因素，任务难度是外在、稳定的因素，而机遇则是外在、不稳定的因素。

对成功和失败不同的归因，会对以后的行为产生重大影响。如果把成功归因于个人能力强和个人的努力，可提高人的自信心、岗位胜任感，进一步激发人的工作积极性，增强其今后努力行为的坚定性。如果把失败归因于个人能力太低、任务太重，则会使人丧失信心，产生羞愧感，降低自身努力行为的坚持性。机遇是不稳定的外部因素，过分地归因于机遇，会使人产生"守株待兔"的坚持行为。该理论提示在引导组织成员对成功和失败进行归因时，尽可能让其归因于可控的因素，即努力因素，并强调通过提高努力的程度是可以取得成功的，从而激发个人的积极动机，挖掘个人的潜力，发挥个人的主观能动性，使个人迈向成功。

该理论主要有下列 3 个论点：①人的个性差异和成败经验等影响着人的归因；②人对前次成就的归因将会影响他对下一次成就的期望、情绪和努力程度等；③个人的期望、情绪和努力程度对成就行为有很大的影响。

（五）激励的原则

1. 目标原则　在激励机制中，设置目标是一个关键环节。目标设置必须同时体现组织目标和下属需求。

2. 物质和精神激励相结合原则　物质激励是基础，精神激励是根本，在两者结合的基础上，逐步过渡到以精神激励为主。

3. 引导性原则　外部激励措施只有转化为被激励者的自觉自愿，才能取得有效的激励效果。因此，引导性原则是激励过程的内在要求。

4. 合理性原则　激励的合理性原则包含两层含义：①激励的措施要适度，根据应实现目标本身的价值大小确定适当的激励，而且应实现的目标是通过努力能达到的；②奖惩要公平。

5. 时效性原则　要把握激励的时机，在不同的时间进行激励，其效果和作用大有区别。例如"雪中送炭"和"锦上添花"的效果是不一样的。激励越及时，越有利于人们将创造力连续有效地发挥出来。

6. 正、负激励相结合原则　正激励就是对下属符合组织目标的期望行为进行奖励。负激励就是对下属违背组织目标的非期望行为进行惩罚。正、负激励都是必要而有效的，不仅作用于当事人，而且会间接地影响周围其他人。

7. 按需激励原则　激励的起点是满足下属的需要，但下属的需要因人而异、因时而异，并且只有满足下属最迫切需要的措施，其效价才高，激励强度才大。因此，领导者必须深入调查研究，不断了解下属需求层次和需求结构的变化趋势，有针对性地采取激励措施，才能收到实效。

（六）激励的注意事项

1. 防止和克服激励的禁区

(1)**加强激励的针对性**：要调动下属的积极性，就要了解人的真实需要，有针对性地给予激励，才能收到良好的效果。

(2)**加强激励的严肃性**：对下属的激励代表和反映了组织对其工作的肯定和认可，才能使下属充分认识到自己的价值，增强工作的信心。如果领导者拿激励当儿戏，甚至把激励作为利用下属的权术，激励过滥，不仅弱化了激励的吸引力和威慑力，还会严重挫伤下属的积极性。

(3)**加强激励的科学性**：激励的效果来源于激励手段的科学性和可行性。所以，领导者在激励过程中所运用的手段和措施要被下属所认可。

(4)**加强激励的导向性**：激励的过程就是行为导向的过程。激励要体现奖优罚劣、按劳分配的原则。

2. 了解下属的需要，实行差别激励　人的需要是多种多样的，领导者应从这些需要中找出人的合理需要和优势需要，并随时关注每个人的思想变化，用不同的方式满足他们的合理需要和优势需要，即应因人、时间、环境、地点等不同采取不同的激励方式。

（七）激励的艺术

激励艺术是指领导者给予下属成员巨大的动力，以极大地鼓舞他们的工作热情和创造精神，加速促进组织目标的实现，这也就是领导者如何将外部推动力转化为下属成员内在动力的艺术。激励艺术是现代领导艺术的重点，是激励者在实施奖励与惩罚的过程中，创造性地运用激励理论和方法，为最优化、最经济、最迅速地实现激励目标提供的各种技巧和能力。

（八）激励艺术在护理管理中的应用

合理地运用激励艺术，制订科学的激励措施，可充分调动护理人员的工作积极性，提高工作质量，实现护理管理目标。激励艺术在护理管理中的应用见案例6-1。

案例6-1

某三甲医院护理部李主任根据调研发现，本院护理带教工作质量滑坡，实习生意见较大。为了改变现状，促进带教工作的整体水平，经请示相关院领导同意，护理部决定在本院开展实习生带教人员遴选工作，并制订了实习生带教人员竞聘上岗方案。

该方案拟订对每个护理单元设2名临床带教老师，并对竞聘人员提出了基本条件：①热爱护理事业，热心教学工作，关爱实习生，具有较强的事业心、责任感和奉献精神，工作踏实细致，作风严谨求实；②具有一定的组织、协调能力；③具有一定的教学基本功；④廉洁奉公，遵纪守法，作风正派，团结同志；⑤身体健康，能承担相应的教学任务。竞聘人员在任职资格方面的要求为工作5年以上，本科以上学历，护师以上职称，专科护士优先。

同时，在该方案里还提出了竞聘成功人员的奖励和考核政策。①绩效考核方面：月奖金按同职称人员的1.5倍计算；②培训学习方面：优先安排外出培训学习；③职称晋升方面：同等条件下优先聘任；④护士长竞聘，只能从带教老师队伍中择优选拔；⑤每位受聘者聘期为2年，采取末位淘汰制，被淘汰的人员将影响1次职称晋升等。

受此方案的鼓励，报名参加的人员超过预期，通过一系列竞聘程序，有一批骨干护士走上了带教老师的岗位，并开始了更加规范的带教工作。半年下来，无论是实习生还是护士长都明显感受到了带教质量的提高，护理部这一举措达到了预期的效果。

【案例解析6-1】

1. 护理部李主任运用了需要理论，从实习生带教质量的管理需求出发，制订了此方案，同时，还满足了实习生学习知识的需要、实习生管理的需要。

2. 在该案例中，护理部充分运用了目标原则，物质和精神激励相结合原则，引导性原则，合理性原则，时效性原则，正、负激励相结合原则和按需激励原则，建立了一个积极向上、良好的工作环境，做到了激励措施的针对性、科学性和导向性。

3. 在该案例中，护理部运用了需求层次理论、成就动机理论、双因素理论、期望理论等，了解和分析护士的真正需要，采取多种方法满足护士的需要，特别是满足成就需要强的护士的需要，激发了护士的内在驱动力，调动了大家的工作积极性，提高了工作质量，实现了护理管理目标。

三、沟通

（一）沟通的概念、类型和特点

1.沟通的概念

（1）**沟通**：指将可理解的信息在两个或两个以上人群中传递的过程。在管理中，沟通是为了设定的目标，把信息、思想和情感在个人或群体间传递，并达成共同协议的过程。

（2）**有效沟通**：指传递和交流的信息可靠性和准确性高，其特征是及时、全面和准确。

2. 沟通的类型

(1)按沟通的媒介分类

1)书面沟通：是通过图表、文字的表达形式进行沟通。常用的有文字书写的规章、制度、标准、计划、报告、病历、记录等。书面沟通具有清晰性和准确性，不容易在传递过程中被歪曲，但不能及时得到信息接收者的反馈。

2)口头沟通：包括正式、非正式的面谈，正式、非正式的会议以及电话沟通等。其优点是信息发出者能立即得到反馈，缺点是缺乏书面沟通的准确性与清晰性。

3)非语言沟通：指通过手势、动作、姿势、表情、音调、音量、信号、实物、视听设备等媒介沟通信息，非语言沟通容易被人忽略，但往往能够反映人的真实思想感情。

4)网络信息沟通：随着网络信息化的发展，电子邮件、视频会议等高效、便捷的沟通方式目前采用较多，其特点是及时性强、信息量大、成本较低，而且不受时间、地域等因素的影响。

(2)按沟通的渠道分类

1)正式沟通：是一种通过正式的组织程序和组织所规定的正式渠道进行的沟通，是沟通的主要形式，如组织内的文件传达、定期召开的会议、上下级之间的定期汇报以及组织间的公函来往等。

2)非正式沟通：是在正式沟通渠道之外进行的信息传递或交流，如会下交换意见、讨论某事等。其特点是信息传递快，往往能表露出人的真实思想和动机，对正式沟通起补充作用。

(3)按有无反馈分类

1)单向沟通：是指一方是传递者，而另外一方是接收者，如演讲、发布命令等。

2)双向沟通：是指双方互为信息的传递者和接收者，如讨论、谈判、谈话等。

(4)按沟通对象级别分类

1)上行沟通：指下级向上级反映情况或汇报工作的沟通。

2)下行沟通：上级把政策目标、制度规则等向下级传达的沟通。

3)平行沟通：指组织或群体中的同级机构或同级成员之间的沟通。

4)斜向沟通：非上下级、平级之间的沟通，这种沟通常带有协商性和主动性。

3. 沟通的特点

(1)**随时性**：人们所做的每一件事情都是沟通。

(2)**双向性**：人们既要收集信息，又要发布信息。

(3)**情绪性**：信息的收集会受到信息传递方式的影响。

(4)**互赖性**：沟通的结果是由双方决定的。

(二) 有效沟通的原则

1.**目的明确和事先计划** 沟通者在进行沟通前应有明确的沟通目的和计划，以顺利完成沟通。

2.**明确的信息** 信息发送者要使用接收者能理解的文字、语言、语气来表达，并应有较高的表达能力，熟悉对方所能接收的语言，减少沟通障碍。

3.**及时沟通** 可以使组织制订的政策、目标、措施、计划等尽快得到下级的理解、支持和贯彻执行，同时也可使上级及时掌握下级的情感、态度以及贯彻执行的情况，这有利于管理者不断提高管理水平及科学决策能力。

4.**合理利用非正式沟通** 利用非正式沟通的正向功能来弥补正式沟通的不足。

5.**组织结构完整性** 在进行沟通时，要注意组织结构的完整性。根据组织设计的原则，在一般情况下，上级领导者不能越级直接指挥下属，下属也不能越级反映情况等，若确实需要越级沟通，应先取得直接管理者的同意。

(三) 有效沟通的要求和方法

有效沟通的要求：①取得接收者的信任；②明确沟通的主体，不谈无关的事；③以对方能理解的方式讲述谈话的重点;④善于倾听。

有效沟通的方法:①创造良好的沟通环境;②学会有效地倾听;③强化沟通能力;④增强语言文字的感染力;⑤学会"韧性沟通";⑥重视沟通细节的处理。

(四) 护理管理活动中的沟通方法

在护理管理中,每天有大量的沟通活动,如护理交班、护理查房、各种会议或谈话等,也包括交班记录、护理记录、护理文件书写等。护理管理者要注意沟通方法的使用。

1. **发布指令** 指令带有强制性,隐含有自上而下的管理层次关系,要求下属在一定环境下执行某项任务或停止某项工作。指令内容与实现组织目标密切关联。管理者在发布指令前应广泛听取各方面的意见,避免指令不恰当。指令可有一般或具体,书面或口头,正式或非正式等类型。

2. **组织会议** 一个组织的重大决策离不开会议这种沟通形式。通过会议可集思广益,使与会者之间达成共识,更好地确定自己的目标和工作方法;使与会者发现未注意到的问题,认真考虑。

3. **个别谈话** 是指管理者用正式或非正式的形式在组织内同下属或同级交谈,是管理中一个主要的工作形式。在交谈过程中,双方表露真实的思想,提出不便在其他场合提出的问题,方便管理者了解下属的思想动态。

4. **积极倾听** 是要真正理解听到的内容,它要求管理者对声音刺激给予注意、解释和记忆。管理者在陈述自己的观点、达到沟通目的之前,应先让对方畅所欲言并认真倾听。了解对方的内心想法是解决问题的捷径。

(五) 沟通在护理管理中的应用

护理管理者在沟通时讲究方法策略,善用沟通技巧,可达到好的沟通效果。沟通在护理管理中的应用见案例6-2。

案例 6-2

某医院护理部根据工作需要,决定近期在全院开展护士长岗位竞聘工作。呼吸内科因李护士长即将达到退休年龄,呼吸内科护士长的岗位也在本次竞聘之内。李护士长本着让优秀护士走上管理岗位的目的,决定与科里的责任护士小杨进行一次沟通。因为通过一段时间的观察和了解,李护士长发现小杨爱岗敬业、工作积极踏实,对待患者和同事热情、和蔼可亲,业务精湛、沟通协调能力较强,经常受到患者、家属及同事的好评。李护士长决定在周五下午与小杨进行沟通,希望通过谈话动员小杨积极参加竞聘。小杨当天按时来到李护士长的办公室,李护士长热情地接待了她并让她坐在自己身旁。

李护士长用双手握住小杨的手,微笑着用慈祥的目光看着小杨说:"小杨,你知道我快退休了,我们科室新的护士长也将通过此次竞聘产生。我觉得你各方面条件都具备了,综合素质高,工作也很优秀。这次竞聘是一次很好地展示自己的机会,你一定要对自己有信心。"

小杨惊讶地说:"护士长,我不行。"

李护士长说:"小杨,你这么优秀,怎么会不行呢?我认为你很适合。"李护士长慈祥地看着小杨并认真听小杨讲话。

小杨说:"真的,护士长,我不能胜任护士长的工作,您还是动员其他同事报名吧。"

李护士长看着小杨,仍微笑着说:"小杨,你和本病区的其他护士相比,在知识、技能、责任心、爱心、沟通协调能力等方面都更强,你一定能行!"

小杨说:"我虽然在这些工作方面表现得比较好,但从来没有做过管理工作,我担心自己干不好。"

李护士长语重心长地说:"你不用过于担心这个问题,因为你已具备一定的管理能力。在我退休之前，我会协助你做好护士长的工作，同时护理部也会安排系统的管理知识的培训。"李护士长松开握住小杨的手，面带微笑，用期待的眼光看着小杨，并用手拍了拍小杨的肩膀说："这你还没有信心吗？"

小杨看了看李护士长期盼、诚恳的表情，说："谢谢护士长的器重！如果这样，我先试试吧。请您多指教，我也会努力准备的，一定不辜负您的期望。"

李护士长拍了拍小杨的肩膀，兴奋地说："我相信你一定能脱颖而出、走上护士长岗位，今后也会成为一名优秀的护士长。"

【案例解析6-2】

1. 做好谈话计划　在该案例中，李护士长在谈话前作了充分的准备，如谈话的时间、谈话的主题（本案例中谈话直入主题），并且对小杨的性格、经历、态度和对这次谈话的反应都有充分的了解。

2. 善于激发他人谈话的愿望　在该案例中，李护士长在与小杨谈话时面带微笑、请小杨坐在自己身旁、用双手握住小杨的手、态度和蔼可亲，话题是双方所从事的护理工作，这些有利于小杨说出自己内心的愿望，有利于谈话进行下去。

3. 善于启发他人讲真话　在该案例中，李护士长真诚、及时地赞美了小杨，并讲究策略，使小杨讲出了心里话。

4. 掌握发问技巧和善于运用倾听的技巧　在该案例中，李护士长为发问创造了良好的气氛，采用了引导式提问。

小结

本章从领导与领导者影响力、领导特质理论、领导行为理论、领导权变理论、授权、激励与沟通等方面详细阐述了领导者的领导艺术。学生通过本章节的学习能初步认识领导者应具备的基本特质、领导者影响力的种类、领导理论，知晓领导工作原则、授权原则、激励原则、有效沟通原则，学会激励艺术、有效沟通的方法，认识到领导者在领导过程中要根据不同的时间、地点、人、事使用领导方式、方法，并通过案例解析将所学章节知识进行巩固。

ER 6-5

扫一扫
测一测

（周玉梅）

思考题

1. 作为一名领导者应该具有哪些特质？
2. 权力性影响力与非权力性影响力的区别和联系分别有哪些？
3. 护理管理中提升领导者影响力的方法有哪些？
4. 试述管理者有效沟通的方法。

教学课件

第七章 | 控制与护理成本管理

学习目标

1. 掌握控制和控制系统的概念、控制的基本过程和原则、护理成本的概念和组成。
2. 熟悉控制的类型及方法、有效控制的特征、护理成本管理的内容及程序。
3. 了解实施控制过程中应注意的问题及降低护理成本的途径。
4. 能够列举并运用控制护理成本的方法。
5. 具有根据护理工作的特点，确定护理管理控制关键点的能力。

导入案例

某医院护理部开展成本控制工作，其目的是防止资源的浪费，有效控制成本，实现"低耗高效"。在创建优质护理服务示范病房时，内分泌科的护士长实行分层责任包干，将责任护士的绩效与护理质量和患者的满意度挂钩；增加连班和中、夜班的护士人数，确保患者的安全；梳理各项流程和规章制度等，同质化管理，使护士在执行护理操作时有据可查；加强护理设备管理、护理耗材管理和护理费用管理。两年后，内分泌科病房被评为"全国优质护理服务优秀病房"。

请思考：
1. 如果你是该院的护理部主任，将如何开展成本控制工作？
2. 控制工作的基本过程是什么？

第一节 控 制

控制工作作为管理活动的基本职能之一，与计划、组织、领导等并驾齐驱，它对组织开展的活动及其效果进行衡量、校正，及时发现偏差，并立即采取相应的纠正措施，从而保障整个管理流程得以正常运转，实现组织既定的目标。在护理管理的过程中，控制职能是实现护理组织最终目标和相应计划的重要保障，也是护理管理者必须掌握的重要职能。

思维导图

一、控制及控制系统的概述

（一）控制

控制（control）是指按照既定的目标和标准，对组织活动进行衡量、监督、检查和评价，发现偏差及时采取纠正措施，使工作按原定的计划进行，或适当地调整计划，使组织目标得以实现的活动过程。

这一概念包含 3 个方面的含义：①控制是一个过程，在这个过程中，包括管理人员为保证实际工作与计划和目标相一致所采取的一切活动；②控制是通过"衡量、监督、检查和评价"以及"纠正偏差"来实现的;③控制有很强的目的性,也就是说要确保预期目标和计划得以实现。

(二) 控制系统

控制系统(control system)是指组织中具有目的、监督和行为调节功能的管理体系,包括受控和施控两个子系统。受控系统是控制客体,也叫控制对象,一般分为人、财、物、作业、信息和组织的总体绩效等;施控系统是控制主体,由偏差测量机构、决策机构和执行机构组成。

控制系统是针对某一过程而言的。一个有效的、设计合理的控制系统能够影响并优化员工行为,而且可以保证各项计划的落实,确保各项工作朝着既定的目标前进,有助于组织实现甚至超越自身目标。

(三) 护理管理控制系统

护理管理控制系统与一般管理控制系统一样,也是由受控与施控两个子系统组成。目前,医院内部护理管理的施控系统有两种常见的类型:三级医院大多采用医院—科室—病区(护理部—科护士长—病区护士长)三级护理管理组织形式;二级医院一般采用医院—病区(护理部或总护士长—护士长)二级护理管理组织形式。事实上,各级护士既是受控客体,也是控制主体,既要接受上级护士的控制,同时也要对下一级护士和自身进行控制。

二、控制的类型

控制按照不同的标准,可以划分为不同的类型:①根据控制点的位置,分为前馈控制、过程控制和反馈控制;②根据控制活动的性质,分为预防性控制和更正性控制;③根据控制的手段,分为直接控制和间接控制;④根据控制的方式,分为正式组织控制、群体控制和自我控制;⑤根据实施控制的来源,分为内部控制和外部控制。使用最广泛的分类方法是按照控制点的位置划分的 3 种类型,即前馈控制、过程控制和反馈控制。

以上控制的分类方法不是孤立的,有时一个控制活动可能同属于多种类型。例如护士长对照标准检查护士的工作,既属于直接控制,也属于过程控制;护士遵循临床各种护理技术操作规范及护理管理制度工作,既是预防性控制,也是自我控制;在新护士长选拔的过程中进行的考核和群众评议等工作,既属于预防性控制,也属于前馈控制。

(一) 前馈控制

前馈控制(feedforward control)又称预防控制、基础质量控制。前馈控制面向未来,能够"防患于未然",是在计划开始实施之前,通过对各种管理要素的控制来防止偏差发生的预防性控制。它主要是针对可能产生偏差的条件进行控制,不针对具体的工作人员,一般不会造成对立的冲突。因此,尽管实施前馈控制的难度较大,但不失为一种较理想和有效的控制。

在护理管理中,前馈控制的实例很多。例如为保证护理服务的基础质量,对急救物品、医疗器械、环境、护士素质的要求、规章制度、服务流程、护理计划等所进行的控制;为保证护士选拔录用的效果,对应聘者进行的材料审核、面试、体检、试用期考查等,都属于前馈控制。

(二) 过程控制

过程控制(process control)又称现场控制、同步控制或环节质量控制,是对计划执行过程的控制,具有监督与指导两项职能。监督是指对照标准检查正在进行的工作,以确保工作任务的完成;指导是指针对工作中出现的问题,管理者要根据自己的知识和经验,及时对下属进行技术性指导,或与下属共同商讨纠正偏差的措施,以确保工作任务的完成。

护理过程控制因管理者的指导而兼有对护士的培训作用,能帮助护士提高自己的工作能力和自我控制能力。但由于受时间、精力、业务水平等因素限制,管理者很难事事亲力亲为,故主要由基层管理者执行。例如,对无菌操作过程的质量控制就是一种过程控制,在操作过程中适时监控并纠正发生的偏差,使其按照标准进行。因此,为确保控制的有效性,管理者的自身素质、言传身教与管理艺术显得尤为重要。

（三）反馈控制

反馈控制（feedback control）又称终末控制，是在行动结束后，对行动结果进行测量、分析、比较和评价，对已发生的偏差采取相应的措施，防止偏差扩大或再次发生，力求做到"吃一堑，长一智"。反馈控制的目的是通过把好控制的最后一关，结合对实际工作绩效的评价，为未来工作的开展打下基础。例如在护理质量管理中，"住院患者跌倒发生率""住院患者身体约束率"等护理敏感质量指标都属于反馈控制指标，对这些指标的分析能够为护理管理者提升各项护理质量以及做好各级人员的绩效考评提供科学的依据。

以上3种类型的控制各有优缺点，在实际工作中往往要配合使用。前馈控制虽然可以防患于未然，但有些问题不可预料，这时必须辅以过程控制，否则将前功尽弃。同样，不论是前馈控制还是过程控制的结果，都需要反馈控制来检验，三者的关系见图7-1。

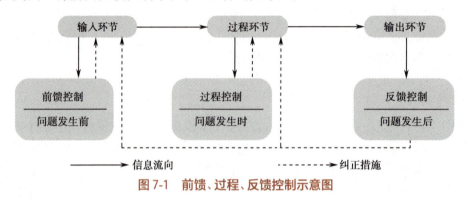

图7-1 前馈、过程、反馈控制示意图

三、控制的原则

控制作为管理的一项基本职能，是为组织目标服务的，有效的控制必须遵循以下几个原则：

（一）机构健全原则

健全而有力的组织机构是控制的保证。任何管理若想要落到实处，控制能力要强力有效，这必须依托于健全完善的组织体系，护理管理也不例外。

在实施护理管理的过程中，根据医院的实际情况，三级医院采用在院长（或副院长）领导下的三级护理管理组织控制体系，形成以护理部主任为领导，以护理管理组织架构为主线，自上而下、层层把关的控制体系。例如，在护理质量控制过程中，全院建立护理部—科护士长—护士长三级质量控制体系，院级护理质量控制组主要由护理部成员、各学科带头人和科护士长组成，每月或每季度进行质量考评，并对全院各项护理质量负责；科护士长级的护理质量控制组主要由科护士长和病房护士长组成，每周或每月进行质量考评，并对科护士长所管辖区域内的各项护理质量负责；护士长级的护理质量控制组主要由护士长和本病区质量控制员组成，每天或每周进行质量考评，并对护士长所管辖区域的各项护理质量负责。这些护理质量控制组织拥有不同层次内的监督、指导和奖惩等权力。只有这样，才能确保每一个单位、每一个岗位和每一个人都能切实负起自己的责任。否则，在执行过程中如果出现了问题或差错，就无法找到问题的责任者和差错的环节，偏差就难以纠正，控制就难以实现。

（二）与计划相一致原则

控制是否按既定的计划和方向运行，要用与之相适应的护理控制标准进行衡量和评价，并应及时采取措施纠正偏差。每项护理工作的控制都是前馈控制、过程控制及反馈控制相结合而成的，通过实施全方位的综合控制，可确保控制目标的实现。

控制系统与控制方法要能反映所拟订计划的要求，由于不同的计划其特点不同，控制所需的信息也不同。例如，检查临床护理服务质量、检查护理教学计划的落实情况、检查护理科研计划的执行情况,所需要的信息是不相同的。因此,在设计控制系统、运用控制技术、确立控制方法等活动之前,必须分别制订不同的临床护理服务、护理教学和护理科研计划,并且控制系统要与计划相适应。例如,临床护理服务质量的控制标准与方法要反映临床护理工作的特点和要求;护理教学计划要依据教学质量的标准和要求予以设计和控制;护理科研则要根据不同层次的科研计划与要求设计其控制系统。总之,控制工作越是考虑到各种计划的特点就越能更好地发挥作用。

(三) 关键问题原则

在控制工作中,尽管管理人员都希望对所管辖的人员和活动进行全面的了解和控制,但由于受到时间、精力和财力等的限制,不可能对组织中每个部门、每个环节以及每个人在每一分钟的每一个细节都予以控制。有效的控制应该是对影响计划实施、影响目标实现的关键问题进行控制。关键问题的控制运用"二八法则",不仅可以扩大管理幅度,降低管理成本,还可以改善信息沟通的效果,提高管理工作的效率。

护理工作项目繁多、错综复杂、涉及面广,护理管理控制工作不可能面面俱到,应着重于那些对计划完成有举足轻重作用的关键问题,及时发现与计划不相符的重要偏差,并给予纠正。例如,基础护理、特级护理、危重患者的病情观察、消毒隔离管理、护理安全管理、护理文件书写、护士职责、核心制度、操作常规的落实等都是护理组织中的关键问题,控制了这些关键问题,也就基本控制了护理工作的全局。

(四) 灵活控制原则

控制的灵活性是指控制系统本身能适应主、客观条件的变化,持续地发挥作用。

任何组织都处在一个不断变化的环境之中,灵活控制不仅要求在设计控制系统时,要有一定的灵活性,还要求控制工作依据的标准、衡量工作作用的方法等要能够随着情况的变化而变化。如果发现原来的计划是错误的,或者环境发生了巨大的变化,而使得计划目标无法实现,此时还机械、僵化地理解控制,要求下属不折不扣地执行原本错误或不再适用的计划,那将会在错误的道路上越走越远。

作为一名管理者,要灵活地实行控制要求。例如在管理计划失常时,要及时上报失常的真实情况,以便采取积极的纠正措施,进行计划的修正;在遇到突发事件时,要果断地采取特殊应对措施,以保证对运行过程的管理和控制。

(五) 适度控制原则

适度控制原则是指控制的范围、程度、频度恰到好处,可以参照以下要点:

1. 防止控制过多或控制不足 控制过多易造成控制双方的不愉快和冲突,但缺乏控制又可能导致护理活动失控而混乱。管理者应有计划、科学地设计控制周期。例如将日常的重点或专项控制、节假日随机控制与周期性全面控制进行有效结合,并及时反馈和分享控制过程中的各种信息,使控制过程既能满足护理服务的监督和检查需要,又不至于引起下属的不满。例如对工作经验不足的护士、新聘任的护士长等,要借检查之机随时耐心地给予指导,帮助他们尽快渡过成长难关;对于工作中表现突出的护士、护士长,应及时表扬及鼓励,给予他们学习交流的机会等,以使被动接受检查变为主动参与检查,提高各级人员自我控制的积极性。

2. 处理好全面控制与重点控制的关系 首先关注重点人群,如高风险患者(疑难、急危重症、手术患者等)和容易出现差错的护理人员(实习生、进修生、新护士等)。此外,监控重点时段(夜间、中午、节假日、工作繁忙等人力相对不足的时段)和重点环节(交接班、治疗查对、身份识别、急救仪器设备检查、高危药品管理等),使控制工作发挥事半功倍之效。

3. 经济控制 指控制活动应该以较少的费用支出来获得较多的效益。只有当控制带来的效益超过支出的成本时才有控制的价值。护理管理者要学会通过预算,如人力配置预算、科研及教学经费预算等,合理地计划、分配及控制所需的各种经费及资源,科学地评估成本投入与效益产出,使护理成本形成的各个环节及过程得到有效的控制。

（六）控制例外原则

控制例外原则是指控制工作应着重于计划实施中的例外情况。一般来说，计划和控制常常是以环境变化不大为前提的，对可能影响计划实施的问题很难全面预判。因而，对那些突发性事件、环境的巨大变化或者是计划执行过程中的重大偏差，管理者要格外关注。否则，很可能会让组织错过最好的纠正时机，造成重大损失。对在组织的条例、规章和制度中已经明确的事情，则由职能部门和下属部门照章执行即可，这样不仅可以提高管理的效能，取得较好的控制效果，还可以增强下属的独立工作能力和责任感。

控制例外原则还要与关键问题原则相结合，因为关键问题原则强调的是需要控制的要点，而控制例外原则强调的是控制点上发生的偏差。只有密切注意关键点上的例外情况，才能产生事半功倍的效果。

（七）控制趋势原则

控制趋势原则是指对控制全局的行政领导者来讲，不仅要善于控制现状，更要控制现状所预示的发展趋势。控制趋势的关键在于从现状中揭示倾向。当趋势刚露出苗头时，就要敏锐地察觉到、把握它。

对于控制全局的管理人员来说，重要的是现状所预示的趋势而不是现状本身。控制变化的趋势比仅仅改善现状更加重要，当然也更困难。趋势通常是多种复杂因素综合作用的结果，趋势的形成需要一段长时间的积累，并对管理工作的成效起着长期制约作用。趋势往往被现象所掩盖，它不易被发现也不易被控制。当趋势发展到可以明显地被描绘成一条曲线，或可以被描绘成某种数学模型时，再想控制趋势则为时已晚。因此，控制趋势原理的关键在于从现状中揭示倾向，尤其是在趋势刚刚显露苗头时就能发觉。

四、有效控制的特征

在管理实践中，要达到预期的工作效果，实现组织目标，就要实施有效的控制。一个有效的控制系统可以改进工作绩效和提高生产效率。它具有以下几个特征：

（一）目的性

目的性是控制系统有效性的一个实质性标志。控制作为一种管理职能，并不是管理者的主观任意行为，它总是受一定目标的指引，为一定的目标服务。缺乏目的性，控制工作将陷入一团混乱。然而，对于不同的组织、不同的层次、不同的工作性质和不同的对象，控制的目的可能会不同，甚至还可能相互矛盾。但作为一名管理者，应该能够在众多的目标中，挑选出一个或几个最关键、最能够反映工作本质和需求的目标，并加以控制，以确保其实现。例如在护理管理中，护理安全、护士的技术水平和服务态度是影响护理质量的最主要因素，因此护理质量控制的关键目标是在确保护理安全的基础上，不断地提高护士的技术水平和改善护士的服务态度。如果这个关键目标实现了，即便有些次要的目标没有完成也无碍大局。

（二）及时性

有效的控制能使管理者快速获取信息，并迅速作出反应，防止偏差的积累。控制的及时性主要体现在及时发现偏差和纠正偏差两个方面。及时发现偏差要求建立有效的信息沟通渠道，以保证信息收集与反馈的及时性。如果重要的信息得不到及时的收集和传递，信息处理时间过长，并且没有及时地采取纠正措施，可能会造成严重的损失。例如患者发生压力性损伤后未及时发现并采取控制措施，就会导致压力性损伤加重。

（三）客观性

客观性是指在控制工作中要实事求是，对组织的实际情况及变化进行客观的了解和评价，而不是凭主观直觉进行判断。这需要管理者从组织目标的角度观察问题，全面了解、正确分析和客观评价。

在控制过程中，最容易受主观因素影响的是对人的绩效评价。对人评价时要避免晕轮效应、首因效应和近因效应等心理效应的影响，以免控制工作达不到目的，甚至还可能导致严重的后果。例如一个人或一个病区的某一点的好与坏，并不能代表其全部行为或质量的好与坏；一个人或者一个病区的某一阶段工作的好与坏，也只能说明那一阶段的绩效情况，而不能以此来代替其今后的绩效情况。因此，管理者在进行控制工作时，不仅要防止这些心理效应对评价工作的负面影响，避免个人偏见或成见，还应建立客观的计量方法，将定性的内容具体化，使整个控制过程中所采取的技术方法和手段能够正确地反映组织运行的真实情况。

（四）预防性

在制订计划和控制标准时，要以未来的发展为导向，预见计划执行过程中可能出现的问题，针对可能出现的偏差，预先采取防范措施，而不是等到问题出现，再去被动地寻求解决方法。例如，应加强急救物品的管理，使它们处于完好的备用状态，以此来保证急危重症患者的抢救质量；在护理管理过程中，制订完善的护理规章制度和护理技术操作规范，并督促护士要时时遵守等。这些措施能够很好地体现控制的预防性，通过对人力、物力、财力、时间、信息和技术等基础条件的控制，将偏差尽量消除在其产生之前。

五、控制的功能

（一）限制偏差积累

一般来说，小的偏差和失误并不会立即给组织带来严重的危害，但如果长此以往、不予纠正，小的偏差就会积累和放大，变得十分严重。

在护理工作中出现偏差在很大程度上是不可避免的，但如果管理者不能及时地获取偏差信息，及时地采取有效的措施纠正偏差，减少偏差的积累，就会带来严重的后果。例如我们在护理安全管理的过程中，如果重视对护士的培训和对一些关键环节的控制，就能避免给患者的生命造成损失。只有关注细节、防微杜渐、注重关联、控制全局，才能保证患者的安全。

（二）适应环境变化

任何一个组织都不是静止的，其内部条件和外部环境都在不断变化着。如果建立目标和实现目标是同时的，就不需要进行控制。但在现实工作中，这两者之间总是有一段时间间隔。在这段时间中，组织的内、外部环境都会发生许多变化，如突发公共卫生事件，疾病谱的变化，服务对象新的需求，组织机构的重新调整，组织内部人员的变动等都会对组织目标的实现产生影响。因此，需要建立有效的控制系统来帮助管理者预测和识别这些变化，并对由此带来的机会和威胁作出反应。这种检测越有效、持续时间越长，组织对环境变化的适应能力就越强，组织在激烈变化的环境中生存和发展的可能性就越大。

六、控制的基本过程

控制过程也称"控制基本程序"，指由一系列管理活动组成的一个完整的监测过程，包括确立控制标准，衡量工作绩效、找出偏差，采取措施纠正偏差3个关键步骤，它们相互关联、缺一不可。确立控制标准是控制工作的前提，没有标准，控制就没有依据；衡量工作绩效是控制工作的重要环节；评价并纠正偏差是控制工作的关键。

（一）确立控制标准

标准是控制过程的前提，是检查和衡量实际工作绩效或预期工作成果的规范和具体尺度，没有标准，控制就没有依据。制订标准是控制的基础，是对计划和控制工作的连接或承上启下。

1.确定控制对象 是决定控制标准的前提。控制首先遇到的问题是"控制什么"，这是在确立标准前首先要解决的问题。控制的最终目的是确保实现组织目标，因此凡是影响组织目标实现的因素都应该是控制的对象。然而管理者不可能对全部影响组织目标成果实现的因素都进行控制，而是要分析这些因素对目标实现的影响程度，从中挑选出重要影响因素，并把它们作为控制对象。护理管理的重点控制对象主要是护士、患者、时间、操作规程、职责和规章制度、环境和物品等。

2. 选择控制的关键点 重点控制对象确定后，还需要选择控制的具体关键点，以确保整个工作按计划执行。一般来说，控制标准作为一种规范，它来自计划，但不等同于计划，是从一个完整的计划程序中挑选出来，并对计划目标的完成具有重要意义的关键点。目标、计划、标准和控制的关系见图7-2。管理者可根据"二八法则"，对这些 20% 的关键点进行有效的控制，就可以了解整个工作的进展。

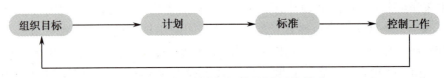

图 7-2　目标、计划、标准和控制的关系

按照控制点位置的不同，选择控制的关键点也不同。前馈控制的关键点在于输入，如检查医疗护理材料的质量、实施护士资格准入等；过程控制的关键点在于不间断的过程，如护理质量的临床督察、护士的自我控制等；反馈控制的关键点在于输出，如患者满意度调查、护士的绩效考核等。

在选择控制的关键点时，一般要考虑以下 3 个方面的因素：①影响整个工作运行过程的重要操作和事项；②能够在重大损失出现之前显示出差异的事项；③能够让管理者对组织总体状况有一个比较全面的了解，能够反映组织主要绩效水平的时间和空间分布均衡的控制点。

在护理管理过程中，控制的关键点包括：

（1）**关键制度**：查对制度、交接班制度、消毒隔离制度、危重患者抢救制度等护理核心制度。

（2）**重点护理人员**：新上岗护士、进修护士、实习生以及近期遭遇重大生活事件的护士等。

（3）**高危患者**：疑难和危重患者、新入院患者、大手术后患者、接受特殊检查和治疗的患者、有可能发生跌倒或坠床的患者、有可能发生压力性损伤的患者、有自杀倾向的患者等。

（4）**高危设备和药品**：特殊耗材、监护仪器设备、急救器材、高危药品等。

（5）**关键科室**：急诊科、手术室、消毒供应中心、监护室、新生儿病房、血液透析室等。

（6）**高危时间**：交接班时间、节假日、午间、夜间、工作繁忙时段等。

（7）**高危环节**：患者转运环节等。

3. 分解目标并确立控制标准 在找到控制关键点后，最理想的就是将这些关键点直接作为控制标准，但在实际工作中通常不可行，需要将某一计划中的目标分解为一系列具体可操作的控制标准，这是确立标准的关键环节。控制标准又分为定量标准和定性标准两大类。定量标准是控制标准的主要形式，定性标准主要是有关服务质量、组织形式等难以量化的标准。确立标准不仅要抓住关键点，还要使标准便于考核，具有可操作性。应尽量将标准量化，实在不能量化或不宜量化的，也要制订易于操作的定性标准。例如在患者对护理工作满意度的调查中，可以了解护士的接待是否热情、回应呼叫是否及时、操作技术是否娴熟等。

（二）衡量工作绩效、找出偏差

衡量工作绩效、找出偏差是控制过程的衡量阶段，是控制过程的第二步，其目的是获取控制对象的相关信息，找出其脱离标准状态的偏差。通过实际工作情况与控制标准之间的比较和分析，了解和掌握偏差信息，不仅关系到控制工作能否继续开展，还直接关系到管理目标能否实现。要做好这一阶段的工作，应对受控系统的运行效果进行客观、公正的分析和评价，而不能主观臆断。

1. 确定适宜的衡量方式 管理者在对实际工作进行衡量之前，应根据控制对象的重要性和复杂性确定适宜的衡量项目、衡量方法、衡量频度以及衡量主体。

（1）**衡量项目**：衡量的内容在衡量工作中最为重要，管理者应针对决定实际工作好坏的重要因素进行衡量，避免只衡量易于衡量的项目。

（2）**衡量方法**：衡量工作绩效的方法较多，常用的有5种。

1）观察：管理者通过亲自观察、交谈获得真实而全面的信息，但易受时间和精力的限制。

2）报告和报表：是通过书面资料了解工作情况的方法，此方法可节约管理者的时间，但获取信息是否全面有赖于报表和报告的质量。

3）抽样调查：从整批调查对象中抽取部分调查样本进行调查。

4）召开会议：各主管部门的工作汇报有助于管理者了解各部门的工作情况，也有助于加强各部门间的协作和沟通。

5）现象推断：对一些无法衡量的工作，可通过某些现象来推断。

（3）**衡量频度**：即衡量的次数或频率。确定适宜的衡量频度是有效控制的要求之一，针对不同的衡量项目，衡量的频度是不一样的。衡量频度过高，不仅会增加控制费用，而且还会引起相关人员的不满和不信任感，从而影响其工作积极性。衡量频度过低，则有可能造成许多重大的偏差不能及时被发现，不能及时采取纠正措施，从而影响组织目标和计划的实施。衡量频度一般取决于控制标准，对于长期的标准，可以采用年度控制；而对于短期和基础性的标准，则要采用比较频繁的控制。例如，对护士长管理工作绩效的控制常常以季度、年为单位，而对护理质量的控制则需要以日、周、月为单位。

（4）**衡量主体**：包括工作者本人、下级、同事、上级、职能部门的人员或者第三方机构等。衡量的主体不同，控制的类型不同，对控制效果和控制方法产生的影响也不同。

2. 建立有效的信息反馈系统　有效的信息反馈系统能使有关实际工作的信息及纠正偏差措施的信息迅速上传、下达，为纠正偏差建立基础平台。

信息的有效性可直接影响管理的决策和成本。有效的信息体现在3个方面：①信息的收集、检索、传递要及时；②信息要可靠；③信息要实用。

3. 检验标准的客观性和有效性　一般来说，在控制标准确立后，主管部门应将标准以指令的方式，传达给下属参照执行。对执行结果进行控制不仅是衡量成效的过程，同时也是检验标准客观性和有效性的过程。

对实际工作进行衡量，获取的反馈信息与标准进行比较的结果有两种：一种是不存在偏差，此时应及时反馈信息，给予肯定并适时奖励；另一种是存在偏差，此时应根据出现偏差的具体原因采取相应的措施纠正偏差。如果是执行中发生问题，需采取措施纠正偏差；如果是标准本身存在问题，需要修订或更新标准。

（三）采取措施纠正偏差

采取措施纠正偏差是控制过程的关键环节。纠正偏差，使系统重新进入正常的轨道，从而实现组织预定的目标，这不仅体现了控制职能的目的，而且还把控制和其他管理职能紧密结合起来。

1. 评价偏差及其严重程度　偏差是控制系统中的绩效标准与实际结果的差距。并非所有的偏差都会影响组织目标的实现。有些偏差可能是由于计划本身或执行过程中的问题所造成的，有些则是由于一些非关键的、偶然的局部因素引起的，并不一定会对目标的实现造成严重影响。对偏差严重程度的判断，不能仅凭统计概率，而应看偏差是否足以构成对组织活动效率的威胁，以此决定是否需要立即采取纠正措施。例如急救物品完好率99%与健康教育知晓率90%比较，前者1%的偏差会比后者10%的偏差对患者造成更大的危害。

2. 找出偏差产生的主要原因　解决问题首先要明确问题的性质，找出产生差距的原因，然后再采取措施纠正偏差。由于引起偏差的原因多种多样，管理者可以从以下3个方面入手：

（1）**从控制系统内部找原因**：如目标是否切合实际，组织工作是否合理，人员是否称职，设备和技术条件是否完备，管理是否到位等。

（2）**从控制系统外部环境找原因**：如外部环境和预想的条件是否发生变化以及变化程度，这些变化对内部因素的影响等。

（3）**在分析内部因素的基础上找主要原因**：在实践中，如果管理者出于各方面的原因，对控制的偏差只采取一些临时性的纠正措施，而不去分析偏差产生的真正原因，或许会产生一时的效果，但从长远来看，反倒会带来许多不良的影响。因此，管理者必须把精力集中在寻找引起偏差的主要原因上，才能有的放矢，求得治标治本之策。

3. 明确纠正措施的实施对象　纠正措施的实施对象可以是实际的工作，也可以是衡量的标准或计划本身。标准或计划的调整一般取决于两个方面的原因：①标准或计划本身不科学，过高或过低，使得绝大多数员工不能达到或大幅度超过标准；②标准或计划本身没有问题，而是环境发生了不可预测的变化，使原本适用的计划或标准变得不切实际。以上两个方面的原因都不是实际工作的问题，都需要重新调整计划或标准。

4. 选择适当的措施纠正偏差　如果衡量的结果表明，引起偏差的原因是由于工作失误造成的，那么管理者就应根据分析的结果，加强管理和监督，确保工作绩效接近工作目的或与之吻合。

根据行动效果的不同，此类纠正偏差的行动又分为 2 种：①立即执行临时性应急措施，即针对那些迅速、直接影响组织正常活动的急迫问题，要求以最快的速度纠正偏差，避免造成更大的损失；②采取永久性的根治措施，即通过对引起偏差的问题深入地分析，挖掘问题的真正原因，力求从根本上永久性地解决问题，消除偏差。

在护理管理控制过程中，管理者要根据具体问题，综合、灵活地运用这两种方法。例如先立即采取临时性应急措施，将损失降低到最小，待危机缓解以后，再转向永久的根治措施，消除偏差产生的根源和隐患，杜绝偏差再度发生。

在纠正偏差的过程中，要比较纠正偏差工作的成本和偏差可能带来的损失，选择投入少、成本低、效果好的方案组织实施。如果纠正偏差的工作涉及对原计划进行部分或全部的调整，管理者要充分考虑计划中已经实施的部分对资源的消耗、环境的影响以及人员思想观念的转变。

由于纠正偏差的措施会不同程度地涉及组织成员的利益，因此在纠正偏差的过程中，管理者要避免人为障碍，注重消除执行者的疑虑，争取组织成员对纠正偏差措施的理解和支持，使得纠正偏差的工作能够得以顺利实施。

护理管理过程中的控制过程见图 7-3。

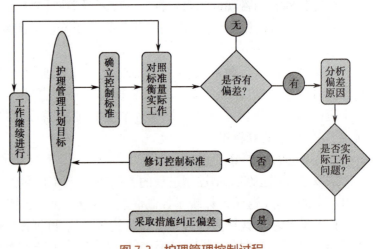

图 7-3　护理管理控制过程

第二节　护理成本管理

医院成本管理是一项综合、复杂的系统工程。成本核算是市场经济条件下医院管理的核心之一，做好成本管理有利于促进医疗服务质量的提高和运行成本的降低，从而实现医院的快速发展。护理成本是医院成本的主要部分，因此通过加强护理成本管理和核算，可以提高服务质量和经济效益，提升护理管理水平，达到合理分配护理资源的目的。

ER 7-3

思维导图

一、成本的基本概念与分类

（一）基本概念

1. 成本（cost）　是生产过程中所消耗的物化劳动和活劳动价值的货币表现。在医疗卫生领域中，成本是指在提供医疗服务过程中所消耗的直接成本（材料成本、人力成本）和间接成本（管理费、教育培训费和其他费用）的总和。

2. 护理成本（nursing cost）　是在给患者提供诊疗、监护、防治、基础护理技术及服务过程中所消耗的物化劳动和活劳动价值的货币表现。其中，物化劳动包括房屋、设备设施折旧、材料消耗以及业务活动所开支的各项管理费用，活劳动包括工作人员（专业人员和管理人员）脑力和体力消耗所创造的价值。

3. 护理成本核算（nursing cost accounting）　是指把一定时期内由于提供护理服务而发生的一切费用进行汇集、分配，并计算护理服务成本的活动。护理成本核算的目的是了解护理活动中人力、物力、财力的实际消耗，规范护理成本管理，从而加强医院的护理经济管理，达到合理配置护理资源的目的。

（二）护理成本分类

护理成本根据不同的分类方法可以分为：

1. 护理直接成本和护理间接成本

（1）护理直接成本（nursing direct cost）：指为开展某项护理服务而消耗的资源价值，并且所提供的护理服务项目的费用可以依据凭证直接计入，如护士的工资，护理材料、低值易耗品的费用等。

（2）护理间接成本（nursing indirect cost）：指无法直接计入某项护理服务项目中，而需要经过合理分摊进行分配的费用，如水电费、房屋和大型仪器设备折旧费、被服损耗费和护理管理费用等。

2. 护理固定成本和护理可变成本

（1）护理固定成本（nursing fixed cost）：与接受护理服务的患者数量不相关。例如工作场所的租赁成本、固定资产的折旧费以及护士的工资等都属于固定成本，不管患者数量多少，这些成本是固定不变的。

（2）护理可变成本（nursing variable cost）：随着服务量的变化而相应增加或减少，如医疗用品、患者床单的洗涤以及物品的消毒成本等。

二、护理成本的组成

按照成本的构成方法，护理成本具体包括以下 3 个方面：护理人力成本、护理材料成本以及间接成本。

（一）护理人力成本

护理人力成本，即劳务费，是在护理服务过程中所消耗的人力资源价值，是护理人员提供服务的活劳动方面的补偿。

（二）护理材料成本

护理材料成本，是提供护理服务过程中所消耗的低值易耗品等的材料费用，包括医用卫生材料和其他材料的费用。护理材料成本＝材料含税单价×实际消耗量。

（三）间接成本

间接成本包括固定资产折旧及维修费，业务费，管理、教学、研究费。固定资产折旧是指固定资产在一定时期内转移到卫生服务中的价值的货币表现，固定资产具体包括房屋建筑、耐用期在 1年以上的仪器设备、家具及各种电器价值的总和。业务费是指在提供护理服务过程中所需的消耗性费用开支，其形态在活动中一次性消耗，其价值全部一次性转入服务成本，包括水费、电费、燃料费、清洁洗涤费和其他不易归类的各种业务费。管理、教学、研究费主要是指护士开展管理、教学、培训及研究等过程所产生的费用。

三、护理成本管理的内容和程序

护理成本管理贯穿于护理服务活动的全过程,包括编制成本预算、进行成本核算、开展成本分析等内容。成本预算是计划,也是前馈控制,是成本控制最常用的方法。成本核算是过程控制,即对医疗护理服务过程中所花费的各项开支,依据计划进行严格的控制和监督,并正确计算实际成本。成本分析是反馈控制,即通过实际成本和计划成本的比较,检查成本计划的落实情况并提出改进措施。护理成本管理的基本任务是通过成本管理,反映医院医疗护理服务和经营的成果,挖掘潜力,努力降低成本。

(一) 编制成本预算

实现成本控制的起点是预算,它既是成本控制的目标,又是成本分析和考核的依据,对挖掘降低成本的潜力,提高成本控制能力和财务管理水平都具有重要意义。编制成本预算需要管理者超前计划并建立明确的目标和期望值。编制成本预算的过程包括以下程序:

1. **收集信息** 包括环境评估,目标、任务评估以及项目的优先性评估等。

2. **进行各部分预算** 包括营业预算、资本预算、现金预算。护理成本预算主要包括护理人力资源的预算、护理培训经费的预算、护理学术交流经费的预算、护理奖励经费的预算以及护理仪器设备购置的预算等。

3. **协商和修订** 在总成本一定的情况下,对以上各部分的预算经费进行协商,必要时作出修订。

4. **评估** 包括反馈并进行差异分析。通过反馈,可将某一项目中的实际表现与预算的正或负的差异进行长远分析,以实现消除差异的目的。

(二) 进行成本核算

成本核算是企业对产品生产过程中的各种费用进行汇集、计算、分配和控制的过程,并为将来的成本预测、编制下期成本计划提供了可靠资料。开展护理成本核算,建立并实施相应的护理绩效管理方案,能充分体现护士的劳动价值,调动护士的工作积极性,有助于提升护理服务的质量和水平,提高患者满意度。护理成本核算的方法包括以下6种:

1. **项目成本核算** 是以护理项目为对象,归集费用、分配费用来核算成本的方法,如静脉注射、口腔护理、压力性损伤护理成本的核算。计算护理项目成本可以为制订和调整护理收费标准提供可靠的依据。但是项目成本核算法不能反映某种疾病的护理成本,不能反映不同严重程度疾病的护理成本。

2. **等级护理成本核算** 用此方法计算护理成本时先用德尔菲法确定一级、二级和三级护理每天需完成的护理项目,对这些项目所需的护理时间进行测定,再用项目成本核算的方法计算各项目成本,各项目成本的总和即为等级护理成本。

3. **患者分类法** 以患者分类系统为基础测算护理需求或工作量的成本核算方法,根据患者的病情严重程度判定护理需要,计算护理点数及护理时数,确定护理成本和收费标准。患者分类法通常包括两种:一是原型患者分类法,如我国医院采用的分级护理即为原型患者分类法;二是因素型患者分类法,如根据患者需要及护理过程将护理成本内容分为基本需要、患者病情评估、基本护理、治疗需求、饮食与排便、清洁、翻身活动等。

4. **病种成本核算** 是以病种为成本计算对象归集与分配费用,计算出每个病种所需护理成本的方法。按病种服务收费是将全部的病种按诊断、手术项目、住院时间、并发症和患者的年龄、性别分成若干个病种组,对同一病种组的任何患者,无论实际住院费用是多少,均按统一的标准对医院补偿。

5. 作业成本法 是以"成本驱动因素"理论为依据,根据产品生产经营过程中发生和形成的产品与作业、作业链与价值链的关系,对成本发生的动因加以正确分析,选择"作业"为成本计算对象,归集和分配生产经营费用的一种成本核算方法。作业成本法较之传统的成本核算方法,更倾向于尽可能地追溯直接成本,对于间接费用的分配和处理也尽可能依据其发生的动因安排成本归宿,这样可以为护理的实际成本核算工作带来更为准确的成本信息,并可以更及时、有效地反映相关的成本信息。

6. 综合法 是指结合患者分类法及病种成本核算,应用计算机技术建立相应护理需求的标准并实施护理,来决定患者的护理成本,也称计算机辅助法。

(三) 开展成本分析

成本分析是成本控制反馈的主要内容和关键步骤,通过成本分析,可以为下一期的成本预测和决策提供必需的资料。成本分析的任务是依据成本核算资料,对照成本计划和历史同期成本指标,了解成本计划的完成情况和成本变动趋势,查找影响成本变动的原因,测定其影响程度,为改进成本管理工作、降低成本提供依据和建议。

1. 成本与收费的比较分析 成本与收费的比较研究可以为评价医院医疗服务的效益、制订合理收费标准、理顺护理补偿机制提供可靠的依据。

2. 实际成本与标准成本的比较分析 由于实际成本中包含了部分资源浪费(或不足)的成本,标准成本较之更具有合理性。通过标准成本与实际成本的比较分析,可以帮助护理管理人员找出差距,提高管理水平。

3. 成本内部构成分析 将成本按不同的组成部分进行分析,分析成本内部各组成部分的特点、比例及其对总成本的影响等。

4. 量、本、利分析 服务量、成本与收益之间存在着一定的内在联系,运用经济学方法,可以分析既定产量下的最低成本组合、既定成本曲线下的保本服务量和最佳服务量。

5. 护理成本的效益分析 目前常用的目标包括贴现率、内部收益率、成本效率比率等。其特点是用货币表示护理干预的效果,以完成护理资源配置的经济效益分析、护理技术的经济效益分析、护理管理的经济效益分析。

6. 护理成本的效果分析 成本效果分析是评价护理规划方案经济效果的一种方法,一般用于评价不宜用货币来表示的护理服务结果,其评价指标包括3种:中间健康问题临床效果指标、最终健康问题临床效果指标、生命数量指标。

7. 护理成本的效用分析 目前常用的指标有质量调整生命年和失能调整生命年。其特点是选用人工指标评价护理效用,不仅重视生命时间的延长,更重视生命质量的效果。

(四) 进行成本控制

护理成本控制是指预先制订合理目标,按照目标执行,将执行结果与目标比较,列出差异的项目,再通过分析、检讨、改正使成本降至最低。护理成本控制的意义在于尽量从制度上着手改进工作方法与流程,减少不必要的资源消耗,鼓励员工更加爱护医院财物,以达到医院资源的最佳使用效益。成本控制一般包括以下程序:

1. 根据定额制订成本标准 成本标准是对各项费用开支和资源消耗规定的数量界限,是成本控制和成本考核的依据。

2. 执行标准 即对成本的形成过程进行计算和监督。

3. 确定差异 核实实际消耗脱离成本指标的差异,分析成本发生差异的程度和性质,确定造成差异的原因和责任归属。

4. 消除差异 组织护士挖掘增产节约的潜力,提出降低成本的新措施或修订成本标准的建议。

四、降低护理成本的途径

（一）人力成本

人力成本方面做到科学编配，合理排班。根据年度患者的平均护理级别和工作总量，适当考虑人员进修、培训、产假等因素，分析并确定所需的编制人员，避免人浮于事，可减少直接成本中的工资、补助、公务费开支等。结合各班次人员的业务水平、工作能力进行搭配，以提高工作效率、保证工作质量，使各班工作紧密衔接，促使护理成本产生高效低耗的效果，从而达到提高效益的目的。

（二）工作简化和改进

通过消除无效工作，合并相关工作，改善工作地点、程序与方法等缩短工作流程，减少人力、物力与时间的浪费，减少延误，降低成本，提高工作效率。例如作业信息化，包括医嘱采用标准化护理语言代码输入、建立护理通报信息系统等，可缩短护理通报工作流程，节省人工抄写及信息传达的人力与物力。

（三）物力成本

物资材料成本占医院运营成本的 30%~50%，因此，物资管理的好坏对医院运营有关键性的影响。

1. 增强物资管理意识，形成"三个主动" 主动加强对医疗器械的维护，主动对申购新设备提出质量和价格要求，主动清理闲置设备。

2. 增强节约意识，形成"三个注重" 注重水、电、气的管理，注重医用护理材料的管理，注重物资财产的管理。

3. 增强经济意识，形成"三个严格" 严格的物价政策，严格的价格管理，严格控制收费。

（四）实行零缺陷管理

护士应严格遵守医院的各项规章制度，使各项工作规范化，标准化和科学化。在医院内提高护士的技术水平，增强其责任心，端正其服务态度，提倡护士一次把事情做对、做好，减少护理缺陷、差错、事故的发生，减少意外赔偿费用，这些都是控制成本消耗较为经济的手段。

小结

本章首先从控制、控制系统的概念出发阐述了控制的类型、控制的原则、有效控制的特征、控制的基本过程以及控制过程中应该注意的问题，继而阐述了护理成本的相关概念、成本的组成以及降低护理成本的途径等。通过本章内容的学习，学生应能够阐述控制和护理成本的相关概念，初步了解护理管理中控制的方法、原则，并能够将控制过程应用在护理质量管理实践、护理成本管理及相关程序中。

ER 7-4

扫一扫
测一测

（过玉蓉）

思考题

1. 控制的过程有哪些基本步骤？
2. 前馈控制、过程控制和反馈控制之间有什么区别和联系？
3. 简述护理成本的概念及组成。
4. 请根据控制的基本原则分析在临床中为什么有些护士长终日忙碌、勤勤恳恳，却不能很好地完成管理任务。

第八章 | 护理质量管理与持续改进

学习目标

1. 掌握质量与护理质量管理的概念；PDCA 循环的步骤及特点。
2. 熟悉护理质量管理的任务；护理质量管理标准的分类。
3. 了解护理质量管理的过程；品管圈活动的基本步骤。
4. 能够运用 PDCA 循环参与制订护理质量持续改进方案。
5. 具有持续质量改进的意识和基本能力。

第一节　护理质量管理概述

ER 8-2

思维导图

　　质量是组织生存发展的基础。护理质量是医院质量的重要组成部分，在保证医疗护理服务效果中占有重要地位。护理质量管理是一个不断完善、持续改进的过程，是护理管理的核心和重点，是保障患者安全的重要屏障，也是体现护理工作价值的重要手段。提高护理管理水平和技术水平的最终目的就是提高护理质量。在激烈的医疗市场竞争中，想要提高医院的市场竞争力，必须持续改进质量。

一、质量管理相关概念

　　1. 质量（quality）　在管理学中狭义的质量概念常指产品或服务的优劣程度；广义的质量主要包括过程质量和工作质量。国际标准化组织（International Organization for Standardization，ISO）将质量定义为反映实体满足明确和隐含需要的能力和特性总和。质量一般包含 3 层含义：规定质量、要求质量和魅力质量。规定质量是指产品或服务达到了预定的标准；要求质量是指产品或服务的特性满足了顾客的要求；魅力质量是指产品或服务的特性超出了顾客的期望。

　　2. 质量管理（quality management）　是组织为了使产品质量能满足不断更新的质量要求、达到顾客的满意程度而开展的策划、组织、实施、控制、检查、审核及改进等有关活动的总和。质量管理以达到质量标准为基础，以满足和超越顾客期望为目标，是全面管理的一个重要环节，其主要形式如下：

　　（1）**质量策划**（quality planning）：是致力于制订质量目标，并规定必要的运行过程和相关资源以实现质量目标的过程，其关键是制订质量目标并设法使之实现。

　　（2）**质量控制**（quality control）：是致力于满足质量要求的质量控制工程，其目的是保证质量。

　　（3）**质量保证**（quality assurance）：是针对用户而言的，是为了向服务对象提供足够的资质证明，表明组织能够满足质量要求，而在质量体系中实施，并根据需要进行有计划和有系统的活动过程。

　　（4）**质量改进**（quality improvement）：是质量管理的一部分，致力于增强满足质量要求的能力。

　　3. 质量管理体系（quality management system）　是指为实现质量管理的方针、目标而建立的相应管理体系，可有效地开展各项质量管理活动。ISO 将质量管理体系定义为"在质量方面指挥和控制组织的管理体系"，包括制订质量方针及目标、质量策划、质量控制、质量保证和质量改进等活动。

4. 护理质量（nursing quality） 指护理人员为患者提供护理技术和生活服务的过程及其效果，以及满足服务对象需要的程度。护理质量不是以物质形态反映其效果与程度的，而是在护理服务的实际过程和结果中表现出来的。

5. 护理质量管理（nursing quality management） 指按照护理质量形成的过程和规律，对构成护理质量的各要素进行计划、组织、协调和控制，以保证护理服务达到规定的标准，满足和超越服务对象需要的活动过程。

6. 护理质量管理体系（nursing quality management system） 在护理质量管理中具有指挥和控制作用，是实施护理质量管理所需的组织结构、程序、过程和资源，是建立护理质量方针和质量目标并为实现质量目标而持续运行的体系。

二、质量管理发展史

从解决质量问题所依据的手段和方式来看，质量管理经历了质量检验、统计质量控制、全面质量管理及卓越性质量4个阶段。

（一）质量检验阶段

20世纪初的科学管理理论主张计划与执行分开，强调职能工长制在保证质量方面的作用，质量管理的责任从操作者那里转移到工长身上。后来，由于企业规模的扩大，质量检验工作又由工长转移给专职的质量检验人员。"专职检验"（又被称为"事后检验"）的产生，解决了长期以来由操作人员自己制造产品、自己检验和管理产品质量的问题。

中华人民共和国成立后的30年间，护理管理主要以经验管理为主，即"管家式"的管理方法，缺乏可靠性和科学性，使护理质量难以保证。

（二）统计质量控制阶段

20世纪40—50年代为统计质量控制阶段。统计质量控制阶段以数理统计方法与质量管理的结合，通过对过程中影响因素的控制达到控制结果的目的，使质量管理由"事后检验"转为对生产过程的检查和控制的"事先预防"，将全数检查改为抽样调查，从而杜绝了大批量不合格产品的产生，减少了不合格产品带来的损失。

20世纪80年代，我国护理管理引进目标管理法，使质量管理的事后控制转为事前、事中控制和事后评价的系统管理过程。在目标管理的应用过程中，标准的确立非常重要，因此标准化管理也被纳入护理管理实践中。

（三）全面质量管理阶段

20世纪80年代，质量管理进入全面质量管理阶段。全面质量管理是经营者、从业人员和其他的相关方在共同重视质量意识的基础上成为一体，以向顾客提供满意的服务和产品为目的，把方针管理、功能管理、质量控制小组活动等作为活动的核心，通过顾客导向、持续改善、全员参加来进行的管理活动。在全面质量管理的发展中，戴明（W. Edwards Deming）提出的质量管理循环（PDCA循环）是全面质量管理应遵循的科学管理工作程序和基本方法。

我国护理管理在20世纪90年代引入全面质量管理，并取得了良好效果。

（四）卓越性质量阶段

20世纪90年代，质量管理进入卓越性质量阶段。六西格玛管理方法逐步确定了全新的卓越质量观念，即顾客对质量的感知远远超出其期望，如果顾客感到惊喜，意味着质量没有缺陷。六西格玛法已经由一个单纯的质量测量指标演化成一套加速改进、实现前所未有绩效水平的综合策略。它的衡量依据有3项：一是体现顾客价值，追求顾客满意和顾客忠诚；二是降低资源成本，减少差错和缺陷；三是降低和抵御风险。

三、护理质量管理的重要性

护理工作是卫生健康事业的重要组成部分，对全面推进健康中国建设、积极应对人口老龄化具有重要意义。护理工作对患者的生命担负着重要责任。实施护理质量管理对促进护理专业的发展，提高科学管理水平是非常重要的，其重要性体现在以下几个方面：

1. 服务对象的特殊性决定了护理质量管理的重要性 护理的服务对象是患者，既具有生物特点，又具有社会、心理及道德等方面的特点。医疗护理质量关系患者的生死安危，各项护理活动都要通过护理人员落实到患者身上，每项护理服务活动都与人的健康甚至生命息息相关。

2. 医疗技术的进步决定了护理质量管理的重要性 随着科学技术的进步、医疗事业的迅速发展，护理技术也发生了惊人的变化。人工心肺机、各种监护仪、呼吸机等仪器设备的临床应用给患者带来了新希望。但是，使用仪器的护理人员也是影响患者生命安危的重要因素。护理服务质量高、技术好，有助于提高患者的生命质量。反之，则会损害患者的生命质量。

3. 护理服务的普遍性决定了护理质量管理的重要性 护理人员每天与患者接触得最多。患者的饮食起居、病情变化、心理状态及环境状况，护理人员了解得最直接、最清楚。护理人员能否及时掌握患者的病情变化并将信息及时传递给医生，对治疗及康复十分重要，这就要求管理者具有高质量的护理管理水平。

4. 护理质量管理的多样性和复杂性决定了护理质量管理的重要性 患者对医疗护理的期望值越来越高，他们不仅期望护理人员的服务态度、仪表举止、技术操作、健康指导等方面好，而且更希望被尊重和重视。例如门诊护理人员的服务态度会使就医者产生第一质量印象，被称为"先锋质量"；患者住院后希望受到热情的接待、有舒适的生活环境、对病情有所了解、收费合理，并得到高水平的治疗与护理等，被称为"过程质量"；当患者出院或离开医院后，会对整个就医过程和治疗护理效果产生最后的质量印象，被称为"终末质量"。

四、护理质量管理的任务

（一）建立质量管理体系

护理质量是在护理服务活动过程中逐步形成的。要使护理服务过程中影响质量的要素都处于受控状态，必须建立完善的护理质量管理体系，明确规定每一个护理人员在质量工作中的具体任务、职责和权限。只有这样，才能有效地实施护理管理活动，保证服务质量的不断提高。

（二）进行质量教育

质量教育是质量管理中一项重要的基础工作。质量教育的第一任务是培养质量意识，树立质量第一、以患者为中心的思想，使护理人员认识到自己在提高质量中的责任和重要性，明确提高质量对于整个医院和社会的意义，在临床护理工作中能自觉采取行动，保证护理质量。其次要进行质量管理方法的训练和导入。尽管人们对质量的重要性已有相当的认识，但如果不懂得应用质量管理的方法，质量问题仍然得不到实质的解决。

（三）制订护理质量标准

质量管理的核心是制订标准。质量标准是质量管理的基础，也是规范护理行为的依据。因此，制订护理质量标准是护理管理者的重要工作，也是质量管理的基本任务。只有建立科学、细致的护理质量标准体系，才能达到规范行为的目的。

（四）强化护理资源管理

护理资源是确保质量体系运行的条件。为实现医院的质量方针和目标，满足患者的需要与期望，护理管理者应根据质量要求，合理分配和利用资源，如人力资源、基础设施和工作环境等。同时要注意成本控制，为患者提供高性价比的护理服务，以取得良好的经济效益和社会效益。

（五）进行全面质量控制

对影响质量的各要素和过程进行全面质量控制。其控制的方法是按照标准对护理工作进行监督、检查与评价，其目的在于衡量绩效、纠正偏差。在进行全面质量控制中强调"四个一切"的思想，即一切以预防为主、一切以患者为中心、一切以数据为依据、一切工作遵循 PDCA 循环，使质量管理从整体控制和深化程度上都能达到新水平。

（六）持续质量改进

患者安全和医疗质量是医院管理的根本，持续质量改进是护理工作的核心内容，建立质量信息反馈是质量管理中的重要环节。及时、准确、有效的信息能使护理人员了解护理质量存在的问题，采取措施及时解决，循环反复，以达到持续质量改进的目的。

五、护理质量管理的原则

（一）以患者为中心的原则

患者是医院医疗服务的中心，是医院赖以生存和发展的基础。坚持以患者为中心是护理质量管理的首要原则。医院的一切活动都应该围绕着满足患者需求，并力争超越患者的期望而展开。护理管理者必须时刻关注患者现存的潜在需求，以及对现有服务的满意程度，通过持续改进护理质量，达到满足甚至超越患者期望的目的，取得患者的信任，进而提升医院的整体竞争实力。

（二）预防为主的原则

预防为主就是说质量管理要从根本抓起，要树立"三级预防"的理念。一级预防是力争不发生任何质量问题；二级预防是将可能发生的质量问题消灭在萌芽状态；三级预防是当发生质量问题时，将不良影响和损害降到最低。即把好准入关、把好过程关、持续质量改进。

（三）系统方法原则

万事万物是相互联系、相互依存的。只有用普遍联系的、全面系统的、发展变化的观点观察事物，才能把握事物的发展规律。系统方法是从系统地分析有关数据、资料或客观事实开始，确定要达到的优化目标，然后通过设计或策划相应措施、步骤以及应配置的资源，形成一个完整的方案，最后在实施中通过系统管理而取得高效率。医院是由不同的部门组成的系统，它们相互关联、相互影响。在护理质量管理中采用系统方法，就是要把护理质量管理体系作为一个大系统，对组成护理质量管理体系的各个过程加以识别、理解和管理，以达到实现质量方针和质量目标的要求。

（四）全员参与原则

护理人员的服务态度和行为直接影响着护理质量。护理质量的提高不仅需要护理管理者加强管理，而且也需要全体护理人员的努力。护理管理者要重视护理人员的作用，对护理人员进行培训，提高他们的质量意识，充分发挥他们的主观能动性和创造性，引导他们自觉参与护理质量管理，不断地提高护理质量。

（五）标准化原则

质量标准化是质量管理的基础工作，是建立质量管理的"法规"。只有建立、健全质量管理制度，才能使各级护理人员有章可循。护理质量标准化包括建立各项规章制度、各级人员岗位职责、各种操作规程、各类工作质量标准和检查质量标准等。在质量管理的过程中，通过遵循各项标准和不断修订标准，使管理科学化、规范化。

（六）分级管理原则

质量管理组织网络由不同层次的人员组成，各层次的职责均有所侧重。在医院，护理工作一般实行分管院长—护理部—（科）护士长的分级管理制度，由护理部设定护理质量目标，拟订质量标准，制订质量控制计划、管理制度，实施质量素质教育和质量检测评定。各科室护士长侧重抓质量标准的落实，贯彻实施各项规章制度和操作常规。在护理活动中护理管理者督促下属人员实施自我控制、同级控制及逐级控制，调动所有护理人员实施护理目标的积极性。

（七）基于事实决策的原则

基于事实的决策方法是指组织的各级领导在作出决策时要有事实依据，以减少决策不当和避免决策失误。有效的决策必须以充分的数据和真实的信息为基础，以客观事实为依据，运用统计技术，有意识地收集与质量管理目标相关的各种数据和信息，只有这样才能最大化地降低决策失误的风险。例如护理管理者要通过检查各项护理措施的实施记录、护理安全事件报告表、患者和家属投诉表等，对护理服务过程进行测量和监控，从中分析并掌握患者满意和／或不满意的情况以及护理过程、护理服务的进展情况及变化趋势等，利用数据分析结果，结合过去的经验和直觉判断对护理质量体系进行评价，作出决策并采取行动。

（八）过程方法的原则

质量管理体系是由相互关联的过程组成的。通过对这些过程之间相互关联和相互依赖的关系进行有效的控制，弄清楚该体系是如何产生结果的，来不断完善体系，提高质量。对护理管理者来讲，不仅要识别患者从就诊入院、住院到康复出院的全部服务过程，而且要对整个过程的全部影响因素进行管理及控制；不仅要注重终末质量管理，更要重视过程质量管理，确保满足患者的需求。

（九）持续改进的原则

持续改进是在现有水平的基础上，通过一系列的活动，不断提高产品质量、经营过程及管理体系有效性和效率的循环活动。为了能有效持续改进，当发现护理问题时，首先应调查、分析原因，而不仅仅是处理这个问题，然后应采取纠正措施并检验其改进效果，实施持续质量改进。要强化各层次护理人员，特别是管理层护理人员追求卓越的质量意识，以提高效率和有效性为目标，主动寻求改进机会、确定改进项目，而不是等出现问题再考虑改进。

六、护理质量管理的过程

护理质量管理的过程是通过护理质量体系的建立和实施完成的。

（一）护理质量管理体系的组织准备

1.领导决策，建立组织　建立质量体系，首先要统一高层管理者的认识，明确建立和实施质量体系的目的、意义、作用和方法。要结合医院的具体实际情况，分析、找出护理质量存在的主要问题并作出决策。选择合适的人员组成护理质量管理小组，专门负责制订工作计划并组织实施。

2.制订计划，确定目标　制订计划是实施质量体系的基础工作，工作计划要明确质量方针与目标，实施目标管理，责任到人。护理管理者应亲自策划，并利用多种形式宣传质量改进的方针与目标。

3.调查现状，选择要素　广泛调查、了解本部门质量形成过程中存在的问题及建立质量体系重点要解决的问题，明确质量改进的方向，确定所需要的体系要素，将要素展开为若干个质量活动，确定每个活动的范围、目的、途径和方法。

4.分解职责，配置资源　质量职责的分解应遵循职、责、权、利相统一的原则，做到职、责、权、利清晰明确。职责分解和资源的合理配置是紧密联系在一起的，任何质量活动的实施都要建立在一定的人力、物力资源基础上，应根据质量体系建设的需要，在满足活动需要的基础上精打细算，做到人尽其才、物尽其用。

（二）编制护理质量体系文件

护理质量体系文件是对质量方针、目标、组织结构、职责职权及质量体系要素等详细的描述。质量体系文件应体现科学性、先进性、可操作性和经济性，便于管理和控制。

（三）质量体系的实施

1.教育培训　针对质量体系文件的内容，进行全体成员的教育培训，提高对建立质量管理体系的认识，使技术管理适应新要求。

2. 组织协调　在质量管理体系文件的执行过程中，会因设计不周、体系情况变化等出现各种问题，另外执行人员对质量管理体系文件理解和掌握的程度不同可能会造成不协调，应注意在部门、人员之间进行协调，及时纠正偏差，保证护理质量管理体系的有效运作。

3. 建立信息反馈系统　质量体系每运行一步都会产生许多质量信息，对这些信息应分层次、分等级进行收集、整理、储存、分析、处理和输出，并反馈到各个执行或决策部门，以便作出正确决策。

4. 质量体系评价与审核　把握质量管理体系的运行状态，对质量体系的文件、运行过程和结果进行评价和审核。

5. 质量改进　想要为患者提供最优质的护理服务，关键是预防质量问题的出现，而不是出现问题才改进。

第二节　护理质量管理与评价

一、护理质量管理标准及标准化管理

护理质量管理标准是质量管理的重要依据，它既是衡量护理工作优劣的准则，也是指导护理人员工作的指南。建立科学、系统的护理质量标准和评价体系，有利于护理质量的提高。

思维导图

（一）护理质量管理标准及标准化相关概念

1. 标准（standard）　是衡量事物的准则，是共同遵守的原则或规范，是对需要协调统一的技术或其他事物所做的统一规定。它以科学技术和实践经验为基础，经有关方面协商同意，由公认的机构批准，以特定的形式发布。其目的是获得最佳的工作秩序和社会效益。

2. 标准化（standardization）　是以具有重复性特征的事物为对象，以实现最佳经济效益为目标，有组织地制订、修改和贯彻各种标准的整个活动过程。标准化的基本形式包括简化、统一化、系列化、通用化和组合化。

3. 标准化管理（management of standardization）　是制订标准、贯彻执行标准以及修订标准的组织和控制的全过程。

4. 护理质量标准（nursing quality standard）　是依据护理工作的内容、特点、流程、管理需求，护理人员及服务对象的特点和需求制订的护理人员应遵守的准则、规定、程序和方式，通常由一系列具体的标准组成。例如医院工作的各种条例、制度、岗位职责、医疗护理技术操作常规均属于广义的标准；《护士条例》等属于正式颁布的国家标准。

（二）标准的分类和级别

标准是衡量事物的客观准则，是一种权威性的规定。按性质分为强制性标准和推荐性标准；按习惯分为技术标准、管理标准和工作标准；按对象分为基础标准、产品标准、过程标准、试验标准、服务标准和接口标准等。

《中华人民共和国标准化法》规定，我国的标准包括国家标准、行业标准、地方标准和团体标准、企业标准。

（三）护理质量管理标准的分类

我国目前尚无统一的护理质量管理标准的分类，目前较常用的是根据管理过程结构分类的质量标准。

1. 按管理过程结构分类

（1）结构（要素）质量标准：是构成护理工作质量的基本要素。要素质量标准既可以是护理技术操作的要素质量标准，也可以指管理的要素质量标准。以下均为要素质量标准：

1) 机构设置合理：建立完善的护理管理组织体系。

2) 设施齐全、功能完好：病区布局合理，患者床单元的物品配备齐全，呼叫器完好等。

3) 仪器齐全、性能完好：各类抢救仪器、药品及用物齐全；仪器功能良好，处于应急状态。

4) 人员数量、质量符合要求：护理人员的职称结构、人力安排合适等。

5) 工作制度和标准齐全：有年度工作计划、工作重点、工作安排、工作总结，有护理工作制度、工作职责、工作流程和工作标准，有常见疾病的护理常规、技术操作规程、护理缺陷报告及管理制度等，有护理质量标准、考核方法及持续改进方案等。

（2）过程（环节）质量标准：是各种要素通过组织管理所形成的各项工作能力、服务项目及其工作程序质量，主要包括患者从就诊到入院、诊断、治疗、检查、护理及出院等各个环节。过程质量不仅包括护理管理工作过程，而且包括护理业务技术活动全过程，同时还强调医疗服务体系的协调作用。

（3）结果（终末）质量标准：护理工作的终末质量是指患者所得到的护理效果的综合质量。它是通过某种质量评价方法形成的质量指标体系，这类指标包括患者满意度、跌倒发生率及住院患者身体约束率等。

结构质量、过程质量和结果质量标准是不可分割的整体，它们相互影响、相互制约，最终目标是提高护理质量。

2. 根据使用范围分类

（1）护理技术操作质量标准：包括基础护理技术操作和专科护理技术操作。

总标准：严格执行"三查七对"和操作规程，严格执行无菌操作原则及操作程序，操作正确、熟练。每项护理技术操作质量标准均包括3个部分：

1) 准备质量标准：包括护理人员和患者的准备，物品和环境的准备。

2) 过程质量标准：包括操作过程中的各个环节。

3) 终末质量标准：即操作完毕时应达到的效果。例如护理技术操作合格率标准值为90%~95%即属于终末质量标准。

（2）护理管理质量标准：为了进行质量管理，需要对有关的计划、组织、人事、领导、控制等管理职能制订相应的标准，即护理管理质量标准，如护理部、科护士长、护士长工作质量标准，病房护理工作质量标准，各部门管理质量标准等。

护理部管理质量标准的内容包括健全的领导体制，完成各项护理质量指标；管理目标明确，做到有年计划、季计划、月计划，及时总结，有具体措施；护理管理制度健全，有全院统一的管理制度，有健全的会议制度；能落实护理检查和质量控制；有计划、有目标地培养护理人员；开展护理教学和科研工作；有科护士长、护士长考核办法等。

病房护理工作质量标准包括病室管理、基础护理与重症护理、无菌操作与消毒隔离、岗位责任制、护理人员素质等。

各部门管理质量标准包括门诊、急诊科、重症医学科、新生儿科、手术室等质量标准。

（3）护理文件书写质量标准：护理文件包括体温单、医嘱执行单、入院患者首次护理评估单、护理记录单、危重（特殊观察）患者护理记录单、手术护理记录单、健康教育评估表及其他各种护理评估表等。记录应及时、准确、客观，医学术语的应用应准确。护理文件书写质量的标准值为90%~95%。

（4）临床护理质量标准：包括临床护理工作体现人性化，体现患者知情同意与隐私保护的责任；基础护理与分级护理的措施到位；护理人员对住院患者的用药、治疗提供规范服务；对实施围手术期护理的患者有规范的术前访视和术后支持服务制度与程序；提供适宜的康复和健康指导；各种医技检查的护理措施到位；实施主动静脉治疗，选择合适的输液工具；密切观察患者病情变化，根据要求正确记录。例如整体护理质量标准要求健康教育的覆盖率应为100%，患者对健康教育的知晓率应为95%。

3. 根据使用目的分类

(1)**方法性标准**：指质量控制标准，如住院患者跌倒发生率、住院患者身体约束率等。

(2)**工作实施质量标准**：如各级人员职责、操作规程、护理常规、基础护理质量标准等。

(3)**质量计划标准**：如工作计划、技术发展规划等。

（四）护理质量标准化管理

护理质量标准化管理是指制（修）订护理质量标准，执行落实护理质量标准，以及不断制（修）订护理质量标准的整个过程，也是护理标准化建设不断完善的过程。

1. 制订护理质量标准的原则

(1)**可衡量性原则**：没有数据就没有质量的概念，因此在制订护理质量标准时，要尽量用数据表述，对一些定性标准也尽量将其转化为可计量的指标。

(2)**科学性原则**：制订护理质量标准不仅要符合法律、法规和相关规章制度的要求，而且要能够满足患者的需要。科学地制订护理质量标准有利于规范护理人员的行为，有利于提高护理质量和医院管理水平，有利于护理人才队伍的培养，促进护理学科的发展。

(3)**先进性原则**：因为护理工作的对象是患者，任何疏忽、失误或处理不当，都会给患者造成不良影响或严重后果。因此，要总结国内外护理工作的经验和教训，在充分循证的基础上，按照质量标准形成的规律制订标准。

(4)**实用性原则**：从客观实际出发，根据现有人员、技术、设备、物资、时间、任务等条件，制订出质量标准和具体指标。制订标准时应基于事实、略高于事实，即标准应是经过努力可达到的。

(5)**相对稳定性原则**：在制订各项质量标准时要有科学的依据和群众基础，一经审定，必须严肃、认真地执行。因此，需要保持各项标准的相对稳定性，不可朝令夕改。

2. 护理质量标准化管理的方法与步骤

(1)**确立目标**：目标是一个计划或方案要实现的最终的、具体的、可测量的最终结果，一般由医院的决策层制订总目标，职能科室制订分目标，科室负责目标的完成。

(2)**制订标准**：依据国家、部门或行业标准及各医院的实际情况来制订标准，要注意单位、地区标准要服从于国家和行业标准，可以高于但不能低于国家标准和行业标准，但必须是可达到的。

(3)**实施标准**：标准是一种权威性的决定，一旦确定就必须严格执行。标准执行前要组织所属人员认真学习，了解标准的内容，掌握各项质量的标准要求，自觉地执行标准，保证标准的落实。

(4)**检查和评价**：各级管理人员应按标准要求进行监控，随时纠正偏差，保证护理质量的持续改进。

(5)**反馈**：对护理质量信息进行收集和反馈，不断总结经验，改进工作。

我国的护理标准与评价体系分为3大部分：即医院护理的结构与组织、医院护理实践、医院护理质量绩效评价指标，每一部分又包括若干个方面和条目。可使用层次分析法构建护理过程质量评价体系，该体系分为1级标准4项，2级标准12项，3级标准5项，见图8-1。

总之，护理质量标准是护理管理的重要依据，建立系统、科学和先进

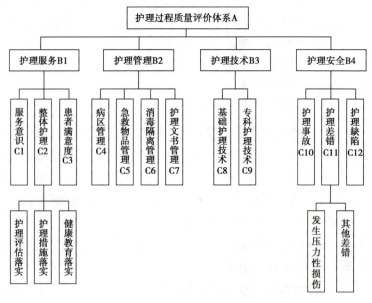

图8-1 护理过程质量评价指标体系

的护理质量标准与评价体系,有利于提高护理质量和护理管理水平,促进护理学科的发展和护理人才培养,保证患者安全。

二、护理质量管理方法

护理质量管理常用的方法有 PDCA 循环、品管圈及根本原因分析法等。其中 PDCA 循环是护理质量管理最基本的方法之一,是管理学中的一个通用模型。

(一) PDCA 循环

1. 概述 PDCA 循环是通过计划(plan)、执行(do)、检查(check)、处理(action)4 个阶段来进行质量管理,并不断循环的一种管理工作程序,是在全面质量管理中反映质量管理客观规律和运用反馈原理的系统工程方法。

2. PDCA 循环的实施 每次 PDCA 循环都要经过 4 个阶段,8 个步骤(图 8-2)。

(1)**计划阶段**:包括制订质量方针、目标、措施和管理项目等计划活动。这一阶段分为 4 个步骤:①调查分析质量现状,找出存在的问题。②分析调查产生质量问题的原因。③找出影响质量的主要因素。④针对主要原因,拟订对策、计划和措施,包括实施方案、预计效果、时间进度、负责部门、执行者和完成方法等内容。

(2)**执行阶段**:是管理循环的第 5 个步骤。它是按照拟订的质量目标、计划、措施具体组织实施和执行,即脚踏实地按计划规定的内容去执行的过程。

(3)**检查阶段**:是管理循环的第 6 个步骤。它是把执行结果与预定目标进行对比,检查计划目标的执行情况。在此阶段,应对每一项阶段性实施结果进行全面检查,注意发现新问题、总结经验、分析失败原因,以指导下一阶段的工作。

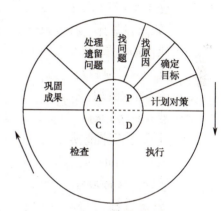

图 8-2　PDCA 循环

(4)**处理阶段**:包括管理循环的第 7、第 8 个步骤。第 7 个步骤为总结经验教训,将成功的经验形成标准,将失败的教训进行总结和整理,记录在案,以防再次发生类似事件。第 8 个步骤是将不成功和遗留的问题转入下一循环中去解决。PDCA 循环的步骤和方法,见表 8-1。

表 8-1　PDCA 循环的步骤和方法

阶段	步骤	主要方法
P	1. 分析现状,找出问题	帕累托图、直方图、控制图
	2. 分析各种影响因素或原因	鱼骨图分析法
	3. 找出主要影响因素	帕累托图
	4. 针对主要原因,制订措施、计划	回答 "5W2H"
		◆为什么要整改(目标或目的)—(why)?
		◆具体的问题是什么(何事)—(what)?
		◆建议的具体整改时限是多长(何时完成)—(when)?
		◆由谁负责完成(谁执行)—(who)?
		◆在哪里整改(地点)—(where)?
		◆建议的具体整改方案是什么(如何执行)—(how)?
		◆方案所需的成本是多少(经济效益)—(how much)?
D	5. 执行、实施计划	
C	6. 检查计划执行结果	排列图、直方图、控制图
A	7. 总结成功经验,制订相应标准	制订或修改工作规程、检查规程及其他相关规章制度
	8. 把未解决或新出现的问题转入下一个 PDCA 循环	

随着 PDCA 循环不停地运转，原有的质量问题被解决了又会产生新的问题，问题会不断地产生而又不断地被解决，如此循环不止，这就是管理不断前进的过程。

3. PDCA 循环的特点

（1）**完整性、统一性、连续性**：PDCA 循环的 4 个阶段是一个有机的整体。PDCA 循环作为科学的工作程序，其 4 个阶段的工作具有完整性、统一性和连续性的特点。在实际应用中，缺少任何一个环节都不可能取得预期效果，就只能在低水平上重复。例如计划不周会给执行造成困难；有布置、无检查，结果会不了了之；不注意将未解决的问题转入下一个 PDCA 循环，工作质量就难以提高。

（2）**大循环套小循环，互相促进**：PDCA 循环适用于各项管理工作和管理的各个环节。各级部门根据医院的方针、目标，都有自己的 PDCA 循环，形成大循环套小循环。大循环是小循环的母体和依据，小循环是大循环的分解和保证。各级部门的小循环都围绕着医院的总目标、朝着同一方向运转，通过循环可把医院的各项工作有机地联系起来，彼此协同，互相促进，从而推动质量管理水平不断提高。

（3）**阶梯式运行，不断循环，不断提高**：PDCA 循环的 4 个阶段周而复始地运转，每循环一圈就会使质量水平和管理水平提高一步，呈阶梯式上升，PDCA 循环阶梯式上升示意图见图 8-3。PDCA 循环的关键在于处理阶段，即总结经验、肯定成绩、纠正失误、找出差距，以避免在下一循环中重复错误。

（4）**科学管理方法的综合应用**：PDCA 循环应用了科学的统计观念和处理方法，可以作为开展工作、发现问题和解决问题的工具使用。

4. 运用 PDCA 循环的基本要求

（1）**PDCA 循环周期制度化**：循环管理必须达到制度化要求。首先应明确规定循环周期，周期时间既不宜过长，也不能过短，一般以月为宜；其次必

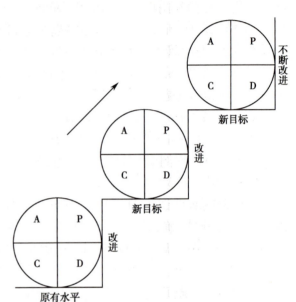

图 8-3　PDCA 循环阶梯式上升示意图

须将 PDCA 循环周期作为管理制度运行，不可随意搁置、停顿。

（2）**PDCA 循环管理责任制**：PDCA 循环能否有效地运转起来，关键在于责任到人。首先应确定循环管理的主持人，其次再组织有关人员参加。

（3）**PDCA 循环管理标准规范化**：应制订循环管理的相关标准、程序和制度，定期进行考核，实现 PDCA 循环运作的程序化。

（二）品管圈

1. 品管圈（quality control circle，QCC）　是由在相同、相近或有互补性质的工作场所的人们自发组成数人一圈的小圈团体，通过全体合作、集思广益，按照一定的活动程序，运用科学统计工具及质量管理手法，来解决工作现场、管理、文化等方面的课题及所发生的问题。QCC 是对 PDCA 循环的重要延续和补充，弥补了 PDCA 循环中创造性内容的缺失。

2. 品管圈基本要素

（1）**成员**：圈员、圈长、辅导员各司其职，共同投入参与。通过组圈过程，遴选合适的圈长及辅导员。

（2）**圈名**：圈的命名没有统一的规定，只要圈员达成共识即可。

（3）**圈徽**：根据选定好的圈名，圈员们集思广益，展开头脑风暴，进行圈徽设计，并做圈徽的意义说明，应从圈徽的整体、局部、与工作的关联、颜色等方面加以阐述。

（4）**圈会**：品管圈活动是由圈长及圈员们运用现场的资料，通过头脑风暴的方式，不断发掘现场

问题,并利用一些品管圈的手法加以分析、改善的过程。

（5）**成果**：整理活动报告书,包括有形及无形的成果。其中,有形成果一般很容易用数量来表示,如不良率、延迟率、缺勤率等,可以算出改善前与改善后的差异。无形成果不容易以数量表示,通常包括圈长、圈员的个人成长或收获等。例如护理人员质量意识的提高、护理人员对工作产生了兴趣、护理人员的向心力提升等都属于无形成果。

3. PDCA 循环与品管圈活动基本步骤 QCC 小组活动的基本程序遵循 PDCA 循环,包括 4 个阶段、10 个步骤,见图 8-4。

（1）**选择课题**

1）确定课题类型与来源：根据 QCC 小组活动课题的特点和活动内容,可将小组活动课题分为现场型、服务型、创新型 3 种类型；课题的来源有指令性课题、指导性课题及由小组自行选择的课题。

2）选定课题：先列出 3~5 个问题后,通过头脑风暴式讨论确定课题。

3）确定课题名称：明确课题名称的 3 项元素,可表述为"动词（正向或负向）+ 名词（改善的主体）+ 衡量指标"。例如"降低 + 门诊患者 + 等候领药时间""提高 + 住院患者 + 满意度"。

（2）**现状调查**：课题确定之后,就要对现状进行深入的调查分析,确认问题改进的程度,为目标设定提供依据。现状调查的主要方法与步骤如下：

1）绘制流程图。

2）把握"三现原则",即到现场、针对现场、做现场观察,制订检查表,将现状对照标准找出差距,观察和记录差距变化。

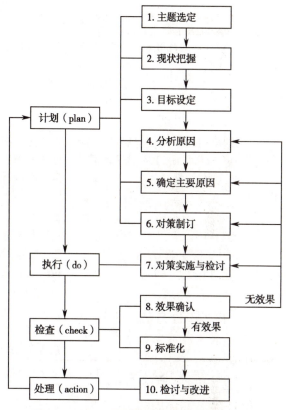

图 8-4 PDCA 循环与品管圈活动基本步骤

3）确定主题特性：最常用方法是帕累托图分析,通过分析整理归纳出本课题的重点主题。

（3）**设定目标**：是确定小组活动要把问题解决到什么程度,也是为检查活动的效果提供依据。目标设定方法要围绕为什么要制订这样的目标,制订目标的依据是什么,并要有用数据表达的目标值。公式如下：

$$目标值＝现状值－（现状值×改善重点×圈能力）$$

其中,改善重点是现状把握中需要改善的特性的累计影响度,数据可根据帕累托图得到；目标需根据医院或单位的方针及计划,结合目前的圈能力,由全体圈员共同制订。

（4）**分析原因**：以头脑风暴法或问卷调查的方式进行,多采用鱼骨图分析法。

（5）**确定主要原因（查找要因）**

1）收集鱼骨图分析法所列的主要原因。

2）分析是否有不可抗拒的因素,不可抗拒的因素不能作为要因,必须被剔除。

3）对选出的要因逐条进行统计分析,用数据来确定该要因是否确实对问题有重要影响,再确定该要因是否为真正影响问题的主要原因。

（6）**制订对策**

1）提出对策：首先针对每一条主要原因,让小组全体成员从各个角度提出改进的想法,可先不考虑提出的对策是否可行。

2) 研究、确定所采取的对策：从针对每一条主要原因所提出的若干个对策中分析研究，确定选用什么样的对策和解决到什么程度。

3) 制订对策表：对策表必须做到对策清楚、目标明确、责任落实到人。按"5W2H"的原则制订对策表，以"糖尿病患者认知率低对策表"为例，见表8-2。

表8-2 糖尿病患者认知率低对策表

序号	要因	对策	目标	措施	地点	负责人	时间
1	无糖尿病教育者责任制度	完善科室制度，明确糖尿病教育者的责任	开展教育次数达到规定的90%以上	1.建立教育路径，明确职责 2.建立周教育排班制度，教育后记录，定期汇总	护士站	赵××	20××年×月
2	没有完整的教育流程、教育前后的评估、评价流程	制订教育流程和制度	在院患者按照糖尿病患者教育流程执行率达90%以上	1.制订教育评估问卷 2.建立教育流程	护士站	赵××	20××年×月
3	缺少统一的健康宣教材料	完善健康宣教材料	有完备的宣教材料和患者手册；患者对教育内容满意度达90%	1.制订内容统一的宣教手册 2.利用多媒体，实现宣教资源共享	护士站	陈××	20××年×月
4	护理人员教学能力和方法培训不足	增强培训力度并考核	教育小组成员70%具有相关教育培训资格	1.参与院外培训 2.进行院内培训及考核	院外、会议室	陈××	20××年×月

注：上述对策表的排序前后是有逻辑关系的，这4项的位置是不能改变的。一般来说，对策表中的对策是相对宏观的，措施是具体的，目标应尽可能量化。

（7）**实施对策**：对策制订完毕，小组成员应严格按照对策表列出的改进措施加以实施。在实施过程中，如果遇到困难、无法进行下去，小组成员应及时讨论；如果确实无法克服困难，可以修改对策，再按新对策进行实施。

（8）**检查效果**：效果通常用有形成果和无形成果来表示。

1) 有形成果：是直接的、可定量的、经过确认的效果。目标的达成率与进步率的计算如下：

$$达成率 =（改善后数据 - 改善前数据）÷（目标设定值 - 改善前数据）× 100\%$$
$$进步率 =（改善后数据 - 改善前数据）÷ 改善前数据 × 100\%$$

2) 无形成果：是间接的、衍生的、无形的效果。无形成果的效果确认可以用统计表或雷达图的形式进行。

（9）**标准化**：取得效果后，就要把效果维持下去，并防止问题再次发生，为此，要制订巩固措施。把对策表中通过实施已证明了的有效措施纳入医院的规章制度或标准（诊疗规范、操作指南等），报医院主管部门批准。

（10）**总结及今后打算**：课题完成后，小组成员要坐在一起围绕相关内容认真进行总结。

1) 总结通过此次活动，除了解决本课题研究的问题外还解决了哪些相关问题，还需要抓住哪些没有解决的问题。

2) 检查活动程序确定方面、以事实为依据及用数据说话方面、方法的应用方面，明确哪些是成功的，哪些是需要改进的，有哪些心得体会。

3) 认真总结通过此次活动所取得的无形效果。

4）在做到以上几点的基础上提出下一次活动要解决的课题，以便持续地开展 QCC 小组活动。

（三）根本原因分析法

1. 根本原因分析法概述　根本原因分析法（root cause analysis，RCA）是一种回溯性失误分析方法。该方法的适用对象为突发的重大事故，长期出现异常状态的原因分析。使用的目标是降低解决问题的成本，找出问题的根本原因，找到问题的解决办法，制订预防措施。最常用的根本原因分析方法是"事件 - 导致事件发生因素分析法"。

2. 根本原因分析法的主要内容　根本原因分析法是以系统改善为目的，着眼于整个系统及过程面的探究，而非个人执行上的咎责。根本原因分析法强调找出事件在诊疗程序上的近端原因，再追究组织系统与诊疗流程相关的系统性根本原因。根本原因分析法执行的基本方法包括如下步骤：

（1）**组成 RCA 团队**：一般由具有与事件相关专业知识并能主导团队运作的人员构成。

（2）**问题描述**：帮助 RCA 团队在分析问题及制订改善措施时能够清楚地关注重点。

（3）收集相关资料，编成时间序列，标识导致事件发生的因素。

（4）针对每个导致事件发生的因素，采用根本原因决策图识别根本原因。

（5）针对根本原因制订改进建议和行动计划。

（6）对根本原因分析结果进行汇总，将报告分发给所有与被分析事件相关的人员或可能分析结果中受益的人员。

（7）**效果评价**：判定纠正性行动是否在解决问题方面有效、可行。

3. 使用方法及注意事项

（1）国内根本原因分析法常常被用在护理不良事件的讨论分析过程中，如 RCA 在预防住院患者压力性损伤、预防患者跌倒、减少输液外渗等不良事件管理中的应用。此外，RCA 还多应用在手术室、消毒供应中心、新生儿室以及血液净化室等重点部门的护理质量管理过程中。

（2）执行 RCA 可以改变传统中只针对单一事件治标不治本的缺点；可以协助医院找出作业流程中及系统设计上的风险或缺点，并采取正确的行动。通过执行 RCA 还可以总结案例分析后得到的经验和知识，建立完整的数据资料库，以作为预防医疗不良事件发生的参考。医疗机构运用定性与定量兼具的 RCA 手法，能够理清医疗护理有关问题的症结点，最重要的是，能够持续将医疗安全（不良）事件的改善方式带入院内的医疗安全文化中，提升以系统的观念面对问题的能力。

（3）RCA 中常常使用鱼骨图分析法、故障树分析法（fault tree analysis，FTA）和 Why-Why 分析法。鱼骨图分析法和故障树分析法对基础知识的要求高，分析框架复杂，比较花费时间。Why-Why 分析法方法较简单，不需要复杂的统计学知识，着眼于整个系统和过程，而非个人执行上的咎责。

三、护理质量评价

护理质量评价是护理质量管理中的控制工作之一，对护理质量的衡量及促进起着至关重要的作用。评价指衡量所定标准或目标是否实现或实现的程度如何，一般是按照一定的标准、目标或规范要求，与目前的工作进行对比，以确定其服务质量等是否符合标准要求或达到的程度，即对工作成效的大小、进度、质量等进行判断的过程。评价应贯穿护理工作的全过程，而不只是在护理工作结束之后进行。

（一）护理质量评价内容

我国按照管理流程将护理质量评价的内容主要分为要素质量评价、环节质量评价、终末质量评价 3 大类。

1. 要素质量评价　是对构成护理服务要素质量基本内容的各个方面进行的评价，包括组织结构、物质设施、资源和仪器设备及护理人员的素质。具体表现为：

（1）**环境**：患者所处环境的质量是否安全、清洁、舒适，温度、湿度等情况。

（2）护理人员的执业资格、数量、质量及管理方式等。

（3）器械、设备是否处于正常的工作状态，包括药品、物资基数及保持情况，要根据客观标准数量进行检查计量。

（4）病房结构、患者情况、图表及表格是否完整等。

2. 环节质量评价　即对护理过程的评价。这类标准可以评价护理行为活动的过程是否达到质量要求，可按护理工作的功能和护理程序评价。具体包括 7 个方面：正确执行医嘱；病情观察及治疗结果反应观测；对患者的管理；对参与护理工作的其他医技部门和人员的交往和管理；护理报告和记录的情况；应用和贯彻护理程序的步骤和技巧；心理护理，健康教育，身体和感情健康的促进。

3. 终末质量评价　是对护理服务的最终结果的评价，评价护理服务结果对患者的影响，即患者得到的护理效果的质量。一般应对患者满意度、静脉输液穿刺成功率、事故发生率等方面进行评价。根据现代医学模式要求，终末质量还应从生理、心理、社会等方面加以考虑，但这方面的质量评价比较困难，因为影响因素较多，有些结果不一定是护理工作的效果，如住院天数等。

（二）护理质量评价方法

护理质量评价是一项系统工程。评价的主体是由患者、工作人员、科室、护理部、医院、院外评审机构等构成；评价的客体是由各种护理项目、护理病历、护理人员行为、科室和医院所构成的系统绩效；评价的过程是收集资料，比较资料与标准，并作出判断。护理质量评价的对象主要是临床护理工作的各个项目，如基础护理质量、危重患者护理质量、整体护理质量、护理操作质量、护理文件书写质量、患者满意度、健康教育覆盖率、护理管理体系等。

1. 院内评价　我国大多数的医院护理质量评价，主要是通过护理部—科护士长—护士长三级质量控制体系来进行的，也有部分医院在护理部下设立专职质量控制组（临时或常设机构），分片或分项对护理质量进行检查、评价。

（1）**逐级检查**：护理部—科护士长—护士长三级质量控制体系，构成医院护理质量监控网络，按照护理质量标准，逐级定期（按月、季度、年度）或不定期进行质量评价。

（2）**质量控制组**：可为常设或临时机构，一般由具有较高业务水平和丰富管理经验的护理人员组成。每小组由 3~5 人组成，可分科室（内科、外科、妇科、儿科、门急诊等）或分项（基础护理、分级护理、护理安全、优质护理、消毒隔离、护士长考核等）对照护理质量标准，定期或不定期地进行质量评价。

（3）**护理质量安全与管理委员会**：由护理专家组成，针对高风险、高频率、重大的护理质量问题进行专项督察，以保证关键环节的质量。

2. 院外评价

（1）**医院质量评审委员会评价**：这是由卫生行政部门组织的对各级医院的功能、任务、水平、质量和管理进行的综合评价，是院外评价的主要形式，如医院分级管理评审由卫生行政部门组织有关专家按照评审标准，每 3~4 年对各级医院进行质量评价，并根据评价的结果评出相应的等级医院。

（2）**新闻媒介的评价**：又称社会舆论评价，这是一种不规范的院外评价方法。目前各医院主要采用聘任医德、医风监督员的方式获得对医院评价的信息反馈。

（3）**患者评价**：患者是服务结果的直接受益者，对护理服务的质量最有评价权。目前，医疗机构可通过扫描满意度二维码、电话回访、第三方评价等形式，对出院患者进行多项的满意度评价。

（三）护理质量评价形式

1. 全程评价与重点评价

（1）**全程评价**：是对护理活动的全过程进行分析评价，即对护理工作的各个方面进行整体情况的检查，找出普遍性问题以及需要不断改进的地方，为进一步修订质量标准指明方向。

（2）**重点评价**：是对护理工作中的某个单项进行详细的评价，如护理技术操作、护理记录等。其特点是在短时间内进行详细的分析评价,以发现问题,及时提出解决方法,并采取措施进行修正。

2. 事前评价与事后评价

(1) **事前评价**:指在标准实施前进行的评价,目的是找出质量问题,明确解决问题的轻重缓急。

(2) **事后评价**:指在标准实施后进行的评价,目的是对效果进行监测,为持续质量改进指明方向。

3. 定期评价与不定期评价

(1) **定期评价**:按规定和计划的时间进行评价,其特点是计划性强。

定期评价又分为全面定期评价和专项定期评价。全面定期评价是指按照事先设定的时间,如每月、每季度或半年、一年,组织对护理质量进行全面的检查和评价。专项定期评价是指根据每个时期的薄弱环节,组织对某个专题进行检查、评价,评价时间根据评价内容而定。

(2) **不定期评价**:指未规定评价的时间,根据需要随机进行的评价。因为评价时间是随机的,不定期评价能较真实地反映质量问题。不定期评价主要是各级护理管理者和质量管理人员随时按护理质量的标准要求进行的检查、评价。

4. 自我评价与他人评价

(1) **自我评价**:由被评估者本人或本单位对自己工作质量进行的评价,如护士长自查,科护士长、护理部逐级检查,科室间进行同级交叉检查等。

(2) **他人评价**:由他人或机构进行的评价。常见的有上级机关的评价、服务对象的评价、医生的评价、护理人员之间的相互评价等。

(四) 护理质量指标

科学、合理的护理质量指标是有效评价护理质量的主要工具,可以直接反映患者得到的临床护理服务质量。护理质量指标反映护理质量在一定时间和条件下的基础、结构、结果等概念和数值,建立科学的护理质量指标是实施科学评价的基础,也是护理质量改进的重要环节。

目前,将一般护理质量指标分为护理工作质量指标和护理工作效率指标。

1. 护理工作质量指标　主要反映护理工作质量,如住院患者身体约束率、住院患者跌倒发生率、置管患者非计划拔管率、患者满意度等。

2. 护理工作效率指标　主要反映护理工作数量,表明护理工作负荷程度,如护理级别、静脉输液人次数、静脉留置导管人数等。

(五) 护理质量评价结果分析

护理质量评价结果的直接表现形式主要是各种数据,但用这些数据尚不能直接对护理质量进行判断,须进行统计处理,方可进一步分析存在的质量问题,达到持续质量改进的目的。统计图表将资料形象化,具有形象鲜明、内容生动、表现力强、通俗易懂、易记忆及方便比较的特点。同时通过计算机对信息的处理,使比较复杂的质量控制数据处理变得简单、方便使用。

目前,国内外护理质量评价结果分析的方法很多,可根据使用目的和具体条件采用不同的方式。常用的方法主要有定性分析法、定量分析法、定性与定量相结合的分析法。定性分析法包括统计法、分层法、流程图法、亲和图法、头脑风暴法等。定量分析法包括直方图、排列图和散点图等方法。

1. 统计表　采用表格形式,将数字按照一定的特点、规律编排在表格里,用以反映事物的现象和过程。统计表具有便于阅读,易于分析、比较的优点。统计表的标题位置在表格的最上方,应包括时间、地点和所要表达的主要内容。图表中的线条不宜过多、不用竖线条,一般以"三横线"为宜,表内数字一律用阿拉伯数字,见表8-3。

2. 统计图　是用点、线、面的位置升降或大小来表达统计资料数量关系的一种陈列形式。

(1) **直方图**:又称柱状图,可以将杂乱无章的数据表示为比较直观的分布状态。直方图上的数据中心值或分布状况一目了然,便于判断其总体质量分布情况。直方图有单式(图8-5)、复式(图8-6)和分段式3种,常用的为单式和复式。

表 8-3　某院 2022 年标本采集不良事件统计表

错误类型	错误次数	百分比 /%	累计错误次数	累计百分比 /%
标本容器选择错误	25	32.47	25	32.46
标本不合格	12	15.58	37	48.05
采集时间错误	9	11.69	46	59.74
送检时间错误	9	11.69	55	71.43
标签信息错误	8	10.39	63	81.82
采集流程错误	6	7.79	69	89.61
标本数量错误	5	6.49	74	96.1
采集对象错误	3	3.90	77	100.00
合计	77	100.00	—	—

注：百分比 = 错误次数 / 错误总数 × 100%，累计百分比 = 累计百分数 / 错误总数 × 100%。

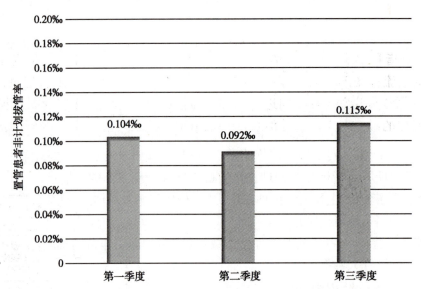

图 8-5　2022 年某院 3 个季度的置管患者非计划拔管率比较图

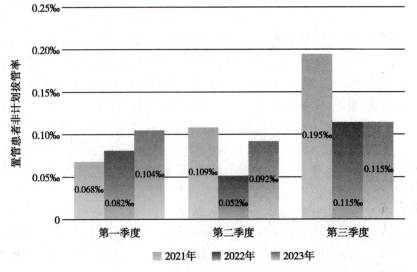

图 8-6　2021—2023 年某院 3 个季度的置管患者非计划拔管率比较图

（2）**散点图**：描述两种现象的相关关系，如身高与体重之间的关系，见图8-7。

（3）**饼图**：用总的面积表示总体，用扇形面积表示各部分，如某医院某季度护理不良事件分类，见图8-8。

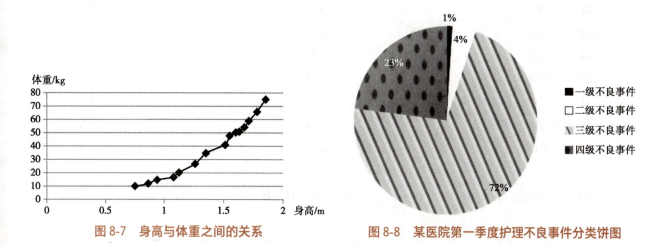

图8-7　身高与体重之间的关系　　　　图8-8　某医院第一季度护理不良事件分类饼图

3. 流程图　是指利用图形符号来表示工作流程和操作步骤的一种图表，是流程程序分析过程中最基本的工具。流程图的形成步骤：①调研所涉及任务的整个流程；顺次记录每一个步骤，从第一个（或最后一个）步骤开始用流向进行连接，并重复这个过程，直至流程图绘制完成。②用规定的符号表示流程的各个环节，见图8-9。例如EICU（抢救监护室）高危导管的护理流程图，见图8-10。

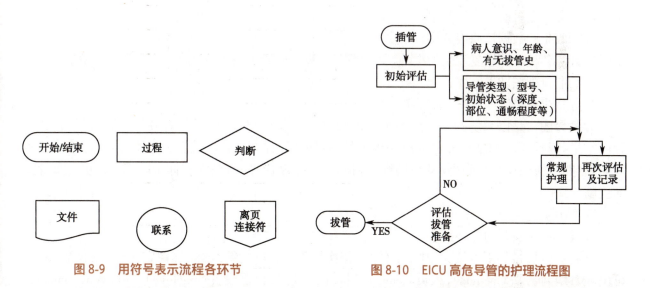

图8-9　用符号表示流程各环节　　　　图8-10　EICU高危导管的护理流程图

4. 排列图　又称为帕累托图、主次因素分析图。它是找出影响护理质量主要问题的一种有效方法，可以找出和表示"关键的少数和次要的多数"的关系。在影响质量的因素中，少数关键问题重复发生，是管理者迫切需要解决的问题。排列图就是寻找少数关键因素的方法。

（1）**排列图的组成和意义**：排列图由两条纵坐标和一条横坐标以及若干个直方图和一条曲线组成。排列图左侧的纵轴表示事件发生的频数，右侧的纵坐标表示发生频数所占的百分比，横轴表示影响质量的各个因素，按影响程度的大小从左到右依次排列。直方图的高度表示某个影响因素的大小。曲线表示各影响因素大小的累计百分比，见图8-11。

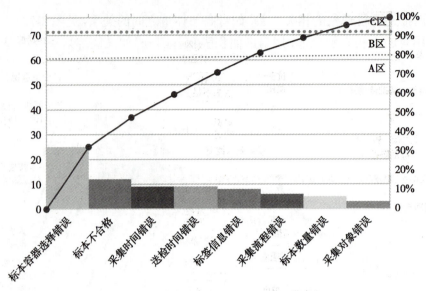

图 8-11　某院 2022 年送检标本缺陷次数排列图

（2）排列图的作用

1）确定影响质量的主要因素，通常累计百分比将影响因素分为 3 类：累计百分比在 80% 以内的为主要因素。累计百分比在 80%~90% 的为次要因素；累计百分比在 90% 以上的为一般因素。解决了影响质量问题的主要因素，大部分质量问题也就得到了解决。

2）确定采取措施的顺序，即主要因素—次要因素——般因素。

（3）排列图的绘制步骤

1）收集一定时期的质量数据。

2）把收集的数据按原因分层。

3）计算各种原因重复发生的次数，即频数。计算不同原因发生的频率和累计频率，做整理表。

4）绘制排列图。

5）寻找少数关键因素，采取措施。

5. 鱼骨图　是以系统的方式用图来表述"结果与原因"间或"期望与对策"间的关系。它是一种由结果寻找原因的方法，即根据反映出来的质量问题（结果）来寻找造成这种结果的原因，从主要原因到次要原因，从大到小，从粗到细，寻根究底，不断探寻，直到能具体采取措施为止。鱼骨图的绘制步骤：

1）列出质量问题。

2）找出影响问题的各种因素。

3）将影响质量的因素按大、中、小分类，依次用不同长度的箭头标出，决定大要因（长箭头）时可由 4M1E，即方法（method）、人员（man）、材料（material）、机器设备（machine）、环境（environment）的维度进行思考。

4）确定真正影响质量的主要原因。例如呼吸机相关性肺炎（VAP）发生率高的鱼骨图分析，见图 8-12。

6. 控制图　控制图实际上是一个坐标图，横坐标表示时间，纵坐标表示质量要求值，可画出 3~5 条线，即中位线、上下控制线、上下警戒线。当质量数据呈正态分布时，统计量的中位线为均值，上下警戒线为均值 ± 标准差，上下控制线为均值 ± 2 标准差。例如某疾病治愈率的控制图，见图 8-13。

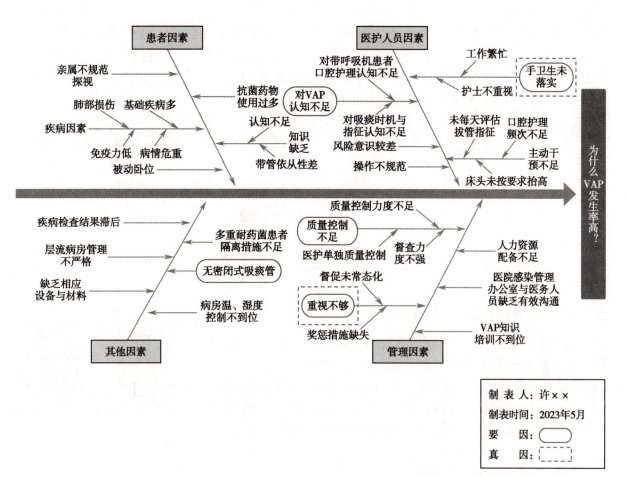

图 8-12　呼吸机相关性肺炎发生率高的鱼骨图分析

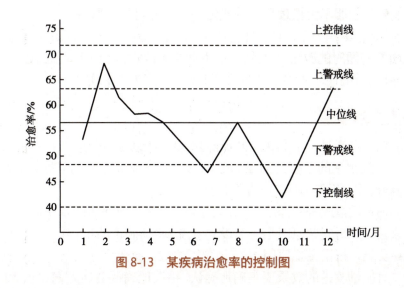

图 8-13　某疾病治愈率的控制图

护理敏感质量指标

　　指标设定的科学性和敏感度直接关系到管理的效能和效果,敏感指标是质量管理的重要抓手。从敏感指标入手,有助于管理者以点带面地进行重点管理。护理敏感质量指标,是体现护理工作特点、符合质量管理规律、与患者的健康结果密切相关的指标。

医疗机构可通过国家护理质量数据平台（China National Database of Nursing Quality，CNDNQ），对临床13项护理质量指标持续收集与分析，驱动临床护理质控以监测问题为导向的持续改进。常见的监测指标包括床护比、护患比、每住院患者24小时平均护理时数、不同级别护士配置、护士离职率、护士执业环境、住院患者身体约束率、不同级别护理占比、跌倒发生率、2期及以上院内压力性损伤发生率、非计划拔管率等。

随着专科护理发展的不断深入，重症医学科、手术室、急诊科等特殊科室可根据专科特点，逐步形成其有专科代表性的护理敏感质量指标，用于指导和评价专科护理发展。例如，综合ICU住院患者呼吸机相关性肺炎发生率、手术室术后低体温发生率、预检分诊符合率等。

第三节　护理质量持续改进

一、持续质量改进的基本含义

持续质量改进是在全面质量管理的基础上发展起来的，它以系统论为理论基础，强调持续的、全程的质量管理，是在注重终末质量的同时更注重过程管理、环节控制的一种新的质量管理理论。护理质量持续改进是通过计划、执行、监督和评价的方法，不断评价措施效果并及时提出新的方案，使医院质量循环上升。

思维导图

微课

二、护理质量持续改进的时机

护理质量持续改进的时机包括两方面内容。

1. 出现护理质量问题即不合格项目后的改进　及时针对护理服务的过程检查、体系审核、患者投诉中呈现出来的问题，组织力量，予以改进。

2. 没有发现质量问题时的改进　主要是指主动寻求改进机会，主动识别患者有哪些新的期望和要求，在与国内外同行的比较中寻求改进方向和目标，并予以落实。

三、持续质量改进的步骤

质量改进的步骤本身就是一个PDCA循环，可分为7个步骤完成。

1. 明确问题　比较常见的主要有质量、成本、安全、环境等方面的问题，选题时通常围绕如何降低不合格率、降低成本、提高成功率等方面进行。

2. 掌握现状　确定质量改进的课题后，就要了解、把握当前问题的现状。

3. 分析问题原因　分析问题原因是一个设立假说、验证假说的过程。

4. 拟订对策并实施　根据主要原因，拟订对策实施表，并落实。

5. 确认效果　对质量改进的效果要正确地确认，错误地确认会让人们误认为问题已得到解决，从而导致问题的再次发生，也可能导致对质量改进的成果视而不见，从而挫伤了持续改进质量的积极性。

6. 标准化和防止再发生　对质量改进有效的措施要进行标准化，并纳入质量文件，以防止同样的问题发生。

7. 总结　对改进效果不显著的措施及改进实施过程中出现的问题，要予以总结，为开展新一轮的质量改进活动提供依据。

四、护理质量改进方法的应用

常用护理质量改进方法主要包括头脑风暴法、PDCA 循环、品管圈等,下面以某院重症医学科如何降低呼吸机相关性肺炎为例,详细介绍护理质量改进方法在临床工作中的应用。

呼吸机相关性肺炎(ventilator-associated pneumonia, VAP)是指机械通气(MV)48 小时后至拔管后 48 小时内出现的肺炎,是医院获得性肺炎(hospital-acquired pneumonia, HAP)的重要类型,其中 MV≤4 天内发生的肺炎为早发性 VAP,MV≥5 天者为晚发性 VAP。VAP 发生率是评价医院感染管理的重要质量指标之一。

2022 年某院重症医学科住院患者 VAP 发生率(5.093‰)一直高于全省基线水平(2.281‰),不符合医院质量管理的要求。降低 VAP 发生率,对患者而言,能减轻痛苦,缩短住院时间;对医院而言,能促进医疗服务质量的持续改进,提升服务能力;对科室而言,能规范操作流程,提高抢救率;对医护人员而言,能增强责任心和使命感,提升职业自豪感。为降低 VAP 发生率,该科室进行了头脑风暴,讨论、分析、查找原因,以持续改进质量。

经过分析,发现存在的原因有缺乏 VAP 相关知识、护理人员主动干预不到位、手卫生未落实、质量控制力度不足、缺乏相应设备等。

针对以上问题,重症医学科成立了合力圈(圈名),制订了相应对策:①制订各项评估表及护理指引。②培训并考核 VAP 相关专业知识。③加强医护人员对预防 VAP 发生的主动干预。④加大对 VAP 发生的监控力度。

结合本章所学 PDCA 循环、品管圈对此案例进行相应解析。

【案例解析 8-1】

根据 PDCA 循环、品管圈活动的基本步骤,对此案例的分析如下:

(1)计划阶段

1)选定课题:降低呼吸机相关性肺炎发生率。

2)找出要解决的主要问题:绘制改善前帕累托图。根据帕累托图分布结果显示(图 8-14),缺乏 VAP 相关知识、护理人员主动干预不到位、手卫生未落实的情况最多,占 79%,根据帕累托图的“二八法则”,将此 3 大项目列为本期活动的改善重点。

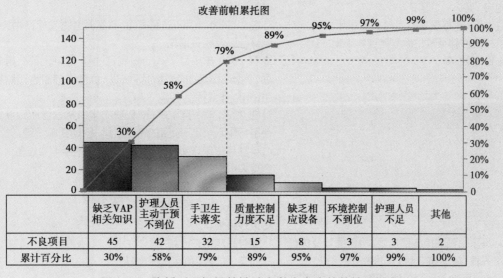

改善前帕累托图

	缺乏VAP相关知识	护理人员主动干预不到位	手卫生未落实	质量控制力度不足	缺乏相应设备	环境控制不到位	护理人员不足	其他
不良项目	45	42	32	15	8	3	3	2
累计百分比	30%	58%	79%	89%	95%	97%	99%	100%

图 8-14　降低呼吸机相关性肺炎发生率改善前帕累托图

3）确定本次活动所要达到的目标：根据目标值计算公式确定目标值为 1.874‰。目标值计算过程如下：

$$目标值 = 现况值 - (现况值 \times 改善重点 \times 圈能力)$$
$$= 5.093‰ - (5.093‰ \times 79\% \times 80\%)$$
$$= 1.874‰$$

注：圈能力 80% 由全体圈员根据解决问题的能力讨论得出。

4）分析产生主要问题的各种原因：采用头脑风暴法，绘制鱼骨图。

5）确定主要原因：根据确定要因方法，如帕累托图或调查表法，最终确定了缺乏 VAP 相关知识、护理人员主动干预不到位、手卫生未落实、质量控制力度不足为主要原因。

6）制订对策：根据以上主要原因，进行对策拟订。

（2）执行阶段：即实施对策，相关对策见表 8-4 至表 8-6。

表 8-4 对策一 组织 VAP 相关知识培训

对策一	对策名称：组织 VAP 相关知识培训	
	主要原因：缺乏 VAP 相关知识	
对策内容： 1. 对全科人员进行 VAP 相关理论、操作知识培训 2. 科室晨会至少每周一次提问预防 VAP 发生的相关知识		对策实施： 1. 在 2023 年 1 月 2 日的科室质量与安全会议上对全科医务人员进行 VAP 相关理论知识培训；在 2023 年 1 月 9 日对全体护理人员进行预防 VAP 发生的操作培训 2. 护士长在每周一的晨会上进行 VAP 相关知识培训 负责人：田×× 实施时间：2023 年 1 月 2—30 日 实施地点：医院会议室、病区护士站
对策处置： 改进后效果良好，继续维持		对策效果确认： 1. 培训按时完成 2. 护士长抽考 12 名护理人员关于预防 VAP 发生的相关措施，合格率为 98.5% 3. 护士长晨会提问的落实状况：落实率达 100%

表 8-5 对策二 制订标准，完善设施

对策二	对策名称：制订标准，完善设施	
	主要原因：护理人员主动干预不到位	
对策内容： 1. 建立本院《重症医学科专科护理质量指标——呼吸机相关性肺炎发生率》，落实集束化护理 2. 完善设施、设备		对策实施： 1. 在 2023 年 1 月 6 日圈员间、科室开会讨论修订相关表格、制订指引及相关措施 2. 在 2023 年 1 月 7—12 日制订 VAP 集束化预防措施评估表、气管插管及拔管指征评估表、急危重症患者口腔护理指引、镇静作业标准书等 3. 在 2023 年 1 月 13—30 日统一申请氯己定漱口液供患者使用，购买声门下吸引的特殊器材、密闭式吸痰管 4. 科室每张床床头和床位均配置充足的手消毒设备 负责人：陈×× 实施时间：2023 年 1 月 6—30 日 实施地点：重症医学科
对策处置： 将 VAP 集束化预防措施评估表、气管插管及拔管指征评估表、急危重症患者口腔护理指引、镇静作业标准书等纳入科室管理规定		对策效果确认： 1. 按时完成相关任务 2. 抽查评估表，落实状况良好

表8-6　对策三　加强对 VAP 的监管

对策三	对策名称:加强对 VAP 的监管	
	主要原因:手卫生未落实、对 VAP 重视不够、质量控制力度不足	
对策内容: 1. 将 VAP 发生率列为科室质量与安全管理的监测指标 2. 设计 VAP 预防专项督查表	对策实施: 1. 每位使用呼吸机的患者床头挂《VAP 防控措施表》,班班落实交接 2. 落实多重耐药菌患者的科内告知、单间隔离制度 3. 科室医院感染管理小组成员进行手卫生周质量控制监测,医院感染管理科每月进行二级质量控制 负责人:丁×× 实施时间:2023 年 2 月 1 日—5 月 1 日 实施地点:重症医学科	
对策处置: 改进后效果良好,继续维持	对策效果确认: 将 VAP 预防率、VAP 发生率列为科室质量与安全管理的监测指标并每月进行监测	

（3）检查阶段:即效果确认阶段,对 2023 年第一季度的 VAP 发生率进行统计为 1.789‰。根据目标达成率计算公式得出达成率为 102.6%。计算过程如下:

$$目标达成率 = (改善后 - 改善前) \div (目标值 - 改善前) \times 100\%$$
$$= (1.789‰ - 5.093‰) \div (1.874‰ - 5.093‰) \times 100\%$$
$$= 102.6\%$$

（4）处理阶段:包括标准化及总结。将《呼吸机相关性肺炎预防控制及撤机指征评估表》《重症医学科患者镇静评估表》《护理操作准入制度》等标准化,制订《ICU 气管插管及口腔护理操作指引》并纳入科室流程。总结通过此次活动,除了解决本课题研究的问题外还解决了哪些问题,有哪些方面还需要改进,将仍需要改进的地方纳入下一轮 PDCA 循环。

小结

　　本章从质量管理相关概念、质量管理发展史、护理质量管理的原则与任务、护理质量管理方法与持续改进等方面详细阐述了如何做好护理质量管理、持续改进。学生通过本章学习,能初步认识护理质量管理、护理质量管理标准,知晓护理质量持续改进方法,能够阐述 PDCA 循环的方法与步骤,了解品管圈的相关知识,初步形成持续质量改进意识。

ER 8-6

扫一扫
测一测

（宁晓东）

思考题

　　某医院新入职护理人员"三基"考试的合格率为 64.37%,未达到医院目标。医院护理部成立小组,针对此问题从人员、环境、方法、管理 4 个方面进行了分析,其中人员包括新入职护理人员、带教老师及护士长,最终确定要因为带教能力不足、监管考核流于形式、培训方式单一、学习方法不当及培训内容未结合临床工作,前 3 个要因为真因。请你根据以上信息,认真思考并绘制鱼骨图。

第九章 | 护理服务与护理安全管理

ER 9-1

教学课件

第一节 护理服务与服务标准

一、护理服务概述

人人都从服务中受益,人人都以不同的形式服务社会和他人。服务是一个动态发展的词,随着社会的进步,它不断扩展外延、丰富内涵。医疗卫生行业践行新发展理念,聚焦人民群众日益增长的多样化护理服务需求,坚持以人民健康为中心,以切实改善人民群众看病就医感受为目标,整体提升医疗服务的舒适化、智慧化与数字化水平,构建全面全程、优质高效的护理服务体系,进一步增强人民群众就医获得感、幸福感和安全感。

ER 9-2

思维导图

(一)护理服务的概念

1. **服务** 是员工在向服务对象提供产品或运营过程中表现出来的在知识、能力、工作热情等方面的一种能力。

2. 护理服务　指护理人员借助各种资源向服务对象提供各种服务。护理服务的对象是人，除具有生物特点外，人还具有社会特点和心理特点。因此，护理服务的目标必须是"以人为中心"，在保证服务对象安全的前提下，提供专业、及时、有效、满意的服务。

（二）护理服务的分类

1. 按服务对象的需求分类

（1）**基本服务**：指必须提供的、理所当然的服务。缺乏基本服务，会使服务对象不满意，提供了基本服务也只能是消除不满意的隐患因素。以门诊服务为例，配备基本的轮椅等转运工具，提供给有需要的患者，就是基本服务。

（2）**期望服务**：要求提供的产品或服务比较优秀，即舒适、快速、优质的服务，提供的期望服务能让服务对象感到满意。例如在门诊行动不便的患者需要使用轮椅时，门诊护理人员能将其主动护送到诊疗地点，并协助其完成其他服务流程，满足其对于门诊服务的预期，这属于期望服务。

（3）**愉悦服务**：指让服务对象意想不到的、感到惊喜的服务。同样是上述的门诊服务中，门诊护理人员在为行动不便者患者服务时，在协助患者完成诊疗后，护送患者上车并妥善安置好患者，这超出预期的服务，让患者感到惊喜。

（4）**卓越服务**：在充分了解患者的基础上，提供多维度的服务，从多维度关注服务对象更高层次的需求，带给服务对象持久的感动。卓越服务带来的是忠诚的服务对象。追求卓越服务，是医疗机构改善服务的方向。例如门诊为行动不便的患者提供的服务，在涵盖以上 3 个阶段的需求后，向社会开设服务热线，为此类患者提供助诊预约服务。患者通过拨打热线进行预约，在就诊日护理人员将提前到达患者下车点迎接，为患者的诊疗提供全流程协助，并在诊疗结束后根据患者的诊疗计划需求安排下一阶段的诊疗服务，给患者带来持久的感动。

2. 根据软、硬件情况分类

（1）**硬件服务**：医院应营造便捷、安全、温馨的就诊环境。根据各级医院具体情况完善医疗设施、设备，优化诊区布局及建立良好的后勤保障系统等。例如在"进一步改善医疗服务行动计划"中，要求医院在门诊、病房、公共卫生间等场所针对老年人、儿童、残疾人、孕产妇等特殊群体，做好就诊环境的个性化、无障碍等改造。

（2）**软件服务**：包括充满人文气息的医院文化、良好的品牌声誉、高水平的医务人员、高超的医疗技术、充足的医疗健康信息以及优质的服务与管理等。例如医院通过护理服务 APP、公众号、科普短视频与健康教育图文资料等向大众提供医疗健康信息就属于软件服务的范畴。

3. 根据工作范围分类

（1）**急诊护理服务**：急诊护理服务的水平往往体现一家医院的护理综合能力。急诊护理服务的区域从医院延伸至家庭、社区等院前各类急救现场，具有突发性、紧迫性、艰难性、复杂性和灵活性的特点。

医疗机构建立、健全急诊患者分级救治模式，坚持"就急、就重"原则，根据患者病情（濒危、危重、急症、非急症）建立分级救治流程，急危重症患者"优先救治、后补手续"；构建院前、院内急危重症救治"三通三联"一体化救治模式，形成救护车直通导管室、手术室及重症监护室的流程，联通院前医疗急救机构、基层医疗卫生机构与医院之间的抢救绿色通道，将医疗救护服务迅速送到急危重症患者身边及突发事件现场。

（2）**门诊护理服务**：指门诊患者来医院就诊至诊疗结束这段时间提供的服务，是医院护理服务的窗口。门诊的护理服务具有患者流量大、各种需求复杂，流程环节多、接触点广、时间短等特点。

门诊护理服务要简化流程、创新模式，提升患者的门诊就医体验，建立门诊"一站式"服务中心，为患者提供导诊、咨询、检查和检验预约、投诉建议受理、便民设备租借等服务，帮助患者熟悉就医流程。在医院智慧化的建设中，门诊护理人员要树立老年友善服务理念，解决影响老年患者就诊的"数字鸿沟"等问题。随着专科护士队伍的进一步发展，医院开设"专科护士门诊"，如糖尿病护理专科门诊、伤口造口护理专科门诊等。

（3）**住院护理服务**：指护理人员向住院患者所提供的各种服务。住院患者从入院到出院期间，医院要提供24小时的连续性医疗和护理服务，包括：

1）提供基础护理，如饮食、睡眠、穿衣、活动、排泄、安全等方面的护理。

2）做好专业护理，如各种专科治疗护理、围手术期护理、健康教育等。

3）注意心理护理，安抚患者的情绪。

4）完善出入院一站式服务，做好入院、转科、出院患者指引，实现医疗服务无缝隙衔接。

（4）**延续性护理服务**：借助信息化手段，建设以患者为核心的多途径智能护理服务平台。通过开发手机APP、护理服务随访系统等，建立患者随访档案，为有护理需求的出院患者提供在线护理咨询、护理随访、居家护理指导等延续性护理服务，解决患者出院后的常规护理、专科护理及专病护理问题；开展"互联网＋护理服务"，将医疗机构内的护理服务延伸至社区和家庭，为生命终末期患者或行动不便、高龄体弱、失能失智患者提供专业、便捷的护理服务。

（5）**社区护理服务**：指以健康为中心，以社区人群为对象，向个人、家庭及社区提供的专业服务。其特点是以促进和维护健康为中心，面向整个社区人群。因此，预防性服务是社区护理服务的重点。

（三）护理服务的特性

1.护理服务的一般特性

（1）**护理服务的无形性（不可感知性）**：护理服务是一种无形的、抽象的行为，但可以通过实物表现出来。其实质是服务的技巧化，即培养和提高服务提供者的技能、知识、文化、信息及专业化水平，并利用这些技巧性因素来吸引和满足服务对象。例如卫生间的一键报警设置、床帘的应用；根据医院具体的服务流程，将入院介绍、检查和检验相关注意事项、出院等流程拍摄成相关视频，通过扫描相关视频的二维码或分时段在候诊区域及病房进行播放。这些都是通过实物的形式将服务的无形性表现了出来。

ER 9-3

入院接待服务

（2）**护理服务的差异性**：由于护理服务的构成和质量水平的变化，并且由于护理服务是一个群体行为，它会受到相关人员自身因素的影响和制约，因此，不存在两次完全相同的服务。护理服务的差异性是由服务提供者、服务对象以及两者之间的相互作用3个方面共同决定的。

1）服务提供者：不同服务人员的心理状态、服务技能、工作态度及努力程度会有所差异，因此会产生不同的服务效果，就医患者感知的服务质量就会不同。即使同一服务人员，其行为在不同的时间和地点也会有所差异，因此提供的服务在质量上也可能有所差异。

2）服务对象：服务对象的个性特征存在很大的差异，对服务的要求也不同，这将直接影响到服务的质量和效果。

3）服务提供者与服务对象之间的相互作用：服务提供者和服务对象本身的差异决定了两者之间的相互作用也存在差异。因此，面对不同的患者，护理人员要以护理服务标准为指导，注重差异性，灵活处理问题，提供个性化的服务。

（3）**护理服务的不可储存性（易消失性）**：服务不能像实体产品那样储存，不管在时间还是空间上，护理服务也是如此。若要克服服务的不可储存性给护理工作带来的影响，就要尽可能地实现服务供给与服务需求的平衡。例如急诊科在救治成批伤员时，管理者提前制订救治成批伤员的预案、流程，成立急救小组并训练有素，保持急救设施处于完备状态，从而使救护工作有序高效。

（4）**护理服务的不可分离性**：服务的生产和消费是同时发生的，没有先后之分，并且在服务的生产过程中有服务对象的参与。护理服务必须依靠患者的配合来完成。例如静脉输液，若患者拒绝，这项服务就无法进行。

（5）**护理服务所有权的不可转让性**：在服务的生产和消费过程中不涉及任何有形物品的所有权转移。换言之，服务与所有权无关。例如护士为患者测量血压后，该项的本次服务便结束。

（6）**护理服务的复杂性**：体现在护理服务对象是一个不同层次、不同年龄、不同特点、患有不同疾病的群体。要满足这个群体的医疗需求，要求提供相当复杂的护理服务。

（7）**护理服务的相互替代性**：护理服务有较强的相互替代性，一是护理服务形式之间的可替代性，如在对患者进行健康教育时，既可采取口头宣教，也可采取书面宣教；二是护理服务措施之间的可替代性，如灌肠或口服泻药均可缓解患者便秘。

2. 护理服务的专业特性

（1）**导向性**：护理服务以人的健康为中心，重视以人为本，尊重服务对象的个性、权利等，提供多样化、个性化、人性化的服务。

（2）**技术性**：护理服务的技术含量高，包括基础护理操作技术、专科护理操作技术和随着护理学发展而衍生的其他先进护理技术。

（3）**交际性**：护理服务重视医护人员与患者及家属的沟通交流和互动作用。

（4）**严肃性**：患者的生命是唯一的，护理的工作质量影响患者的安危。护理服务应非常严谨，对任何一个细节都不能有半点疏忽。

（5）**时间性**：护理服务的时间要求非常严格，给药、观察病情、测量生命体征及其记录等都要求严格遵守时间。

（6）**规范性**：护理服务必须遵守操作规程和医疗护理制度。

（7）**随机性**：表现在患者病情变化的随机性。

（8）**奉献性**：从事护理工作要有奉献精神。

二、护理服务标准

《全国护理事业发展规划（2021—2025年）》中提出，护理服务标准要适应人民群众日益增长的健康需求和经济社会发展对护理事业发展的新要求，推进护理服务模式创新，实现护理高质量发展。

（一）护理服务对象需求分析

随着人口结构变化、疾病谱改变等因素的作用，护理事业要结合卫生健康领域不断涌现的新模式、新产业、新业态，丰富护理服务内涵，提升护理管理水平，以人民健康为中心，以群众需求为导向，努力让人民群众享有全方位、全周期的护理服务。护理人员在提高认识的基础上，要积极作出转变。

1. 角色心理的转变　护理人员在服务意识上要先发生改变，自觉地从心理上位改变为心理等位，消除心理上的优越感，多给服务对象平等和关爱，同时在工作中要学会换位思考，善用同理心。

2. 服务范畴的拓展　由只限于患病来院就医的服务扩展为全过程的持续服务。

3. 服务主动性的转变　由被动地等待患者上门求医，转变为在疾病预防、治疗、护理、康复和安宁疗护等领域主动地服务。

4. 服务联系的转变　由就医时的短暂联系转变为医务人员与患者建立长期的紧密联系，并延伸进入社区和居家服务，建立全生命周期的健康档案。

护理服务是一个满足服务对象需求的过程，应了解服务对象的需求，并尽可能地给予满足，使服务对象不仅得到高质量和具有安全保障的医疗和护理服务，还能得到温馨的感觉和愉悦的体验，甚至感动，从而提高其对护理服务的满意度。

护理需求是指服务对象的护理保健服务需求，包括诊疗、救治、保健、心理、临终等方面的需求，除此之外还有外延需求。例如在接受医疗服务的过程中希望感受到医院员工对其的尊重、热情、诚信、负责等；希望医院能充分考虑患者的经济条件并提供适宜的治疗技术等，以适宜的费用提供相对优质的服务，努力满足广大人民群众的医疗护理需求。

（二）护理服务标准的构建

服务标准是指服务机构用以指导和管理服务行为的规范。现阶段我国护理领域的主要矛盾表现为人民群众的护理服务需求与供给相对不足之间的矛盾，因此医疗机构护理服务标准构建要以此作为出发点和落脚点，以满足服务对象的期望为目标，提供优质高效的护理服务。

1. 确定服务接触环节和就医患者的期望

（1）确定服务接触点和就医患者的期望：门诊患者的就医服务接触点包括预约挂号、诊疗、交费、检查、取药、治疗等，就医患者对不同服务环节（接触点）的期望是不一样的。

1）在预约挂号服务环节，首诊患者的期望是导医人员分诊准确、反应快；复诊患者的期望是及时就诊，完成复诊相关检查及延续性治疗。

2）在诊疗服务环节，患者的期望是候诊时间短，诊疗及时、准确、花费少。

3）在交费服务环节，患者的期望是账单准确，流程简化、便捷。

4）在检查服务环节，患者的期望是等候时间短，报告结果迅速、准确。

5）在治疗服务环节，患者的期望是用药及时、准确，有问题时能得到及时处理，环境舒适安全，医护人员言语文明、礼貌等。

（2）确定服务接触点的重要程度：就医过程需要确定可能影响整体服务质量的每个服务接触点的重要程度。服务接触点的重要程度可从服务调研数据中获取，一般用百分数表示。例如某省住院患者对护理工作的满意度调查表显示沟通交流部分占10%，其中"护理人员是否与您及时、真诚、耐心地交流"的权重系数为0.54，"护士能够倾听您的诉说"的权重系数为0.46，以显示护理交流的重要程度。

患者来医院寻求诊疗护理服务时，对于等级越高的医院，期望值越高，对于服务水准的忍耐程度越低。如何把握服务的每一个关键接触点，是每一位护理人员在提供直接服务时需要用心体会并进行总结的。例如某综合医院根据问卷调查，梳理出了"导诊护士服务首诊患者的十个关键接触点"，列举了首次就诊患者最关注的十个服务点。这十个服务点包括第一眼服务环境印象、导诊护士的形象、导诊护士的眼神关注、第一句主动问候、专注聆听与确定患者需求、正确回应与引导、关注是否有操作困难（个人移动端、自助设施、材料填写等）并主动协助、关注是否需要助行工具并主动提供、关注是否需要助诊服务、关注其他个性化需求并给予协助。该医院由此针对性地从仪容仪表、沟通句式、服务手势、主动时机等方面对在岗护士进行培训，患者满意度得到不断提升。

（3）确定就医患者期望或要求的重要程度：确定在某个服务接触环节患者的期望或要求的重要程度。例如调研在就医过程中的预约、诊疗、检查等环节中患者的期望和要求，按其重要性进行排序，以便制订服务标准时能够掌握重点。

（4）服务调研：通过调研可将就医患者的期望或要求进一步深化、细化和具体化。可以采用探索性调研、开发式调研等方法深入了解就医患者的期望或要求，可以通过问卷调查、现场访问、深度访谈等方法收集就医患者对服务标准的期望。

2. 按就医患者的期望或要求拟订服务标准

（1）将笼统的期望转变为具体的标准："服务质量令人满意"这样的期望或要求，是抽象、笼统的，没有可操作性的，显然不能作为服务标准。例如某医院放射科为改进服务质量，将急诊X线检查报告的完成时间限定在半小时内，并在醒目位置标识，这样具体的时间就可以作为一项服务标准纳入科室日常的质量检查中。

（2）"硬"标准与"软"标准：就医患者对服务质量的感知包括可靠性、反应性、保证性、关注性和有形性5个层面。其中，"硬"标准包括服务的可靠性、反应性和有形性，如"电话铃响3声之内必须有人接""每2小时为长期卧床患者翻身1次"等；"软"标准包括服务的关注性和保证性，如"要关注就医患者的个性化需要"是一项与关注性有关的服务"软"标准。年轻的就医患者更愿意用智能方式预约挂号,公众服务平台可提供智慧分诊预约服务,同时对门诊、预约诊疗、预约特殊检查、预约特殊治疗和手术前后的患者,主动推送检查注意事项、检查结果、用药提醒等服务提示信息。

（3）**确定就医患者导向服务标准的区间**：就医患者的期望或要求通常有一个区间或范围,如理想区间、宽容区间和合格区间。因此,体现就医患者期望或要求的服务标准相应也可以表达为区间。服务机构可根据自身的特点和战略,选择某一区间作为制订服务标准的基础。

3. 就医患者导向服务标准的评估和选择 主要从以下几个方面入手：

（1）**重要性**：选择对就医患者满足感和服务质量评估重要的标准。

（2）**迫切性**：应针对那些迫切需要改进的服务内容和相关的运作方法与过程作出选择。

（3）**可接受性**：应听取就医患者的意见和建议,但在评估服务标准时,需要考虑护理人员的意见,因为只有护理人员理解和接受的标准才是有效的标准。

（4）**可执行性**：标准所涉及的内容范围不超过执行者（护理人员）的职责和职权范围。

（5）**前瞻性**：标准应有前瞻性或预见性,不仅能反映就医患者现在对服务的期望和要求,还能在一定程度上预见到未来的、动态的、不断变化的期望或要求。

（6）**挑战性**：标准应对护理人员有一定的挑战性或难度。前瞻性较强的服务标准,包含着就医患者未来较高的期望或要求,这意味着达到标准有挑战性；但服务标准的挑战性应当是适度的,并要兼顾服务标准的可接受性和可执行性。

4. 就医患者导向服务标准的实施和修订 服务机构在实施新标准的过程中,要建立一个信息反馈机制,以发现新标准存在的问题。服务标准的信息反馈机制通常就是服务标准的考核机制,服务机构按服务标准考核服务行为。如果服务标准正确,服务行为错误,服务机构应对服务行为加以调节和控制,以保证服务行为达到服务标准；如果服务行为合理,服务标准有问题,则应修订、完善服务标准。

三、护理服务管理

护理服务管理理念是否先进,管理方式是否科学、规范、有效,管理水平是否达标对于护理服务的发展至关重要。管理者的计划、组织、控制、协调工作做得越好,其所管辖的人、财、物的使用效率就越高,进而可更好地提高护理服务的水平。

（一）护理服务管理的概念

护理服务管理是指为了满足服务对象对于护理的需求,利用各种管理工具不断提高护理人员服务水平的过程。

（二）护理服务管理的对象

护理服务管理的对象主要是人、财、物的管理,其具体内容包括：

1. 人力资源管理 人具有思维和创造性,是组织中最重要的资源。护理服务由护理人员实施,如何使护理人员的积极性、主动性、创造性得以充分的发挥,是管理者面临的最大挑战。

2. 财力资源管理 财力资源主要是护理经费,用于临床、教育和科研。护理经费的使用是为了团队中人才的培养和发展、科研的创新和护理服务的改进。例如某医院重症监护室护理人员为降低卧床患者失禁相关性皮炎的发生率,成立了质量管理小组进行干预,历时一年后取得了显著成绩,因该成绩奖励所得的经费被循环用于临床护理服务项目的改进中。

3. 物力资源管理 每个护理服务场所都需要相应的物品设施以供给服务对象使用,管理好各个护理单元的物品设施,提高物品的完好率和使用率,充分利用、减少浪费需要每位护理人员的共同参与。例如许多医院在各区域均备有轮椅供行动不便的就医患者使用,如何让就医患者便捷、高效地使用轮椅,是一个值得思考的问题。某医院在其公众号上增加了"便民预约"的项目,就医患者可以通过手机预约使用轮椅,这样护理人员可以提前进行合理的安排,轮椅的使用率就大大地提高了。

此外，护理服务管理还应该关注时间、空间、技术及信息资源等其他管理对象的合理利用，以改善服务水平。

（三）护理服务管理程序

护理服务管理的目标是建立服务对象接受服务体验的反馈渠道，对服务对象提出或反映的问题能进行调查、分析、有效处理和及时反馈，并采取有效的措施持续改善服务，从而保证护理服务的品质，具体程序包括以下几个方面：

1. 建立护理服务管理组织　各级医疗机构应建立扁平高效的护理管理体系，根据本单位具体管理架构成立护理管理委员会，以主要领导为组长，小组成员由能正确把握护理服务方向，能准确给予一线护理人员服务指导、监督等的各相关职能部门、各区域的护理管理人员组成。护理服务管理小组应定期召开会议，对本单位的护理服务品质进行全面管理。

2. 健全护理服务管理制度及培训机制　依据法律、法规、行业指南、标准，结合本医院的文化制订护理服务工作规划与方案、护理服务标准等，实施护理服务标准培训与服务改进等工作。以一家三甲医院为例，医院护理部结合医院的服务文化，在全院护理人员中推出"首问负责制"，针对门诊、急诊、病区、特殊护理单元等不同的服务场景制订相应的应答流程，并梳理高频次问题进行话术培训，让患者在就医过程中有良好的体验，从而提高患者的满意度。

3. 实施护理服务管理流程　在具体实施护理服务管理时，遵循持续改进闭环管理，具体为在护理管理委员会的指导下，护理服务项目组对全院护理服务实行闭环管理，结合科室执行落实情况开展流程管理，进行监测、分析、反馈、整改、追踪，并指导改进。例如三级医院住院患者的满意度测评工作，就是医院相关部门定期对住院患者的就医感受，以出院后随访的方式等进行调查。调查样本量为科室月周期出院患者的50%，医院相关部门每月汇总数据后反馈给科室，对存在问题的科室发放督办单，要求其整改并限时反馈，在下一轮的测评中对其重点跟踪。反复出现服务问题的科室由医院层面展开诫勉谈话、服务"回炉"培训等，直到该科室的服务能力得到提升、不再出现同类服务问题。

4. 树立护理服务品质标杆科室　在护理服务管理中，要始终以服务品质为主线。各级医疗机构通过关注患者在接受各项护理服务过程中的体验，梳理专科护理服务的关键点，创新优质护理服务的新举措，并依托相关数据树立服务品质标杆科室。护理服务品质标杆科室经过客观、统一、公正、公平的评价，在开展优质护理服务方面总结的服务经验便于护理人员掌握及推广，以服务优者为师，向服务强者学习，全面提升护理服务品质。

（四）护理服务对象满意度

根据《国家三级公立医院绩效考核操作手册（2024版）》相关要求，医院应当制订满意度监测指标并不断完善，将患者满意度作为加强内部运行机制改革、促进自身健康发展的有效抓手，有针对性地改进服务，着力构建患者满意度调查长效工作机制，为患者提供人性化服务和人文关怀。满意度评价相关指标有门诊患者满意度、住院患者满意度、医务人员满意度，均为定量指标，每年进行考核。

1. 门诊患者满意度　是患者在门诊就诊期间对医疗服务怀有的期望与其对医疗服务实际感知的一致性程度。调查问题维度包括挂号体验、医患沟通、医务人员回应性、隐私保护、环境与标识等。该考核指标作为医院绩效考核的组成部分，仅考核医院可控的部分，不包括患者就医体验的所有方面，比如服务价格。

2. 住院患者满意度　是住院患者对医疗服务怀有的期望与其对医疗服务实际感知的一致性程度。调查问题维度包括医患沟通、医务人员回应性、出入院手续和信息、疼痛管理、用药沟通、环境与标识、饭菜质量、对亲友态度等。

3. 医务人员满意度　指医务人员对其所从事工作的总体态度，是医务人员对其需要的满足程度。医务人员满意度问卷维度包括薪酬福利、发展晋升、工作内容与环境、上下级关系、同级关系等。了解医务人员满意度旨在调动医务人员的积极性，减少人员频繁流动等问题，促使医务人员更好地为患者服务。

在通常情况下，医疗服务的满意度主要指门诊及住院患者的满意度。

第二节　护理风险管理与患者安全

护理风险管理是临床护理管理中的一项重要内容。临床护理质量与工作人员的素质、医院环境、组织管理体系都有密切的关系，护理工作中任何一个环节出了问题，都会影响甚至威胁患者的生命健康，也会给护理人员、医院带来经济、法律方面的风险。因此，必须提高护理人员对护理风险管理的认识，最大程度地做好护理过程的风险管理，为医院及护理人员优质安全的临床护理工作提供保证。

ER 9-4

思维导图

一、护理风险概述

（一）护理风险的概念

护理风险是指护理人员在临床护理过程中，可能导致患者及护理人员本身发生的护理目标以外的不安全事件。它是一种职业风险，具有一定的发生频率并是由该执业者承受的风险，包括经济风险、技术风险、法律风险、人身安全风险等。

（二）护理风险的影响因素

1. **外部因素**　患者本身因素、疾病的自然转归、医疗技术的局限性、组织管理因素、医疗器械、药品、血液等因素。

2. **内部因素**　护理人员素质、护理技术因素等。

（三）护理风险的特点

1. **多样性和广泛性**　护理服务过程涉及药物治疗、护理技术操作等，由于每个患者的病情和身体特性不一样，对治疗、护理的反应可能有所不同，并且这种不同存在于患者入院至出院护理的全过程。因此，护理风险管理应贯穿于患者住院的全过程。

2. **难以预测性和防范性**　护理风险的发生带有极大偶然性、突然性和个体差异性，护理管理者应尽可能预测风险发生的概率和结果。在预测到风险有可能发生时，护理人员应对患者及家属做好告知，并在实施护理行为之前采取积极的防范措施，制订应急处置预案。

3. **难以归因性**　医院的医疗服务是由多专业、多部门、多名医护人员协作完成的，治疗结果与某项医疗护理服务技术措施之间的因果关系往往是很难明确的，风险发生以后很难将其原因归咎于某一方面或某个环节。

4. 原因的累积性　护理风险事件的发生往往是由多方面原因或多种缺陷造成的,是多种风险事件累积的结果。例如某患者在办理入院手续时就对护理人员的服务不满意,在治疗护理的过程中对护理人员的服务态度也不满意,如果最后的治疗结果低于期望值,所有这些不满累积在一起就可能引发争议。

5. 后果的严重性　由于药物本身的毒副作用、有创的介入性检查治疗等原因,导致一些护理风险一旦发生,其结果可能是加重病情或对患者造成新的伤害,甚至对患者的生命造成威胁。

(四) 常见的护理风险事件

1. 护理不良事件　指在护理工作中,护理人员未严格执行法律和法定的规章制度或违反技术操作规程等,给患者造成了精神及肉体的痛苦,或影响了医疗护理工作的正常开展,但未造成严重后果和构成事故。

2. 护理事故　指在护理工作中,由于护理人员的过失,直接造成患者死亡、残疾、组织器官损伤导致功能障碍。

3. 意外事件　意外事件的发生常常是由于无法抗拒的因素,导致患者出现难以预料和防范的不良后果,比如药物注射所引起的过敏性休克,在注射某些药物前虽然按操作规程对患者进行了皮肤过敏试验,但是还有个别过敏试验结果为阴性者仍会发生过敏反应。

4. 护理纠纷　指护理人员在护理服务过程中,护患双方出现的争执。在临床上,患者就诊、住院直至痊愈出院,护理人员与之接触得最多。由于多种因素的影响,护患关系处理不好就会发生纠纷,如患者及其家属对护理人员的服务态度、工作责任心、技术操作的不满意而引发的投诉。

5. 并发症　指在诊疗护理的过程中,患者发生了现代医学事件能够预见、却不能避免和防范的不良后果,如难免性压力性损伤、产妇分娩出现的羊水栓塞等。

二、护理风险评估

护理风险评估是护理风险管理的基础,对护理服务过程中客观存在的及潜在的各种风险进行系统的识别和归类,并定量分析和描述产生护理风险的影响因素;通过对这些资料和数据的处理,发现可能存在的风险因素,确认风险的性质、发生概率和损失程度,为选择正确的处理方法和风险管理决策提供依据。

(一) 护理风险评估内容

护理服务是一个动态的过程,护理风险评估也是一个动态监测的过程,因此应建立护理风险评估制度,甄别护理风险高危影响因素,实施高危风险管理。

1. 护理人力资源相关风险

(1) **护理人力资源配置与弹性调配不合理**:体现在护理人员总数不足;班次多、人力分散,大多数护理人员工作时间以日班为主,中午、夜间时段人力匮乏,排班未能体现连续性;在护理工作量较大、危重患者较多时未弹性增加护理人员的数量等。

(2) **护理人员分层级管理与使用不合理**:不同职称、年资、能力的护理人员的岗位和工作职责相同,护理岗位的层级管理就不能体现。高年资护士难以留在临床一线科室,排班的合理搭配实施困难;患者的基础护理、专业性治疗护理、健康教育及低层面的技术工作均由责任护士承担,责任护士超负荷工作。

2. 护理核心制度相关风险　护理风险管理中制度的建立和完善至关重要,与护理风险密切相关的护理核心制度包括查对、交接班、分级护理、护理文件书写与管理、护理查房、护理会诊、护理病历讨论、危重患者抢救、护理安全管理、护理告知等。在制订制度时,缺乏流程指引或存在设计缺陷,可导致护士在执行中无法掌握关键的环节及内容;在制度的管理上,如果缺乏有效的监督机制,护士可能会对执行核心制度的重要性认识不足,凭经验、感觉或习惯执行操作。

3. 高警示药品管理与使用风险　高警示药品是指使用不当会对患者造成严重伤害或死亡的药品,是保障用药安全的关键所在。

为切实加强高警示药品的管理,中国药学会医院药学专业委员会于 2012 年推出高警示药品管理的专用标识和分级管理策略(图 9-1)。因高警示药品品种较多,为更有效率地进行管理,专家组提出了"金字塔式"分级管理模式,将高警示药品分为 A 级、B 级、C 级(图 9-2)。之后,该模式为国内医疗机构广泛采用。2015 年,专家组采用德尔菲法开展研究,建立并发布了《中国药学会医院药学专业委员会高警示药品推荐目录》。专家组根据所收到的医务人员反馈和问卷调查,在 2019 年对该目录进行了更新。《中国药学会医院药学专业委员会高警示药品推荐目录(2019 版)》见附录五。应完善高警示药品管理系统,避免误放、误取导致给药错误;一些药品的中、英文名称或药品外观、包装相似,应避免误放、误取、误用。

图 9-1　高警示药品专用标识

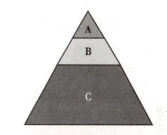

图 9-2　高警示药品"金字塔式"的分级管理模式图

4. 执行高危护理技术的风险　是指在护理行为中造成患者不可逆或重大损害、影响患者病情及生命体征改变、延长患者住院时间、增加患者费用、不能仅用护理行为解决的护理技术风险。执行高危护理技术的风险主要包括:

(1)由医生操作,护理人员进行维护的技术带来的风险。例如在呼吸机的使用管理中未严格执行手卫生及无菌技术而加大呼吸机相关性肺炎的风险。

(2)直接由护理人员操作及维护的技术带来的风险。例如人工气道湿化不足、吸引不充分形成痰痂堵塞气道需重新置管等。

(3)临床观察及监测技术带来的风险。例如心电监测报警设置不合理导致病情变化未能及时发现而延误抢救等。

5. 危重患者转运风险　危重患者的安全转运是护理安全工作中的重要组成部分。转运前的风险评估、转运中的风险控制措施及转运后的风险管理至关重要。

(1)转运前的风险评估

1)患者本身存在的风险,如病情危重不稳定、各种管路的不安全因素。

2)医护人员方面的风险,如护送患者的医护人员资质不足、学科间的相互沟通不足。

3)设施、设备方面的风险,如抢救仪器和急救药物的配备不足。

4)转运工具与搬运方法、方式方面的风险。

(2)转运中的风险控制措施:包括患者体位的正确摆放;重要管路的妥善固定;病情评估与不间断的监护;途中高危风险的应急处理,如呼吸及心搏骤停、气道阻塞或气管导管意外脱出、呼吸机故障等情况下的应急处理。

(3)转运后的风险管理:包括交接班的规范性与护理记录的完整性。

6. 高危重点患者及患者安全管理中的突发高危事件　高危重点患者指病重、病危患者,在住院期间病情突然变化的患者,应用新技术治疗的患者,容易发生致命性并发症的专科疾病患者,对治疗效果不满意的患者,存在纠纷、投诉风险的患者等。

患者安全管理的突发高危事件主要包括压力性损伤、跌倒、意外损伤、走失、自杀等不良事件。护理人员对患者的评估和对风险发生的预测能力,患者及家属的认知程度和依从性是该类事件的重要影响因素。

7. 病房安全管理中的突发高危事件　病房安全管理常常需要进行高风险项目管理,即需要在一个肯定有风险的环境里把风险降至最低的管理过程。突发高危事件包括停电、停氧、火灾等。

(二) 护理风险评估方法

护理风险评估坚持预防为主的指导思想,运用失效模式和效果分析的方法对护理风险进行前瞻性的评估和管理,以预防不良事件的发生。护理风险评估主要应用于预防高危技术操作流程的失效、提高患者护理过程中高危环节的安全性、识别潜在危险因素等质量的前瞻性分析方面,如给药环节、高危药物注射、各类特殊管道护理、输血等高危技术操作流程,为护理质量持续改进提供方法和保障。

三、护理风险管理

护理风险管理是指医院有组织、系统地消除或减少护理风险的危害和经济损失,通过对护理风险进行识别、评估和分析,以最小的成本将风险发生的概率、严重程度、不良后果等降到最低,使护理质量和患者安全的管理体系更加完善。护理风险管理涉及医院的多专业、多系统、多环节,从医疗护理行为、工作流程到医院环境设施等方面存在的不安全因素都会最终导致患者安全事件的发生。因此,建立与完善护理安全管理系统是护理风险管理的核心内涵。

(一) 建立和完善护理风险管理组织构架

1. 护理风险管理组织　包括医院和科室两个层面,建立院、科两级的患者安全护理管理组织,即医院护理安全管理委员会,下设护理安全管理小组,是医院护理部与科室之间上传、下达的沟通桥梁;科室成立病区安全管理小组。护理风险管理组织架构及成员组成见图9-3。

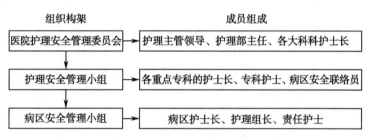

图9-3　护理风险管理组织架构及成员组成示意图

2. 护理风险管理实行分级管理模式　护理风险分级管理模式见图9-4。责任护士、护理组长(护士长或专科护士)、护理安全管理委员会通过查房、会诊及护理安全专项督导等方式,发现护理与患者的安全问题,确定工作目标,制订计划,改善安全问题。

(二) 健全护理风险控制机制

风险控制是在风险评估的基础上采取的应对风险事件的措施,即把发生护理不安全事件后的消极处理变为发生前的积极预防;把处置行为转变为对风险的控制行为。因此,护理安全管理委员会及护理安全管理小组依据管理上的"二八法则",明确目标,落实防范措施,在实践中管理并持续改进,有效控制和降低护理风险,确保患者安全。

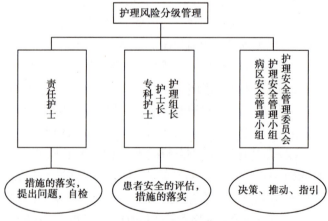

图9-4　护理风险分级管理示意图

1. 提高护理人员的风险意识和业务素质

(1) 加强风险教育:是提高防范护理风险意识的基础。全体护理人员应充分认识到护理风险存在于护理工作的各个环节,对风险实行主动管理,掌握管理四要素即同情(患者)、交流(病患、同事之间)、能力(专业技能)、表格化(随时规范记录)。

(2) 提高业务素质:是防范护理风险的核心。护理管理者应具备从高危重点患者、高警示药品、高危环节、高危技术等方面评估、分析高危风险因素的能力,制订控制目标及防范措施,加强监测管理。

1）确定高危重点患者，制订患者风险管理目标：护理安全管理委员会确定全院共性的高危重点患者，如高热、休克、心力衰竭患者等；各安全管理小组确定本科室的高危重点患者，如心血管内科急性心肌梗死者、恶性心律失常者等。各科室应制订病情危急观察指引及应急处置措施，提高护理人员对急危重症患者病情变化的识别和应急处置能力；通过床边护理查房解决患者的护理问题，并对高风险患者、高风险因素重点观察，实施重点预防。

2）确定专科高警示药品，规范管理与使用：结合《中国药学会医院药学专业委员会高警示药品推荐目录（2019 版）》梳理本院、本科室高警示药品目录；高警示药品应储存在专用药柜或专区，储存处应有明晰的"高警示药品专用标识"；制订高警示药品配制与使用指引，执行高警示药品配制及高浓度给药双人独立核对制度，确保用药安全。

3）筛选专科高危技术，建立高危技术管理制度：对高危技术和新开展的各种技术、新设备制订操作规程，落实全员培训，操作人员经考核合格方可独立执行操作；执行有创技术操作前做好风险预测，建立严格的告知制度，充分告知患者和家属存在的已知和未知的风险因素，让患者及家属主动接受和承担风险。

4）洞悉高危人群、高危时段、高危环节、高风险项目：①加强高危人群如首次独立上岗及能力较弱的护理人员的规范化培训。②加强节假日和夜班等高危时段的风险防控。③设立重点项目小组，制订患者安全管理中的高危环节管理规范，如患者身份识别、转运与交接、预防跌倒/坠床、预防压力性损伤等；确立风险控制目标，并将其列入护理质量敏感指标中进行监测、分析。④建立病房安全管理的高风险项目管理及应急处置预案，如停电、停氧、火灾等的应急处置预案；分工明确、责任到岗，通过滚动式培训、演练让全员参与，实施前瞻性的预防管理；加强患者及家属对高风险项目预防措施的引导，通过书面、宣传册、视频等形式，提高患者及家属认知的有效性，让患者及家属主动参与。

ER 9-5

病区安全管理

2. 加强制度建设与流程改造

(1)**制度建设**：科学、完善、合理的规章制度是防范风险的保证。建立规章制度的原则是把握基本目的（患者安全）、体现科学性、保证可行性，注意更新完善、程序规范（初稿→广泛征求意见并修改→试行→领导审批→执行）、文字精练等；重点建立护理核心制度和工作规范、标准与程序，以及新业务、新技术临床应用准入制度等。

(2)**流程改造**：科学、合理的工作流程贯穿于护理风险管理的每个环节。流程改造的主要内容包括人流、物流、信息流；运用 PDCA 循环对相关的护理工作流程进行设计、执行和优化，提高工作效率，减轻护理人员的工作压力，避免不良事件的发生。

3. 积极应对护理风险 一旦出现相应的风险，能够及时识别并采取有针对性的补救措施，从而避免危害的发生，降低风险造成的损害。

（三）建立医疗安全事件的报告、跟踪和反馈系统

《全面提升医疗质量行动计划（2023—2025 年）》要求医疗机构进一步提升医务人员患者安全意识和对医疗安全（不良）事件的识别能力，强化医疗安全（不良）事件的主动报告，定期对患者医疗安全（不良）事件发生情况进行分析，查找存在的共性问题和薄弱环节，开展系统性改进工作。

1. 医疗安全（不良）事件的概念 医疗安全（不良）事件是指在临床诊疗活动以及医疗机构运行过程中，任何可能影响患者的诊疗结果、增加患者的痛苦或负担并可能引发医疗纠纷或医疗事故，以及影响医疗工作的正常运行和医务人员人身安全的因素和事件。

2. 医疗安全（不良）事件的分级管理 依据《中国医院质量安全管理》团体标准实施分级管理。医疗安全（不良）事件按事件发生后果的严重程度分为 I~Ⅳ级。

Ⅰ级（警告事件）：指患者非预期的死亡，或是非疾病自然进展过程中造成的永久性功能丧失。

Ⅱ级（不良后果事件）：指在医疗过程中因诊疗活动而非疾病本身造成的患者机体与功能损害。

Ⅲ级（无后果事件）：指虽然发生了错误事实，但未给患者机体与功能造成任何损害，或有轻微后果而不需要任何处理就可完全康复的医疗安全（不良）事件。

Ⅳ级（隐患事件）：指由于及时发现，错误在实施之前被发现并得到纠正，未造成危害的事件。

医疗安全（不良）事件的严重程度评估采用国际严重性评估代码（SAC）分级，按事件发生的频率和严重程度分为4级（表9-1）。

3. 建立完善的、非惩罚性的、针对系统的安全报告反馈体系 国家卫生健康委员会《三级医院评审标准（2022年版）实施细则》要求，以减少诊疗活动对患者的伤害为目标，建立医疗安全（不良）事件信息采集、记录和报告相关制度和激励机制，建立医疗安全（不良）事件及管理缺陷统计分析、信息共享和持续改进机制。

表9-1 医疗安全（不良）事件严重程度评估分级

严重程度分级		严重程度				
		严重	较严重	中等	较轻微	轻微
发生频率	数周1次	1	1	2	3	3
	1年数次	1	1	2	3	4
	1~2年1次	1	2	2	3	4
	2~5年1次	1	2	3	4	4
	5年以上1次	2	3	3	4	4

（1）建立医疗安全（不良）事件管理系统：各三级医院在中国医院协会的"医疗安全（不良）事件报告系统"的基础上，建立医院的"医疗安全（不良）事件管理系统"，系统包括医疗、护理、药品、医技、器械、输血、医院感染、职业防护、信息、后勤、治安管理类等安全事件，通过信息化手段对上报数据进行整理、汇总、统计、分析，提升安全事件监管效力。

（2）建立主动报告制度与非惩罚激励机制

1）报告原则：Ⅰ级和Ⅱ级事件应采取强制性上报管理；Ⅲ级和Ⅳ级事件采取鼓励性上报管理，具有自愿性、保密性、非惩罚性和公开性的原则，以鼓励全员主动呈报医疗安全（不良）事件，遵循重在对事件根本原因的分析改进，而非对当事人惩罚处理的原则，保证护理质量持续改进，促进患者安全。

2）报告要求：应在医疗安全（不良）事件发生或发现的第一时间逐级报告，报告时限应遵循国家法律、法规及其所在的地方卫生行政部门报告的时限要求。报告的方式至少包括两种以上，具体方式有面对面报告、电话报告、表单报告、传真报告、信息网络报告等；报告内容应真实、完整、准确，不得瞒报、漏报、谎报、缓报。未按规定报告、有意隐瞒的科室与个人，一经查实，根据违反核心制度的程度、事件后果，按照规定给予相应的行政及经济处罚。

3）主动报告、非惩罚激励机制：通过设立安全隐患控制奖，鼓励全员主动发现和报告医疗安全隐患事件，降低不良事件发生率；对于发生医疗安全（不良）事件主动报告且整改到位的科室和责任人，护理安全管理委员会组织讨论，根据事件的后果给予减轻或免予处罚，对事件分析、整改贡献度大者给予适当奖励。

4. 运用根本原因分析法从系统的层面分析医疗安全事件，提出针对整个系统流程而不是针对个人操作的改进措施，完善相关的管理制度、工作流程指引，杜绝类似事件的再次发生。

四、患者安全管理

（一）患者安全管理的概念

患者安全管理是指在医疗护理过程中为避免或预防患者的不良结果或伤害所采取的必要措施。其内涵是以患者为中心，从思想认识、管理制度、工作流程、医疗护理行为及医院环境、设施、医疗设备和仪器等方面关注患者的安全，最大限度地减少患者在医疗过程中的伤害。

（二）患者安全目标

中国医院协会发布的《患者安全目标》（2019版）见附录六，包括正确识别患者身份、确保用药与用血安全、强化围手术期安全管理、预防和减少健康保健相关感染、加强医务人员之间的有效沟通、防范与减少意外伤害、提升管路安全、鼓励患者及其家属参与患者安全、加强医学装备安全与警报管理、加强电子病历系统安全管理。本节重点阐述正确识别患者身份的细则和方法。

1. 正确识别患者身份的细则

（1）严格执行查对制度，确保对正确的患者实施正确的操作和治疗。识别时应至少使用两种标识确认患者身份，如姓名、出生日期、病案号等，但不包括患者的床号或病房号。

（2）鼓励应用条码扫描、人脸识别等身份信息识别技术，但不得作为识别的唯一依据，且仍需双向沟通查对。

（3）在实施输血等关键治疗时，应采用双人独立核对的方法识别患者身份。

（4）对术中患者，精神疾病、意识障碍、语言障碍等特殊患者以及无名患者，应采用双人独立核对的方法识别患者身份。

（5）加强新生儿身份识别管理。

2. 正确识别患者身份的方法

（1）**患者身份识别工具**：显示或存储有患者姓名和病案号信息的腕带、病历、标签、表单（如挂号单、检查单、收费单等）、就诊卡、电脑信息系统等。

（2）**患者身份识别方式**

1）双向沟通法识别患者姓名：①对能有效沟通的患者，询问患者姓名，核对患者所回答的姓名与医务人员所持识别工具是否一致。②对无法有效沟通的患者，如小儿、意识不清者，应由其委托人说出患者全名，核对与医务人员所持识别工具是否一致。③对无法交流沟通又无委托人的患者，医务人员双人独立核对患者腕带、病历等与识别工具一致。

2）患者病案号的识别方式：使用扫描条码、刷卡（就诊卡、医保卡）、手工输入病案号、核对各种表单等方式识别患者病案号。但不得采用条码扫描等信息识别技术作为唯一识别方法。

ER 9-6

住院患者身份识别操作

（3）**患者身份识别的时机**：患者入院、转科、转床、转院、出院时；给药时，各项治疗和检查前、中、后；病房与手术室交接患者时及手术前、后；新生儿沐浴、更衣时。在输血时采用双人独立完成核对的方法识别患者的身份。

五、职业暴露及防护

医院是治疗与护理患者的场所，护理人员在为患者提供各项检查、治疗和护理的过程中，可能会受到各种职业性有害因素的伤害。因此，各医疗机构应提高护理人员对职业有害因素的认识、处理及防护能力，减少职业伤害，维护健康。

（一）概念

1. 职业暴露　指护理人员在从事诊疗、护理活动过程中，接触有毒、有害物质或病原微生物以及受到心理社会等因素影响，损害健康或引发某种疾病的潜在危险。

2. 职业防护　指护理人员在工作中采取多种有效措施，保护其免受职业暴露中危害因素侵袭或将伤害降至最低程度。

3. 标准预防　指认定患者血液、体液、分泌物、排泄物均具有传染性，需进行隔离；不论是否有明显的血迹污染或是否接触非完整的皮肤与黏膜，接触者必须实施双向防护，防止疾病双向传播。根据传播途径实施接触隔离、飞沫隔离、空气隔离，这些是预防医院感染有效的措施。

（二）常见护理人员职业暴露的风险及防护

1. 生物性因素　包括各种经血液传播及呼吸道传播的疾病。护理人员在操作时均应遵照标准预防的原则，在接触患者的血液、体液、分泌物、排泄物时应戴手套。

2. 物理性因素　包括锐器伤、负重伤、辐射损伤等。护理人员在进行侵入性操作时，注意防止被针头、刀片等锐器刺伤或划伤，将使用后的锐器直接放入耐刺、防渗漏的利器盒；在负重操作时遵循节力原则，必要时使用弹力袜等保护用品或借助翻身垫、过床板等安全装置的护理器材；在辐射源区域应远离辐射源，增设屏蔽防护，减少照射剂量。

3. 化学性因素　包括细胞毒性药物、化学消毒剂。护理人员在配置和接触此类化学制剂时应戴口罩、手套，摘掉手套后应执行手卫生；必要时戴防护眼镜和具有防渗透性能的口罩，穿防护服等。

4. 心理社会性因素　因突发事件、工作紧张、生活不规律、社会观念差异等导致护理人员长期心理压力超负荷，产生疲惫心理，甚至发生机体疲劳性疾病，引发心理健康问题。医院应适当调整护理人员的工作强度和心理压力，建立压力释放平台。

(三) 职业暴露的管理

1. 建立职业暴露的管理组织　由医院感染管理科、护理部联合成立护理职业防护质量控制小组，制订职业暴露防护措施及发生职业暴露后的应急处置流程，定期督查护理人员执行职业防护措施的情况，对存在的问题进行分析、反馈，提出改进意见。

2. 健全职业暴露防护管理机制

(1) **职业暴露防护用品**：各临床科室应备职业防护应急箱，物品包括口罩、帽子、乳胶手套、鞋套、面罩、护目镜、吸水垫、防水隔离衣、医疗垃圾袋等；重点部门如内镜室、供应室、血液净化室，按专科要求提供职业防护用品。

(2) **制订职业暴露应急预案**：护理人员一旦发生职业暴露应立即启动应急预案（图9-5）。

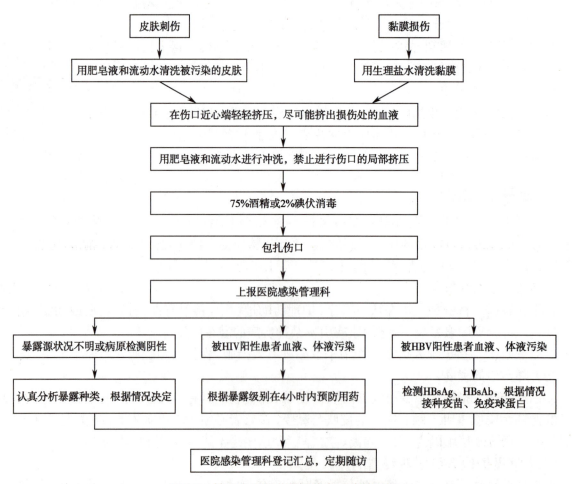

图9-5　护理人员职业暴露应急预案流程图

注：HIV指人类免疫缺陷病毒；HBV指乙型肝炎病毒；HBsAg指乙型肝炎表面抗原；HBsAb指乙型肝炎表面抗体。

第三节　依法执业与执业安全

依法执业是法律的要求，也是医务人员的权利和义务。医疗机构及其医务人员应学习、理解有关的医疗卫生管理法律制度，护理人员在执业过程中必须严格遵守护理相关的法律、法规，确保执业安全。

ER 9-7

思维导图

一、护理工作中相关的法律法规

（一）《护士条例》

《护士条例》自 2008 年 5 月 12 日起施行。条例包括总则、执业注册、权利与义务、医疗卫生机构的职责、法律责任、附则 6 个部分。

1. 护士执业注册　《护士条例》中所称护士是指经执业注册取得护士执业证书，依照条例规定从事护理活动，履行保护生命、减轻痛苦、增进健康职责的卫生技术人员。

（1）申请护士执业注册应当通过国务院卫生主管部门组织的护士执业资格考试；自通过护士执业资格考试之日起 3 年内向拟执业地卫生主管部门申请护士执业注册。

（2）护士执业注册有效期为 5 年，届满需要继续执业的应当在护士执业注册有效期届满前 30 日向执业地卫生主管部门申请延续注册。

（3）护士在其执业注册有效期内变更执业地点的，应当向拟执业地卫生主管部门报告并办理变更手续。

2. 护士依法履行职责与义务

（1）护士执业，应当遵守法律、法规、规章和诊疗技术规范的规定。

（2）护士在执业活动中，发现患者病情危急，应当立即通知医师；在紧急情况下为抢救垂危患者生命，应当先行实施必要的紧急救护。

（3）护士发现医嘱违反法律、法规、规章或者诊疗技术规范规定的，应当及时向开具医嘱的医师提出；必要时，应当向该医师所在科室的负责人或者医疗卫生机构负责医疗服务管理的人员报告。

（4）护士应当尊重、关心、爱护患者，保护患者的隐私。

（5）护士有义务参与公共卫生和疾病预防控制工作。发生自然灾害、公共卫生事件等严重威胁公众生命健康的突发事件，护士应当服从县级以上人民政府卫生主管部门或者所在医疗卫生机构的安排，参加医疗救护。

发生自然灾害、公共卫生事件等严重威胁公众生命健康的突发事件，不服从安排参加医疗救护的，由县级以上地方人民政府卫生主管部门依据职责分工责令改正，给予警告；情节严重的，暂停其 6 个月以上 1 年以下执业活动，直至由原发证部门吊销其护士执业证书。

3. 护士依法履行职责受法律保护　扰乱医疗秩序，阻碍护士依法开展执业活动，侮辱、威胁、殴打护士，或者有其他侵犯护士合法权益行为的，由公安机关依照治安管理处罚法的规定给予处罚；构成犯罪的，依法追究刑事责任。

（二）《医疗事故处理条例》

《医疗事故处理条例》自 2002 年 9 月 1 日起施行。

1. 医疗事故的概念　指医疗机构及其医务人员在医疗活动中，违反医疗卫生管理法律、行政法规、部门规章和诊疗护理规范、常规，过失造成患者人身损害的事故。根据对患者人身造成的损害程度，将医疗事故分为四级。

2. 医疗事故的预防与处置

（1）医疗机构应当按照国务院卫生行政部门规定的要求，书写并妥善保管病历资料。因抢救急危患者，未能及时书写病历的，有关医务人员应当在抢救结束后 6 小时内据实补记，并加以注明。

严禁涂改、伪造、隐匿、销毁或者抢夺病历资料。

（2）在医疗活动中，医疗机构及其医务人员应当将患者的病情、医疗措施、医疗风险等如实告知患者，及时解答其咨询；但是，应当避免对患者产生不利后果。

（3）医务人员在医疗活动中发生或者发现医疗事故、可能引起医疗事故的医疗过失行为或者发生医疗事故争议的，应当立即向所在科室负责人报告，科室负责人应当及时向本医疗机构负责医疗服务质量监控的部门或者专（兼）职人员报告；负责医疗服务质量监控的部门或者专（兼）职人员接到报告后，应当立即进行调查、核实，将有关情况如实向本医疗机构的负责人报告，并向患者通报、解释。

二、执业安全

（一）执业安全相关风险因素

1.护士执业准入风险

（1）医疗机构护士的配备数量低于国务院卫生主管部门规定的护士配备标准。

（2）医疗机构允许未取得护士执业证书的人员或者允许未依照《护士条例》规定办理执业地点变更手续、延续执业注册有效期的护士在本机构从事诊疗技术规范规定的护理活动。

（3）医疗机构未制订、实施本机构护士在职培训计划或者未保证护士接受培训。

2.护士执业义务风险

（1）未执行规章制度和诊疗技术规范的规定。护理操作贯穿于患者治疗护理的始终，操作中简化程序或违反操作规程，可能给患者带来不同程度的伤害。

（2）在患者出现紧急情况时未立即通知医生，并未实施必要的紧急救护措施。

（3）盲目执行医嘱或在出现问题医嘱时未报告并依然执行。

（4）未履行告知义务及保护患者隐私。

（5）护理文件的记录未能客观、真实、动态反映患者病情。

（二）执业安全管理

1.医疗机构应设置医疗服务质量监控部门，根据法律、法规制订本医疗机构护士资质管理制度和审核程序，落实依法执业；实行护理岗位管理，按照科学管理、按需设岗、保障患者安全和临床护理质量的原则，合理设置护理岗位，制订岗位职责，结合工作性质、工作任务、责任轻重和技术难度等要素，明确岗位所需护士的任职条件；在合理的时间内把合理的人安排在合理的岗位上。

2.健全新入职护士规范化培训制度，依据《新入职护士培训大纲（试行）》，结合本院护理工作实际制订规范化培训手册。建立执业护士二级准入制度，如夜班护士和专科护士、特殊护理岗位专业护士准入制度；专科护士、特殊护理岗位专业护士准入制度应结合《专科护理领域护士培训大纲》制订，以确保从事该专科护理的专业护士具备胜任本岗位的核心能力。

3.学法、知法、懂法、用法

（1）医疗机构应定期组织护士学习有关的医疗卫生管理法律制度，增强法律意识，规范护理行为。

（2）建立具有可操作性的护理工作流程和护理工作标准，对于创伤性、高风险护理技术项目，如伤口处理、导尿术、留置胃管、输血操作等，制订完善的告知程序与内容，提高护士执行的有效性。

（3）护士在执业活动中要严格遵守法律、法规、规章、护理常规及工作流程和标准；认真履行告知义务，维护患者的隐私权，从法律和安全的角度减少和杜绝因护理工作缺陷而造成的护理安全相关事件的发生。

（4）在执业活动中发生或者发现执业安全风险因素，应当立即采取有效措施避免或者减轻对患者身体健康的损害，防止损害扩大。

医疗机构及其护士应明确法律责任,正视执业安全相关的风险因素,加强环节管理,提高依法执业的自觉性,规范护理行为,创造安全的执业环境。

小结

本章从护理服务的分类特性、护理服务标准的构建、患者满意度的管理及护理风险管理、患者安全、职业暴露、依法执业等方面阐述如何做好护理服务与护理安全管理,防范护理安全事件的发生和确保执业安全。患者满意度的管理是现代护理管理的核心,护理人员应具备分析患者需求、尽量满足患者需求的能力;建立与完善护理风险管理系统是护理安全的核心;依法执业和执业安全是医务人员的权利和义务。通过学习学生应能够阐述护理服务、护理风险管理、患者安全、职业暴露、依法执业等相关概念。

ER 9-8

扫一扫
测一测

(肖丽萍)

思考题

患者 A,女性,74 岁,因急性上消化道出血、失血性休克由"120"接回急诊科抢救,在抢救过程中呕吐鲜血 600ml,根据病情需要输入红细胞悬液扩容,医生开具了相关血液分析检查的医嘱。此时急诊科又收治了一位高热的患者 B,医生也为其开具了相关血液分析检查的医嘱。一位护生在匆忙之中将贴有患者 B 条形码的试管带至患者 A 的床边准备采血,扫码时发现信息不对称,带教老师要求护生再次核对,经查发现采血试管拿错了,立即换回贴有患者 A 条形码的试管,避免了一起护理不良事件的发生。

简述本案例相关的执业安全风险因素。

第十章 "互联网＋医疗"与医院信息管理

ER 10-1

教学课件

学习目标

1. 掌握信息和护理信息的概念。

2. 熟悉"互联网＋医疗"在医院及基层的应用；护理信息收集的方法；医院信息系统、医院信息安全管理及护理信息系统的主要内容。

3. 了解互联网、"互联网＋"、云计算、医疗云及大数据的概念。

4. 能够运用护理信息系统进行初步的护理管理。

5. 具有熟练操作医院信息系统、护理信息系统的基本能力。

《国务院关于积极推进"互联网＋"行动的指导意见》（国发〔2015〕40号）针对医疗健康领域提出推广在线医疗卫生新模式、促进智慧健康养老产业发展等具体要求。通过互联网的引入，打造大数据平台，利用大数据平台合理分配医疗资源，优化管理模式，拓展互联网医疗服务新领域，促进医药卫生体制改革不断深化。

第一节 "互联网＋医疗"

随着"互联网＋医疗"产业快速发展，对患者信息的掌握将推动医院从提供医疗服务扩展到提供更符合患者需要的个性化健康服务。"互联网＋医疗"模式打破了传统医疗服务的桎梏，缓解了医患不平等的关系，降低了就诊成本，提高了就诊效率。

ER 10-2

思维导图

一、概述

（一）互联网与"互联网＋"

1. 互联网 计算机网络源于计算机技术与通信技术的结合，按地理范围可分为局域网、城域网和广域网。广域网是网络系统中最大型的网络，也称互联网。互联网是全球计算机网络的概念，强调信息和数据的全球互联互通，具有打破信息不对称、降低交易成本、促进专业化分工和提升劳动生产效率的优势，具有很强的渗透力。

2. "互联网＋" 在全球新一轮科技革命和产业变革中，互联网与各领域的融合发展具有广阔的前景和无限潜力，如"互联网＋医疗""互联网＋教育"等，推动传统产业的升级和创新。"互联网＋"正对各国经济社会发展产生战略性和全局性的影响。近年来，我国在加快推动互联网与各领域深度融合和创新发展的同时，充分发挥着"互联网＋"对稳增长、促改革、调结构、惠民生、防风险的重要作用。"互联网＋"具有跨界融合、优化重构、协同创新、互联互通、开放共治等特征。

（二）云计算与医疗云

1. 云计算 是一种基于互联网的计算方式，通过这种方式，共享的软硬件资源和信息可以按需提供给计算机和其他设备。所谓"云"计算是网络、互联网的一种比喻说法。在当今社会，云计算在金融、能源、电信、教育、制造、电子政务及医药医疗领域都有广泛的应用。云计算具有资源动态配置、需求服务自助化、通过网络提供服务、服务可计量化等特征。

2. 医疗云　是指在云计算、物联网、4G/5G 通信以及多媒体等新技术的基础上，结合医疗信息技术，旨在提高医疗水平和效率、降低医疗开支、实现医疗资源共享、扩大医疗范围，以满足广大人民群众日益提升的健康需求的一项全新的医疗服务。医疗云服务具有数据安全利用、信息共享、动态扩展等优势。

知识拓展

云 医 院

　　云医院主要是基于云技术、云计算、物联网、大数据等技术，通过"互联网＋医疗"模式，服务患者。通过传统医学与信息科技的融合，实现传统医疗模式向云模式的转变。

（三）大数据与人工智能

1. 大数据　是海量数据和信息，人们通过计算机软件对海量数据和信息进行挖掘、分析、处理及应用，从而使信息变为资源、资源转化为知识、知识产生价值。大数据的典型特征为多样性、容量大、速度快、价值高。医学大数据主要来源于电子病历、健康档案、医学影像数据等，主要应用在临床决策支持、个性化医疗、精准医疗等方面。

2. 人工智能　是计算机科学、神经科学、语言学等多种学科交叉发展起来的一门综合性新学科，是计算机系统通过模仿人类智能的方式进行学习、理解、推理和决策的技术。它涵盖了多个子领域，如机器学习、自然语言处理、计算机视觉、智能机器人等。人工智能的目标是使计算机具有类似于人类智能的能力，能够解决复杂问题、作出智能决策和执行任务，具有自主学习和适应环境的能力。人工智能已形成了机器学习、人工神经网络、自然语言处理、自模式识别等多个学科体系。

二、"互联网＋医疗"在医院中的应用

（一）"互联网＋医疗"概述

"互联网＋医疗"是互联网技术尤其是移动互联网在医疗行业中的应用，是一种为患者提供网上咨询、预约挂号、远程医疗、双向转诊等全新医疗体验的诊疗模式，这种全新的诊疗模式称为"互联网＋医疗"。"互联网＋医疗"通过重构就诊流程、医院协同模式、健康管理方式、药品服务方式、保险支付管理结构、治疗诊断方法和数据分析处理能力等方面的服务，将更进一步地重构医疗生态。

（二）"互联网＋医疗"在医院中的具体应用场景

1. 移动医疗

（1）**概念**：世界卫生组织将移动医疗定义为通过移动设备，如移动电话、患者监护设备和其他无线设备为医疗和公共卫生的实践提供支持。

（2）**作用**：①拓展服务领域，提升医院服务水平；②传送医院资讯，打造医院品牌形象；③增强医患互动，构建和谐医患关系；④降低医院的宣传成本；⑤有效应对危机事件等。

（3）**应用**：①院前、院后服务，如预约服务、导航导诊、咨询和问诊、费用支付、药品递送、订餐服务、结果查询、随访和康复管理等；②临床诊疗，如移动检查、移动查房、移动护理、移动会诊、移动治疗等；③医院管理，如医疗物品及药品管理、医疗设备管理、移动办公等。

2. 电子病历

（1）**概念**：电子病历（electronic medical record，EMR）是由医疗机构以电子化方式创建、保存和使

用的，重点针对门诊、住院患者（或保健对象）临床诊疗和指导干预信息的数据集成系统，是居民个人在医疗机构历次就诊过程中产生和被记录的完整、详细的临床信息资源，是医疗诊治对象医疗服务活动记录的信息资源库。该信息资源库以计算机可处理的形式存在，并且能够安全地存储和传输信息。

（2）**内容**：①纸质病历的所有内容；②图片、影像、声音等有关患者的多媒体信息；③医学文献等。

（3）**电子病历系统的分类**：根据使用目的和对象不同可分为医生电子病历系统和护理电子病历系统。

1）医生电子病历系统：该系统涵盖病历编辑与管理、医嘱管理、临床路径管理、检查和检验申请管理等内容。

2）护理电子病历系统：该系统能够协助护士对患者进行病情观察和护理措施的原始记载，包括体温单、护理记录单、科室交班记录等项目，并能够根据相应记录生成各类图表。例如：①系统自动根据体征数据生成体温单。②系统可以方便地填写患者的各类护理单。根据医院要求，提供各类护理记录模板，包括一般护理记录、出入院护理记录等，填写方便，并能够打印存档。③系统根据当前科室统计信息、患者诊疗信息，自动生成当前时段的科室交班记录。目前，使用比较成熟的是电子体温单系统，它可用图形化的方式直观地再现患者的生命体征信息。

（4）**优势**：①信息的易获取性；②信息的准确性；③信息形式的多样性；④信息的共享性。

（5）**功能**：①用户登录功能；②病历信息录入功能；③病历调用与显示功能；④病历数据存储和检索功能；⑤病历的安全管理功能。

护理电子病历软件对电子病历的书写时限、书写质量进行事前提醒、事中监督、事后评价的全过程实时监控，为护理病历质量提供方便、快捷、安全、有效的管理途径。

3. 远程医疗

（1）**概念**：远程医疗（telemedicine，TM）通过电子设备、传感器、互联网等技术手段，将患者在家中的数据、语音、图像等资料进行线上传授，是一项以"患者为中心"，集远程监测、诊断、治疗和远程管理于一体的全新医疗服务体系，旨在提高医疗水平、促进患者疾病的自我管理。

（2）**作用**：①提高优质医疗资源的可及性；②降低医疗成本；③促进健康管理；④促进信息产业的发展。

（3）**应用**：目前应用比较成熟的项目有远程会诊、远程监护、远程手术及治疗、远程医疗教育等。

1）远程会诊：根据其内容可分为临床会诊、影像会诊。远程会诊是指医学专家应用远程医疗软件，调阅患者的病历资料、各种检验和检查报告等，利用音视频通信技术，远距离地观察和对话患者，与远端现场医生展开"面对面"的交流，并根据以上信息，远距离地对患者病情进行诊断和排查，指导医疗水平较低的远端医生形成正确、完善的诊断和治疗方案的过程。远程会诊是远程医疗的最主要表现形式，其基本功能包括会诊预约、会诊管理、会诊服务。

2）远程监护：是利用现代通信技术，对远端服务对象的生理信息和医学信号，如血压、脉搏、体温、血氧饱和度等指标进行监测和分析，并提供医学咨询、指导或诊断意见的一种技术手段。

3）远程手术及治疗：是一种可控交互式远程医疗系统。医生利用虚拟现实技术和网络通信技术控制远端的医疗器械活动，对远端患者进行一定的手术操作。

4）远程医学教育：指特定的教育组织机构依托先进的医学资源和医疗技术，利用远程医疗系统为远端医疗水平较低的医务人员或医学生提供教育服务，以帮助和促进医务人员或医学生远程学习和提高医学水平。

三、"互联网+"在社区/基层的应用

"互联网+"在社区卫生服务的应用，可以实现覆盖范围内的患者和医疗服务机构之间电子健康档案信息共享，利用各种通信和物联网的手段实现联动医疗机构之间的双向转诊、委托/受托检

验、医学影像检查、图像和报告传递，实现个人医疗卫生保健服务的跟踪。

（一）基层医疗卫生信息系统

基层医疗卫生信息系统（primary health information system, PHIS）是以满足城乡居民的基本卫生服务需求为目的，满足城乡居民健康档案管理、基本公共卫生服务、基本医疗服务、健康信息服务、机构运营管理以及基层卫生监管要求的信息系统。它的主要服务对象是社区卫生服务中心（站）、乡镇卫生院和村卫生室。该信息系统通过对基层医疗卫生服务过程中产生的数据进行采集、存储、处理、提取、传输、汇总和分析，提高基层医疗卫生服务的能力和工作质量，提升基层医疗卫生服务管理水平。基层医疗卫生信息系统的功能结构见图10-1。

基层医疗卫生信息系统的总体功能主要包括6项基本内容：

（1）**健康档案管理**：为居民个人健康档案管理、居民健康卡管理、家庭健康档案管理提供建立、管理与使用功能。

（2）**基本公共卫生服务**：为满足《国家基本公共卫生服务规范（第三版）》要求，提供相应的服务功能。

（3）**基本医疗服务**：为基层医疗卫生机构提供全科诊疗、住院管理、家庭病床与护理、健康体检、检验、检查、双向转诊等临床应用与管理功能。

（4）**健康信息服务**：为居民、基层医疗卫生机构及卫生管理部门提供关于健康相关的信息服务。

（5）**机构运营管理**：为基层医疗卫生机构的运营提供药品、物资、设备、财务以及个人绩效相关的管理。

（6）**监管接口**：为基本公共卫生服务监管、基本医疗服务监管、基本药物监管、新型农村合作医疗补偿监管提供接口。

（二）"互联网＋健康档案"

基层医疗机构要与上级医院实现数据的互联互通，避免形成"信息孤岛"，抓手就在于电子健康档案和电子病历。"互联网＋"技术可以让基层医生通过远程会诊、病例讨论等对接方式开展业务与学习，实现上级医院专家对基层患者的会诊与治疗指导。

1. 主索引数据库　居民主索引信息来源于各社区卫生服务机构以及各医院。在居民就诊的同时，采集居民的基本信息和健康档案信息，并通过建立平台交换工具，将采集到的数据上传至数据中心。数据中心按照主索引分别对各种数据进行清洗、处理，最终生成居民主索引信息，并将该信息通过区域卫生信息系统平台发送给各医疗机构。

为了实现患者信息的及时获取，平台工具每20分钟收集一次数据并整理下发，以保证居民在不同医疗机构就诊时信息可以共享。通过无线互联网与移动通信技术的结合，患者可以通过手机APP及时查看自身的健康状况，还可在体检或就医的同时，对个人的健康档案进行实时的信息补充和完善。

2. 健康档案共享调阅　该系统提供完整周期的居民健康档案，供各医疗机构的医生调阅使用。对于社区医生，必须为该居民的责任医生或责任团队的医生才有调阅权限；对于上级医院的医生，必须是从社区转诊到医院后，才有权限调阅该居民的健康档案。

健康档案的信息主要包括基础档案、服务记录、疾病管理等模块。例如：①基础档案子模块，包括个人基本信息、个人健康问题摘要、个人行为习惯调查。②服务记录子模块。③基本医疗子模块，包括门诊病历、住院诊疗记录、问题目录、长期用药记录、会诊信息、转诊信息、家庭病床记录。④健康体检子模块，主要为周期性健康体检信息。⑤专案管理子模块，包括高血压管理、糖尿病管理、精神病管理。⑥儿童保健管理子模块，包括出生登记信息、儿童访视信息、儿童保健信息、体弱儿管理、儿童死亡登记、出生缺陷登记。⑦妇女保健子模块，包括妇女专项、孕产妇保健信息、计划生育与技术。⑧老年人保健子模块，包括老年人随访记录、功能评估状态。⑨健康教育子模块，主要为健康教育活动记录。⑩康复管理子模块。

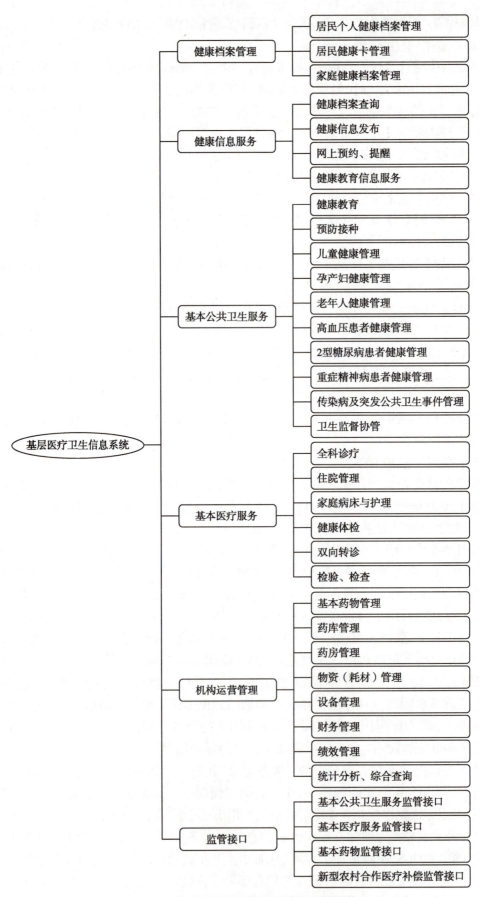

图 10-1　基层医疗卫生信息系统的功能结构

基层医疗卫生信息系统

- 健康档案管理
  - 居民个人健康档案管理
  - 居民健康卡管理
  - 家庭健康档案管理
- 健康信息服务
  - 健康档案查询
  - 健康信息发布
  - 网上预约、提醒
  - 健康教育信息服务
- 基本公共卫生服务
  - 健康教育
  - 预防接种
  - 儿童健康管理
  - 孕产妇健康管理
  - 老年人健康管理
  - 高血压患者健康管理
  - 2型糖尿病患者健康管理
  - 重症精神病患者健康管理
  - 传染病及突发公共卫生事件管理
  - 卫生监督协管
- 基本医疗服务
  - 全科诊疗
  - 住院管理
  - 家庭病床与护理
  - 健康体检
  - 双向转诊
  - 检验、检查
- 机构运营管理
  - 基本药物管理
  - 药库管理
  - 药房管理
  - 物资（耗材）管理
  - 设备管理
  - 财务管理
  - 绩效管理
  - 统计分析、综合查询
- 监管接口
  - 基本公共卫生服务监管接口
  - 基本医疗服务监管接口
  - 基本药物监管接口
  - 新型农村合作医疗补偿监管接口

3. 双向转诊　该模块的功能是提供社区卫生服务机构与医院之间的双向转诊。由社区医院医生填写双向转诊单,并向指定医院发送转诊请求,医院接到转诊请求后,将转诊、接诊的信息反馈给社区。若患者经治疗之后,需要到社区医院接受进一步的康复治疗,可由医院医生填写转诊单并向社区发送转诊请求,社区医院接受转诊请求后告知医院,由医院将患者转到社区医院进行康复治疗。

"互联网 + 健康档案"让基层医疗卫生机构切实成为人民群众健康的"守门人",提高了患者对基层医疗机构的满意度和信任度。

(三)"互联网 + 慢性病管理"

"互联网 + 慢性病管理"是一种非常适合基层医疗卫生机构的服务模式。该模式可利用医疗型可穿戴设备、物联网数据采集平台采集慢性病患者的健康数据。借助数据分析,医生能够清晰、及时地了解患者的健康状况及慢性病防控状况,为患者提供远程检测、用药提醒、健康教育、健康干预等服务。当患者的健康数据出现异常时,医生还可及时发现,提供诊疗、双向转诊等服务。利用"互联网 + 慢性病管理",可实现从过去的以治疗疾病为中心向重视预防和控制疾病的转变。

从慢性病管理的流程角度,慢性病管理可分为健康数据采集、健康评估、制订干预计划、计划执行、效果评估 5 个阶段,并循环成闭环模式。"互联网 + 慢性病管理"使慢性病患者在家中便可享受快捷、高质量的医疗服务,提高了慢性病患者健康管理的依从性;使医生拥有了诊断参谋,以辅助医疗决策,促进慢性病诊治更加科学化、精准化。

1. 健康数据采集　慢性病患者通过智能血糖仪、血压计等定期测量血糖、血压、心率等,数据会自动上传到慢性病物联网数据采集平台,当所采集的数据出现异常时,系统自动将预警信息发送至患者专属的家庭医生客户端、慢性病患者及其家属端。

2. 健康评估　当家庭医生接到慢性病患者的预警信息时,可即时查阅患者的病历及健康档案,判断患者病情发展的阶段,并且给出诊疗方案。同时,慢性病管理大数据分析平台将结合慢性病物联网数据采集平台采集的患者相关数据,评估患者病情、是否产生并发症,从药物、运动、膳食等多维度给出干预建议,辅助医生决策。

3. 健康干预计划与执行　慢性病管理干预辅助平台将根据医生的诊疗方案,通过短信、微信、APP 等多种途径,以文字、图片、视频、音频等多种形式,定期、适时、自动推送健康知识、用药提醒、运动提醒、膳食提醒等,并提供药品交易和药品配送服务。当患者有疑问或需要帮助时,可通过微信、APP 等,即时联系专属家庭医生进行远程咨询与问诊。家庭医生也可通过网络在线完成慢性病的随访工作。当家庭医生不能解决患者的病症时,可通过慢性病管理干预辅助平台发出申请,联系其他的医疗专家和专科医院,完成远程会诊、双向转诊服务。

4. 效果评估　针对医生的诊疗方案,在执行过程中持续采集患者的生命体征等健康数据。医生和平台根据采集的数据评估实际与目标的差距、疾病的控制情况,以及患者在此过程中发生的特殊情况和无法完成目标的原因,以此来调整已制订的计划并制订下一步新的计划,如此循环反复,保证"互联网 + 慢性病管理"模式的合理有效。

例如,福建省借助网站对慢性病患者实行"三师共管",是指由 1 名三级医院的专科医师、1 名社区卫生服务中心的全科医师和 1 名经培训认证的健康管理师组成的团队,为签约入网的慢性病患者提供定制化、连续化的诊疗服务。专科医师负责明确诊断与治疗方案,带教、指导基层的全科医师;全科医师负责落实、执行治疗方案,进行病情日常监测和双向转诊;健康管理师由护士、药师等有医学专业背景的人员经过培训上岗,协助专科医师和全科医师与患者联系、沟通,负责患者的日常随访与筛查、个体化健康教育,以及饮食、运动等生活方式的干预。专科医师、全科医师和健康管理师组成团队共同管理慢性病患者。"三师共管"形成了"医防融合"的服务模式,实现了医院"放得下"、基层"接得住"、患者"愿意去"的多方受益的新格局。

（四）"互联网＋家庭医生"

"互联网＋家庭医生"是指将互联网技术与传统家庭医生的服务相结合,利用互联网平台和移动通信等技术手段,提供更加便捷、高效、智能的家庭医疗服务。通过"互联网＋家庭医生",患者可以在家中通过智能手机、平板电脑、智能手表、智能健康监测器等设备,与家庭医生进行在线交流、咨询和诊疗,实现远程医疗和健康管理。

"互联网＋家庭医生"可实现在线咨询,远程诊断,健康管理,药物配送,健康教育,数据共享等。

通过"互联网＋家庭医生",患者可以更加方便地获取医疗服务和健康管理,避免不必要的出行和等待,使医疗服务更加便捷和高效。同时,家庭医生也能更好地关注患者的健康状态,提供更贴心和个性化的医疗服务。

知识拓展

"互联网＋护理服务"

"互联网＋护理服务"主要是指医疗机构利用在本机构注册的护士,依托互联网等信息技术,以"线上申请、线下服务"的模式为主,为出院患者或罹患疾病且行动不便的特殊人群提供的护理服务。

2019年1月,《"互联网＋护理服务"试点工作方案》确定开展"互联网＋护理服务"试点工作,重点为高龄或失能老年人、康复期患者和终末期患者等行动不便的人群,提供康复护理、慢性病管理、专项护理、健康教育、安宁疗护等方面的护理服务。部分省市积极开展"互联网＋护理服务"试点工作,在完善管理制度、防控执业风险等方面进行了有益探索,取得了一定成效。

第二节　医院信息化管理

医院信息化管理是利用计算机技术实施管理,从而优化医院业务流程的重大举措,如今信息化已经深入到医院的各个方面,助力推进医院管理体系完善,提升医院整体实力。

ER 10-3

思维导图

随着科学技术的进步,医院对信息的需求越来越强,医院管理与医生对患者的诊断和治疗越来越离不开各种信息,包括患者的历史病历信息、检查和检验信息、药品信息、手术麻醉信息等。医院信息系统在医疗及医院管理中的实施与应用大大提高了医院的管理能力与工作效率,促进医疗质量的不断提高。将信息化管理融入护理实践中,对于提高护理管理水平起到至关重要的作用。

一、医院信息系统

（一）医院信息系统的概念

医院信息系统（hospital information system, HIS）是指利用电子计算机和通信设备,为医院所属各部门提供患者诊疗信息和行政管理信息的收集、存储、处理、提取和数据交换的能力,并满足所有授权用户的功能需求。医院信息系统是现代化医院建设中不可缺少的基础设施与支撑环境。

（二）医院信息系统的特点

由于医院本身的目标、任务和性质的特殊性,医院信息系统与其他管理信息系统相比,具有以下特点:

1. 需要大规模、高效率的数据库管理系统的支持　此特点源于医疗数据的复杂性和多样性。任何一个患者的医疗信息不仅有文字与数据，而且时常还有图像、图形、图表等。一方面医疗记录在不断地快速增长，另一方面还要满足众多医护工作人员同时调阅大量数据的需求，数据库的效率直接影响医院正常医疗活动的开展，所以医院信息系统需要大规模、高效率的数据库管理系统的支持。

2. 需要很强的联机事务处理支持能力　医院每天接待的患者众多，同时有很多患者需要挂号、划价、交费、取药等。因此医院信息系统需要具有极其快速的响应速度和联机事务处理能力。

3. 需要绝对的安全和可靠　医院信息系统是医院运行的支柱，必须具备高度安全性和可靠性。系统应能有效保护患者的隐私信息，防范未经授权的访问。由于医院信息系统需要24小时不间断地运行，系统必须具备强大的容错和备份机制，以应对潜在的故障或数据丢失风险。确保信息系统的安全和稳定对于医院的正常运作至关重要。

4. 人机界面友善，易操作性强　医护人员每天都面临大量的患者、工作繁忙，这就要求医院信息系统必须具有界面友善、操作简单、方便快捷的特点，这样就可以为医护人员节约大量宝贵的时间。

5. 高水平的信息共享　医院信息系统最大的特点就是信息共享。以患者的个人信息为例，它需要在医院信息系统的绝大多数功能模块中使用，如果这一信息在不同功能模块中需要重复录入，不仅造成工作上的重复，还容易造成信息的不一致。

6. 开放性和可扩充性　医院实现信息化建设的过程，不是一蹴而就的。随着医院的发展和技术的进步，逐渐实现系统新功能的使用，这就要求系统具有开放性和可扩充性。

（三）医院信息系统的作用

1. 提高医院的工作效率　医院信息系统的应用，加快了医院内部的信息流动，提高了信息资源的利用率，减轻了医护人员的劳动强度。同时，信息的正确性、完整性、连续性、共享性和传输速度都能得到很大程度的提高。护士减少了很多手工劳动和重复工作，他们的精力和时间可以更多地用到为患者服务上，这样极大地提高了护理工作的效率。

2. 提高医院的经济效益　医院信息系统的应用，改变了医院过去在经营管理中由于各类信息不完善、不准确和不及时造成的患者费用漏、跑、错等现象和药品、物资的积压浪费等现象。医院信息系统的使用增强了医院各项管理工作的透明度，能对经费、物资进行有效的管理，减少药品、物资的积压和浪费，减少库存及流动资金的占用，降低医疗成本，节约和充分利用卫生资源，提高医院的经济效益。

3. 提高医疗质量　医院信息系统的广泛应用，使医务人员对患者的诊疗工作更加准确、及时而有效。医务人员可以随时从系统中查询患者以往的和现在的各种情况；各种检查报告可以通过网络系统实时传输到医务人员手中；远程会诊使医师足不出户即可参与各种会诊讨论；遇有疑难病患时，可通过查询数据库及时得到有益的线索和帮助，从而提高医院医疗、护理工作质量。

4. 提高医院的信誉　医院信息系统使医疗服务项目收费公开化、透明度增加，患者可以全面、及时、便捷地查询医疗费用，保证医院按标准收费，避免漏收、错收；同时也规范了医院的收费行为，增强患者及医疗保险机构对医院的信任感，从而提高医院在社会及广大人民群众中的信誉度。

5. 提高信息的利用效率　医院信息系统简化了医院内外信息的传递工作，加快了信息的传递速度，节约了大量的记录、绘制报表等时间，使工作量大大降低，并使信息传递的连续性和准确性提高，极大地提高了信息的利用效率。

6. 提高医院的管理水平　医院信息系统为医院管理的科学化、数字化提供了技术保证。医院计算机网络化、自动化管理的实行，使医院的管理模式发生了重大变革，许多工作由终末管理变为要素管理、环节管理。同时，由于能提供及时、准确的信息，使得超前管理成为可能，克服了管理中的盲目性和滞后性，促进了医疗、护理、药品、物资等工作的标准化管理，促进了由经验管理向科学管理的转化，将事后管理变成事前预防与过程控制相结合的管理模式，加强了各部门间的密切协作，提高了医院的科学管理水平和效率。

（四）医院信息系统的组成

医院信息系统总体结构包括临床信息系统、医院管理信息系统、外部接口系统（图 10-2）。

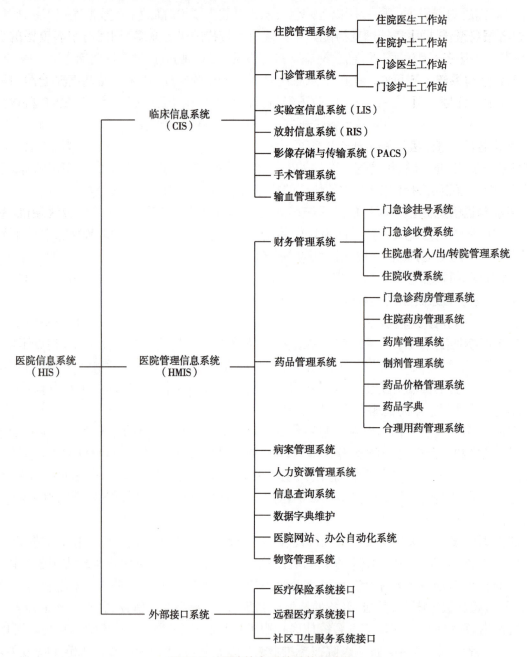

图 10-2 医院信息系统结构示意图

1. 临床信息系统（clinical information system，CIS） 指利用计算机软硬件技术、网络通信技术对在医疗活动各阶段产生的数据进行采集、存储、处理、提取、传输、汇总并加工生成各种信息，支持医院医护人员的临床活动。该系统应该涵盖患者诊疗过程的所有环节，并与管理信息系统的流程交互及共享数据。

2. 医院管理信息系统（hospital management information system，HMIS） 该系统的主要目标是支持医院的行政管理与事务处理业务，减轻事务处理人员的劳动强度，辅助医院管理层决策，提高医院的工作效率，从而使医院能够以较少的投入获得更好的社会效益和经济效益。HMIS 包括财务管理系统、药品管理系统、物资管理系统、人力资源管理系统及科研教育管理系统等。

3. 外部接口系统 该系统实现与其他医疗相关信息系统的集成，实现与外部信息系统的数据交换,包括医疗保险系统接口、远程医疗系统接口、社区卫生服务系统接口、上级卫生行政管理部门系统接口等。

(五)医院信息系统的常用模块

1. 患者服务系统　通过全流程患者服务系统,将医院对患者的服务覆盖到患者就医的全部环节。全流程患者服务系统的构建分为4个部分:

(1)**预约挂号系统**:充分利用信息化手段提供多种预约途径。患者可自由选择适合自身的渠道和工具完成预约挂号。预约方式包括电话预约、PC端网上预约、手机等移动终端预约、院内自助机预约等。

(2)**智能导医系统**:医院智能导医系统的构建可以有效地保护患者的隐私,缓解患者的心理压力,减少患者的等待时间,减少交叉感染的机会,增加每个患者的问诊时间,缓解医务人员的工作压力,有效规范医院的医疗秩序,提升门诊管理的现代化水平。

(3)**患者自助服务系统**:在医院内各个楼层的合理位置大范围地安装自助服务终端机,患者可自助操作,实现挂号、收费、医院综合信息查询、检验及检查报告和单据打印等功能,让患者获得更多的知情权、选择权。用更多的人机对话窗口替换人工窗口,可缓解相应服务岗位的工作压力,提高服务水平和服务质量。

(4)**患者关系管理系统**:主要由患者咨询服务系统和患者信息管理系统组成。

1)患者咨询服务系统:是通过电话、互联网等途径,为患者提供就医指导和相关的咨询服务,展现医院的整体医疗水平。通过与其他业务系统的有效集成,该系统可为患者提供及时、准确的医疗信息,包括医院简介、专家介绍、就诊指南、药品信息、检验及检查项目介绍、医疗保健知识查询等。

2)患者信息管理系统:以患者电子病历系统为基础,包含患者历次门诊、体检、住院、各种检查和检验等信息的管理,可为患者建立个人健康档案,提供保健咨询。系统可根据患者的疾病诊断、病理分类、临床分期、手术情况等相关信息,对患者进行随访跟踪等。

2. 医生工作站　处于医院临床信息系统的核心,是临床诊疗部门功能的最集中体现。医生工作站包括门诊医生工作站和住院医生工作站。医生工作站具有以下功能:

(1)通过信息系统的查询功能自动获取患者的基本信息、诊疗信息(病史、症状、体征、检查、诊断、治疗等)和费用信息等。

(2)支持对医嘱、处方的处理,支持完成各项诊疗记录,包括录入、审核、确认、打印、签字生效等。

(3)自动划价、收费,支持对医疗保险等各类费用的管理。

(4)通过网络自动向各相关部门传递检验、检查、处方、手术、转诊、出院等信息,并自动接收各部门传来的检验、检查结果和反馈信息。

(5)提供对既往病历、药品、诊疗项目等的查询。

(6)对于门诊医生工作站,要求能迅速、便捷地完成上述功能,还要增加复诊预约等功能;对于住院医生工作站,除应具有上述功能外,还要求对住院床位、出入院、转科等信息进行管理。

3. 护士工作站　是医院临床信息系统的一个关键平台,是为临床护士提供集护理文档书写、浏览、打印,医嘱核对、执行,体温单管理、查询、统计于一体的综合型护士工作平台。护士工作站的基本功能包括:

(1)**入院处理**:分配床位、输入基本信息、指定治疗小组等。

(2)**医嘱处理**:药品医嘱处理、费用医嘱处理等。

(3)**手术管理**:手术申请、申请单管理、手术安排查询等。

(4)**物品申领**:向药房、消毒供应中心、总务等科室申领所需物品等。

(5)**各类清单、卡片打印**:打印患者费用日清单、各类医嘱卡片等。

(6)**查询功能**:病区发药查询、费用查询、检查报告查询等。

（7）**出院处理**：核对费用、停医嘱等。

4. 医技信息系统　是对各种医疗辅助检验、检查信息系统的统称。根据使用部门和系统功能的不同，可分为实验室信息系统（laboratory information system，LIS），放射信息系统（radiology information system，RIS），影像存储与传输系统（picture archiving and communication system，PACS）等。医技信息系统涉及患者就诊的多个环节，是一个多科室、多节点、多流程的复杂系统。

5. 药品管理系统　需要对分布于医院各个部门的药品的物流和相应的财流进行管理，涉及药库、药房和制剂室等各个部门。该系统主要为药库（房）管理系统，其功能主要包括系统维护、入库、出库、调价、库存管理、查询等。

6. 医院智能化管理系统　智能化系统建设的目标是构建高速信息传输通道和信息基础设施，以适应医院不同领域的信息应用和未来的发展需求，方便患者就诊，缩短患者候诊时间，提高医疗服务水平，提高医生的诊疗效率，提供良好的医疗环境等，打造融高效、安全、节能、管理为一体的智慧型数字化医院。该系统主要包括多媒体音视频及导医系统、数字化手术室、手术示教与远程会诊系统、智能化病房、楼宇自动控制系统等。

7. 医院运营管理系统　主要是实现医院运营管理中的三大核心要素即人、财、物的管理。通常包含财务管理、物流采购管理、绩效管理、人力资源管理等子系统。

8. 医院行政业务管理系统　医院的行政业务管理包括行政事务管理、办公事务管理、人力资源管理、财务会计管理4个方面，主要通过办公自动化系统（office automation system，OAS）来实现。医院办公自动化系统具备以下常用功能：

（1）**信息发布**：通知公告、公共信息、内部邮件。

（2）**公文管理**：收发管理、督办管理、签报管理、呈文信息。

（3）**审批流程管理**：发起申请、流程审批、流程监控、流程催办等。

（4）**会议管理**：会议室管理、会议申请、会议查询、会议纪要。

（5）**档案管理**：档案数据、档案查询、档案借阅、档案统计。

（6）**车辆管理**：使用申请、维修申请、费用登记、司机管理。

（7）**考勤管理**：考勤上报、考勤查询统计、出差申请、请销假管理、加班申请。

（8）**个人办公**：个人日程、部门日程、待办事宜、关注事宜、工作安排、个人任务、手写签批等。

医院信息化从单一的医院内部信息化向医联体、医疗集团及区域医疗信息一体化的方向发展，从过去只是记录各种业务和管理数据向充分利用数据进行医疗质量控制、医疗服务能力评价、临床和管理决策等方向发展。

二、医院信息安全管理

医院信息安全管理是确保医院内部和外部的敏感信息得到保护和安全使用的一系列措施和策略。在数字化和网络化时代，医院面临越来越多的信息安全威胁，包括数据泄露、恶意软件攻击、黑客入侵等。因此，医院需要采取措施来保护患者和员工的隐私，确保医疗数据的完整性和可靠性，并维护医院的声誉。

（一）内部安全管理与监管

医院信息安全管理的内部安全管理与监督是确保医院内部信息安全措施有效执行的重要环节，包括以下内容：

1. 政策和规程制订　医院需要建立和实施信息安全政策和规程，包括明确的目标、责任分工、执行策略等方面。这些计划应与国家和行业标准相符，并要求员工遵守相关政策。

2. 安全事件响应和处理　建立健全的安全事件管理制度和应急响应机制，明确安全事件的报告、处理和通知流程，及时检测、响应和处理安全事件，并制订应急响应计划，保证信息安全事件得到妥善应对和处理。

3. 内部安全审计 定期进行内部安全审计,对信息系统和安全措施进行检查和评估,发现问题后及时改进和优化安全措施。

4. 安全合规监督 确保医院信息安全措施符合相关法规和行业标准,避免违规行为和可能的处罚。

5. 管理层支持与监督 医院管理层应该对信息安全工作给予高度重视和支持,确保相关措施得到有效执行和改进。

(二)基础设施管理

基础设施管理是医院信息安全管理的重要组成部分,涵盖保护和管理医院信息系统基础设施的多个方面,包括网络设施、服务器、数据中心、存储设备等方面的管理和维护。为确保网络的稳定性和安全性,需要定期维护和更新服务器,并制订数据备份和恢复策略。同时,合理配置和安全管理设备也是至关重要的。基础设施管理还涉及身份和访问管理、物理安全、软硬件审计以及漏洞管理等措施,以确保医院信息系统的连续运行和整体安全性。此外,为了应对重大故障或灾难,制订灾难恢复和业务连续性计划也是必不可少的,以保障医院信息安全水平的全面提升。

(三)网络安全管理

网络安全管理是指通过一系列系统化的、有组织的、有计划的措施来维护、管理和保护网络系统的完整性、可用性、保密性以及防范网络威胁的过程。这些措施包括设置防火墙、入侵检测系统,实施访问控制、加密通信,网络隔离,漏洞管理和安全补丁更新,安全审计与监控,以及审查供应商和合作伙伴。通过这些措施的综合应用,医院能够保障网络安全,防范各类网络威胁,保护患者信息和医院敏感数据的安全。

(四)数据安全管理

数据安全管理是确保医院的敏感数据和医疗信息在收集、存储、传输和处理过程中得到适当保护的过程。数据安全管理涵盖数据的分类与标识、数据加密、访问控制、备份与恢复、数据传输安全、数据销毁与清除等方面的管理措施。通过这些措施的综合运用,医院能够有效保护敏感数据,防范数据泄露和滥用的风险,确保患者隐私和数据安全。

(五)系统安全管理

系统安全管理指的是对整个计算机系统及其相关组件(硬件、软件、网络等)进行综合性管理,以确保其安全运行。这可能涉及漏洞管理、安全配置服务器和设备、实施访问控制和权限管理、加密敏感数据、强化身份认证、监控安全审计、备份和恢复、设备安全管理以及对员工进行系统安全培训。通过这些措施,医院能够有效保护信息系统和设备的安全,防范未经授权的访问和恶意攻击,保障医院的数据和敏感信息不受损害。

(六)信息安全人员培训和管理

信息安全人员的培训和管理是确保信息安全人员具备必要的专业知识和技能,能够高效地保护医院的信息资产和敏感数据的关键环节。培训方面包括提供信息安全知识,技术培训,模拟演练,法律、法规培训等内容,以增强信息安全人员的应对能力。管理方面则包括明确职责和目标、定期评估与反馈、鼓励团队合作、提供资源支持、激励与奖励优秀人员以及持续改进培训和管理措施。通过有效的培训和管理,医院能够建立一个高效的信息安全管理团队,提升信息安全防护能力,确保患者信息和医院数据的安全。

三、护理信息的概念与特点

(一)信息的概念与特征

1. 信息的概念 广义的信息泛指客观世界中反映事物特征及变化的语言、文字、符号、图形、数据等,以适合通信、存储或处理的形式来表示的知识或消息。狭义的信息是指经过加工、整理后,对于接收者具有某种使用价值的数据、信息、情报的总称。

2. 信息的特征 ①从基本属性角度分析,信息具有客观性、普遍性、主观性和价值性;②从系统论角度分析,信息具有整体性、层次性、不完全性;③从其存在与运动的状态分析,信息具有依存性、可传递性、可扩散性、可共享性;④从时间的角度分析,信息具有时效性、动态性;⑤从资源的角度分析,信息具有可加工性、可增值性。

(二) 护理信息的概念与特征

1. 护理信息的概念 护理信息是指在护理活动中产生的各种情报、消息、数据、指令、报告等,通常以声音、图像、文字、数据等形式表现和传递,是护理管理中最活跃的因素。

2. 护理信息的特点 护理信息除具有信息的一般特点外,还有护理专业本身的特点。

(1)**生物医学属性**:护理信息主要是与患者健康有关的信息,因此具有生物医学属性。

(2)**动态性和连续性**:在人体这个非常复杂的系统中,健康、亚健康和疾病处于动态变化的状态,因此,护理信息具有动态性和连续性。

(3)**相关性**:一方面,护理信息涉及的部门和人员很多,各方面的密切配合很重要;另一方面,护理信息种类繁多,既有护理系统的内部信息,又有护理系统的外部信息。这些信息往往相互交错、相互影响,具有相关性。

(4)**准确性**:护理信息关系到患者的生命与健康,容不得一丝马虎。有些护理信息可以用客观的数据来表达,如患者出入院人数、生命体征的变化等;有些信息则来自护士的主观判断,如患者的意识状态等,需要护士能够敏锐地观察、准确地判断和综合地分析信息。

(5)**大量性和分散性**:护理信息涉及面广,信息量大,种类繁多且分散。有来自临床的护理信息、来自护理管理的信息、来自医疗文件的信息,有数据信息、图像信息、声音信息、文本信息、有形和无形信息等,并且信息大都分散在各个科室的不同地方,因此信息量大、分布面广、不集中。能否对这些信息进行正确的判断和处理,直接关系到护理质量和管理效率。

3. 护理信息管理 指为有效地开发和利用信息资源,以现代信息技术为手段,对医疗及护理信息资源的利用进行计划、组织、领导、控制和管理的实践活动。简单地说,护理信息管理就是对护理信息资源和信息活动的管理。护理信息管理的核心和实质就是结合护理信息的特点,科学地处理在各个护理领域中收集到的相关信息,更好地发挥护理情报的功能,为实现护理工作的最终目标服务。

四、护理信息的分类与收集方法

(一) 护理信息的分类

1. 护理业务信息 主要来源于临床护理业务活动的信息。这些信息与护理服务对象直接相关,如患者的生命体征信息、出入院信息、病情,护理文件书写资料等。

2. 护理管理信息 主要指护理行政管理中产生的一些信息。这些信息往往与护士直接相关,如排班情况、出勤情况、考核评价及奖惩情况等。

3. 护理教育信息 主要指教学管理中产生的一些信息,包括教学大纲、教学计划、进修生管理资料、继续教育计划、历次各级护士考试成绩及标准卷等。

4. 护理科技信息 主要指本院护士的各种成果、论文、著作、译文、学术活动情报、护理专业考察报告等信息。把这些信息输入计算机,建立各种信息库,为日常的护理科研管理提供快速、便捷、灵活的查询系统。

(二) 护理信息的收集方法

1. 观察法 是指信息收集人员亲自到活动现场或借助一定的仪器对信息收集对象的状况进行观察和如实记录的收集方法。观察法应用广泛,常和询问法结合使用,以提高所收集信息的可靠性。

观察法收集的信息主要有对准确性要求比较高的信息；不需要深入分析的信息；收集对象不愿意透露的信息等。

2. 调查法　通过与信息收集对象进行直接交流来获取信息的方法称为调查法，属于口头交流或文字交流。常用的调查方法有以下两种：

(1)**访谈调查**：通过信息人员与调查对象进行口头交流来获取信息。此方法适用于收集需要深入了解的护理信息。

(2)**问卷调查**：通过被调查者填写问卷的方式来收集信息。问卷调查适合于了解对问题的看法、态度、行为，尤其适用于将大量数据进行比较分析的定量研究。

3. 实验法　通过实验过程获取其他手段难以获得的信息或结论。实验法也有多种形式，如实验室实验、现场实验、计算机模拟实验等。

4. 文献检索法　就是从浩繁的文献中检索出所需信息的过程。文献检索分为手工文献检索和计算机文献检索。手工文献检索主要是通过信息服务部门收集和建立的文献目录、索引、文摘、参考指南和文献综述等来查找有关的文献信息。计算机文献检索的特点是检索速度快、信息量大，是当前收集文献信息的主要方法。

5. 网络信息收集法　网络信息是指通过计算机网络发布、传递和存储的各种信息。收集网络信息的最终目标是给广大用户提供网络信息资源服务，整个过程包括网络信息搜索、整合、保存和服务4个步骤。

(三) 护理信息处理的基本方法

1. 人工处理　是指护理信息的收集、加工、传递及存储都是由人工书写并以口头传递的方式进行处理。

2. 计算机处理　利用计算机处理信息，运算速度快，计算精确度高，且有大容量记忆功能和逻辑判断能力，是一种先进的信息处理方式。

五、护理信息系统

护理信息系统(nursing information system，NIS)是一个可以迅速收集、存储、处理、检索、显示所需动态资料并进行对话的计算机系统，是医院信息系统的重要组成部分。

(一) 临床护理信息系统

临床护理信息系统覆盖了护士日常工作中所涉及的所有信息处理的内容，如医嘱处理、收集护理观察记录、制订护理计划、实施患者监控等。

1. 住院患者信息管理系统　该系统是医院或医疗机构用于管理和记录住院患者相关信息的信息系统，旨在整合和管理住院患者的各类数据，包括入院信息、病历资料、医嘱、护理记录、检查结果、治疗方案等，以提供全面、准确、实时的患者信息，帮助医务人员有效地管理患者的护理和医疗服务。同时该系统可与药房、收费处、病案室、统计室等相关部门共享信息，既强化了患者的动态管理，又节约了护士的间接护理工作时间。

2. 住院患者医嘱处理系统　该系统由医生在电脑终端录入医嘱，录入的医嘱同时在护士站的电脑终端显示，经核实医嘱无疑问后确认即产生各种执行单及当日医嘱变更单、医嘱明细表；确认临时及长期用药医嘱后，病区药房自动产生请领总表及单个患者明细表；药费划价后与收费处联网入账；住院费及部分治疗项目按医嘱自动收费。

3. 住院患者药物管理系统　该系统在病区电脑终端上设有借药及退药功能，在患者转科、出院、死亡及医嘱更改时可及时退药；同时根据患者的用药情况设有退药控制程序，避免误退药或滥退药现象。

4. 住院患者费用管理系统　该系统根据录入的医嘱、诊疗、手术情况，在患者住院的整个过程中可以随时统计患者、病区费用的管理信息，如患者的费用使用情况、科室在某一个时间段的各项收入比例，以利于调整费用结构，达到科学化管理的目的。

5. 手术患者信息管理系统　该系统在外科各病区的电脑终端输入手术患者的信息，如拟行的手术方式、是否需要安排洗手护士、是否需要特殊器械、手术时间、麻醉会诊邀请等。麻醉会诊后录入手术安排的时间，手术间号，麻醉、洗手、巡回人员名单，术前用药信息，特殊准备意见等，使病区与手术室之间紧密衔接。

护理信息系统在计算机专业人员和护士的共同努力下，将不断开发新的护理信息处理系统软件，使护士在护理信息的处理中更方便、更科学、更完善。

（二）护理管理信息系统

护理管理信息系统的主要目标是为护理管理工作提供支持和服务，提高护理管理工作的质量和效率。

1. 护理人力资源管理系统　该系统主要用于护理人力资源配置、护士培训与考核、护士岗位管理及护士科研管理等方面。例如，通过该系统，管理者可实时了解护士的上岗情况，根据不同护理单元的实际工作量进行计算机设置，实现护士网上排班，及时进行人员调配与补充。同时，可通过统计护理工作量、工作质量、岗位风险程度、患者满意度及教学科研情况等指标进行护士的绩效考核，实现护理人力资源的科学管理。

2. 护理质量管理系统　该系统主要包括护理单元质量管理、护理风险动态评估、护理不良事件管理、护理文书书写质量监控、患者满意度调查等部分。各医院结合实际情况将护理质量的关键要素制订出护理质量考核与评价标准，建立数据库，将护士长、科护士长、护理质量控制小组、护理部各种检查、护理工作报表等信息输入计算机，使信息得到准确、及时的储存。利用该系统将储存的信息进行计算、统计、分析后，可将各科室的护理工作质量以报告的形式输出，准确地评价护理工作强度和护理工作质量，便于护理管理，进而提高护理质量。

3. 护理成本核算系统　通过计算机输入数据替代传统的手工统计，以提高工作效率。例如，使用 NIS 测定和录入患者的生命体征，不仅节省人力成本的费用，降低劳动强度，还可大大地提高统计工作的质量和速度。该系统有助于消除人为误差，从而减少管理成本。

小结

　　本章首先介绍了互联网、"互联网＋"、云计算、医疗云、大数据、人工智能等相关概念，阐述了"互联网＋"在医院及社区/基层的应用。其次，介绍了医院信息系统、医院信息安全管理、信息及护理信息的概念与特征等内容，阐述了护理信息的分类与收集方法，从特点、作用、组成、模块等方面介绍了医院信息系统，从临床护理信息系统、护理管理信息系统两方面介绍了护理信息系统。通过本部分的学习，学生应熟悉互联网等相关概念，"互联网＋"在医院及社区/基层的应用，医院信息系统、医院信息安全管理及护理信息相关概念；具有熟练操作医院信息系统、护理信息系统各模块的基本能力。

ER 10-4

扫一扫
测一测

（路文婷）

思考题

　　在护理管理信息系统的应用中，如何保障数据的安全与隐私？

附录一　某医院机动护士人力资源库遴选报名登记表

姓名		性别		出生年月		一寸免冠彩照
民族		籍贯		出生地		
政治面貌		加入时间		科室		
身体状况		参加工作时间				
学历				学位		
全日制教育毕业院校、专业及时间						
在职教育毕业院校、专业及时间						
现任职务及时间						
专业技术职务及取得时间						
工作简历						
工作表现以及奖惩情况						
科室意见				护士长：　　　　年　月　日		
资格审查意见				护理部：　　　　年　月　日		

附录二　某医院护理人力支援申请表

一、项目基本情况

项目名称	护理人力支援申请	提交申请日期	
申请科室		是否已口头上报	

二、申请科室基本情况

申请支援起止时间 （每次外派执行任务时 间≤1个月）	科内目前护理人力 资源潜力挖掘情况	科室申请理由 （以"√"表示）	对支援人员片区要求、支援人数 及职称要求
	护理人员每周周休 天数_____天 核定编制_____人 现有_____人 产假_____人 病假_____人 离职_____人 进修/轮训____人	□紧急及特殊任务 □突发公共卫生事件 □大型医疗抢救 □特殊病例的护理 □病房紧急缺编 □新护理单元的开张 □其他不可抗理由	□内科_____人；职称_____ □外科_____人；职称_____ □急危重症科____人；职称_____

申请科室护士长签名：

　　　　　　　　　　　　　　　　　　　　　　　　　　　　　日期：　　年　　月　　日

三、护理部审批情况

护理部审批时间	核实情况	是否同意调配	调配方式	备注
年　月　日	□属实 □不属实	□同意 □不同意	□科内协调 □派人支援	

护理部主任签名：

　　　　　　　　　　　　　　　　　　　　　　　　　　　　　日期：　　年　　月　　日

四、调配人员基本情况

调配起止时间	调出人员	调出科室	调入科室	是否收到"机动护士紧急 调配通知书"

注：遇紧急及特殊任务、突发公共卫生事件、大型医疗抢救情况时，该申请表需请分管领导审批。

　　　　　　　　　　　　　　　　　　　　　　　　　　　××医院

　　　　　　　　　　　　　　　　　　　　　　　　××××年××月制订

附录三 某医院机动护士调配流程

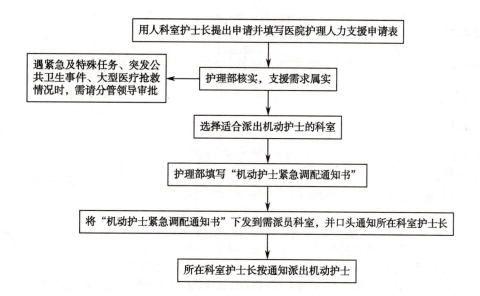

用人科室护士长提出申请并填写医院护理人力支援申请表

遇紧急及特殊任务、突发公共卫生事件、大型医疗抢救情况时，需请分管领导审批 ← 护理部核实，支援需求属实

选择适合派出机动护士的科室

护理部填写"机动护士紧急调配通知书"

将"机动护士紧急调配通知书"下发到需派员科室，并口头通知所在科室护士长

所在科室护士长按通知派出机动护士

附录四　某医院科护士长及一级护士岗位说明书

某医院科护士长岗位说明书

基本资料				
岗位名称:护士长		直接上级:科主任、护理部主任		所属部门:眼科
性别要求:女		年龄要求:45 岁以下		直接下级:病区护理人员
工作内容				
工作概要	根据医院发展情况,制订本科的各项管理制度及培训计划,并组织实施,不断提升本科的护理业务及管理水平,通过优质的服务,准确的护理,使入院、转院患者早日得到康复			
岗位描述	1. 在护理部主任和科主任的领导下,全面负责科室护理管理工作 2. 根据科室工作计划,制订本病区具体的工作计划并组织实施,抓好落实,完成工作目标 3. 检查、指导病区的护理工作,帮助护理人员提高管理与业务能力,充分调动护理人员的主观能动性,积极支持护理人员履行职责 4. 全面熟悉患者情况,组织、指导并参与危重患者的抢救及护理工作 5. 督促护理人员严格执行各项规章制度、职业道德规范和技术操作规程,加强护理安全管理,负责差错事故分析,制订并落实预防措施 6. 组织本科护理查房及护理会诊,参加主诊医师、病房主任查房 7. 负责指导和管理实习、进修人员,并指定有经验、有教学能力的护理人员担任带教工作 8. 组织完成护理人员培训计划,组织技术操作考核、业务考试,提高护理人员的理论水平和技能;申报病房内护师的进修、学术活动 9. 负责管理好病房,为患者提供整洁、安静、舒适、安全的病房环境。督促、检查卫生员的工作,并向主管部门做好反馈,每月召开患者及家属座谈会,听取意见,改进病房管理工作 10. 负责护理人员的管理和调配,进行绩效管理 11. 合理利用医疗资源,做好仪器、设备、药品等物品的管理,减少消耗材料的浪费,降低成本,提高效益 12. 完成上级领导交办的其他工作任务			
工作关系	所施监督	本科护理人员		
	所受监督	科主任、护理部主任		
	岗位关系	可晋升到何岗位		护理部主任
		由何岗位晋升至此岗位		总带教、护士长秘书
任职资格				
学历及专业要求		学历:专科及以上		职称:主管护师及以上
		专业:护理		执业资格:执业护士
培训要求		1. 护理管理的培训 2. 本专业护理知识与操作技能的培训 3. 护理服务技能及沟通能力的培训等		
知识技能及要求		1. 掌握基础护理学和临床护理知识与技能 2. 熟练掌握本专业疾病护理的技能 3. 有一定的管理学、心理学、病理学、药理学和医院感染管理知识		
能力要求		1. 有较强的护理管理能力 2. 有较强的判断能力和应急处理能力 3. 有一定的决策和指导能力、组织和协调能力 4. 有一定的解决较复杂专业问题的能力		
工作经验要求		具备 3 年以上的主管护师工作经验		

基本素质要求	1. 具有良好的团队合作精神 2. 具有环境适应性、忍耐性、逻辑性、果断性和一定的创新性 3. 具有奉献精神和服务他人的精神
应知法规	《医疗机构管理条例》《医疗事故处理条例》《医疗机构消毒技术规范》《中华人民共和国护士管理办法》《医疗废物管理条例》以及相关的护理技术操作规程和本院的护理制度等

工作权限
1. 行使与履行的职责相应的行政指挥权
2. 科内护理人员的管理、调配权
3. 科内护理人员工作的监督、考核权

协调关系
1. 医护、护患间工作关系的配合与协调
2. 护理人员内部关系的协调
3. 与院内相关科室关系的协调

某医院一级护士岗位说明书

部门: 护理部	岗位名称: 一级护士
	岗位编号:
	执行日期:
工作概要	在一定时间范围内从初级上升到较具经验的过程。在高年资护士的指导下进行工作,学习、了解护理部各项制度,严格按护理标准工作,并按有关条文规定进行护理操作,做好基础护理及其他临床护理工作,在临床工作中不断提高技能,持续达到一级护士标准,可晋升到二级护士
请示上级	楼层护士长 / 夜值班护士长
工作职责	**一、护理过程 / 记录** **评估、诊断** 1. 了解主、客观资料,完成患者入院记录 2. 根据病史及对当前患者的评估,认识到患者存在的实际和潜在问题 3. 针对患者心理和生理上存在的问题,作出护理诊断 **计划** 1. 根据患者的需要制订护理计划,包括持续观察、治疗及健康宣教等 2. 当患者病情变化时,在常规基础上建立合理的护理计划 3. 与患者和家属讨论出院需要 **实施** 1. 提供安全可靠的生理和心理护理 2. 做好各种记录、评估病情变化,文字清晰、易懂 **评价** 评估并记录患者对所执行护理的效果 **二、护理操作** 1. 严格执行三查七对,正确给药　三查: 操作前检查、操作中检查及操作后检查。七对: ①对床号;②对姓名;③对药名;④对剂量;⑤对给药方法;⑥对给药时间;⑦对药物浓度 2. 掌握皮试的正确操作 3. 对操作及程序有疑问时,应及时提问 4. 掌握生命体征正常值,发现不正常情况时应及时向小组长和医生汇报 5. 每班检查化验报告,如化验结果不正常应及时向医生汇报 6. 与医生共同讨论医疗计划,了解患者今后护理的需要

工作职责	7. 向患者和家属解释操作过程,协助医生进行各种操作
	8. 在病房内学习常规操作
	   ◇ 静脉输液
	   ◇ 输血
	   ◇ 吸氧
	   ◇ 吸痰
	   ◇ 病床的使用
	   ◇ 导尿
	   ◇ 抢救车的使用,包括药品清点及重新补上缺少的药品
	   ◇ 皮肤/压力性损伤的护理
	   ◇ 根据岗前培训要求完成其他操作
	9. 参与抢救工作　在紧急抢救时,应在监督下协助抢救工作
	三、患者宣教
	1. 使用通俗易懂的语言,对患者及家属进行基本的健康宣教及疾病相关知识的宣教
	2. 对患者及家属做术前、术后宣教
	四、专业责任
	1. 穿着整齐、清洁,适合护士职业,符合护理部的规章制度,体现护士职业形象。保持工作环境的清洁整齐
	2. 遵守工作制度,按时上班,安排适当的吃饭时间,工作时间不做与工作无关的事,保质、保量完成班内的工作
	   ◇ 全年病假天数_____
	   ◇ 全年事假天数_____
	   ◇ 全年旷工天数_____
	3. 对患者、家属和同事有礼貌,能认真倾听、交流
	4. 对患者资料保密
	5. 认识存在的问题,能寻求帮助,解决问题
	6. 以患者的安全为重,接受分配的工作
	7. 按护理计划先后次序完成工作,向下一班做好确切的交班,包括在下一班需要完成的工作
	8. 发现或发生任何异常情况时,及时与护士长/值班护士长联系
	9. 接受其他上级所指派的工作
	五、专业发展
	1. 关心医院及科室的发展
	2. 阅读病房交流本,了解病房状况
	3. 在要求的时间内做好岗前检查
	4. 明确自己在本部门工作的学习方向,并能收集资料,学习有关知识
	5. 获得护理继续教育学分 25 分
	6. 获得心肺复苏(CPR)和患者紧急事件代码(Mock Code)证书
	   证书有效期:CPR_____
	            Mock Code_____

工作标准	按临床护理标准提供高质量的护理服务,并不断提高服务水平
资历要求	护理中职以上学历
工作经验	经过严格岗前培训并通过考核
工作态度	以给予患者"真诚、信心和爱"为服务理念,自觉合作,情绪稳定,乐于助人,勇于创新
工作联系	本科室成员、医生、其他医技人员、辅助部门人员、患者/家属
体能要求	健康的身体、充沛的精力、持久的工作积极性
制(修)订 日期	

附录五 《中国药学会医院药学专业委员会高警示药品推荐目录(2019版)》

22类高警示药品

编号	名称
1	100ml 或更大体积的灭菌注射用水(供注射、吸入或冲洗用)
2	茶碱类药物,静脉途径
3	肠外营养制剂
4	非肠道和口服化疗药
5	高渗葡萄糖注射液(20%或以上)
6	抗心律失常药,静脉注射(如胺碘酮、利多卡因)
7	抗血栓药(包括溶栓药、抗凝药、糖蛋白Ⅱb/Ⅲa抑制剂和降纤药)
8	口服降糖药
9	氯化钠注射液(高渗,浓度>0.9%)
10	麻醉药,普通、吸入或静脉用(如丙泊酚)
11	强心药,静脉注射(如米力农)
12	神经肌肉阻断剂(如琥珀酰胆碱,罗库溴铵,维库溴铵)
13	肾上腺素受体激动药,静脉注射(如肾上腺素)
14	肾上腺素受体拮抗药,静脉注射(如普萘洛尔)
15	小儿用口服的中度镇静药(如水合氯醛)
16	胰岛素,皮下或静脉注射
17	硬膜外或鞘内注射药
18	对育龄人群有生殖毒性的药品,如阿维A胶囊、异维A酸片等
19	造影剂,静脉注射
20	镇痛药/阿片类药物,静脉注射,经皮及口服(包括液体浓缩物,速释和缓释制剂)
21	脂质体的药物(如两性霉素B脂质体)和传统的同类药物(如两性霉素B去氧胆酸盐)
22	中度镇静药,静脉注射(如咪达唑仑)

13种高警示药品

编号	名称
1	阿片酊
2	阿托品注射液(规格≥5mg/支)
3	高锰酸钾外用制剂
4	加压素,静脉注射或骨髓腔内注射
5	甲氨蝶呤(口服,非肿瘤用途)
6	硫酸镁注射液
7	浓氯化钾注射液
8	凝血酶冻干粉
9	肾上腺素,皮下注射
10	缩宫素,静脉注射
11	硝普钠注射液
12	异丙嗪,静脉注射
13	注射用三氧化二砷

附录六 中国医院协会《患者安全目标》(2019版)

一、正确识别患者身份

（一）严格执行查对制度，确保对正确的患者实施正确的操作和治疗。识别时应至少使用两种标识确认患者身份，如姓名、病案号、出生日期等，但不包括患者的床号或病房号。

（二）在实施输血等关键治疗时，应采用双人独立核对识别患者身份。

（三）对术中患者、精神疾病、意识障碍、语言障碍等特殊患者，应有身份识别标识（如腕带、指纹等）。

（四）鼓励应用条码扫描、人脸识别等身份信息识别技术，但仍需口头查对。

（五）加强新生儿身份识别管理。

二、确保用药与用血安全

（一）规范药品管理流程，对高警示药品、易混淆（听似、看似）药品有严格的贮存、识别及使用要求。

（二）严格执行麻醉药品、精神药品、医疗用毒性药品、放射性药品等特殊药品，以及药品类易制毒化学品、抗肿瘤药物的使用与管理规范。

（三）规范临床用药医嘱的开具、审核、查对、执行、点评制度及流程。制定并执行药物重整制度及流程。

（四）建立和实施抗菌药物管理的诊疗体系和技术规范。

（五）制定并严格执行静脉用药调配中心操作规范、审核、查对、安全配送制度与流程。

（六）建立并严格执行储血、配血、发血、输血制度和流程，落实输血前指征评估和输血后效果评价，实行输血信息系统全流程管理。

三、强化围手术期安全管理

（一）制定并实施择期手术（包括日间手术）必要的术前检查与评估，加强围手术期相关学科协作，强化术前、麻醉前病情评估及术后访视等制度的规范落实。

（二）制定并实施统一的手术及有创操作的部位标识流程，由实施手术的医生标记手术部位，标记时应在患者清醒和知晓的情况下进行，并将其纳入术前核对流程予以执行。

（三）建立手术安全核查及手术风险评估制度和流程，落实世界卫生组织手术安全核对表，并提供必需的保障与有效的监管措施。

（四）预防性抗菌药物选择与使用应符合相关规范。

（五）加强围手术期疼痛管理。

（六）加强孕产妇安全分娩管理，落实世界卫生组织安全分娩核查表实践指南。

（七）建立完整的标本采集、标识、运输、交接和报告制度，实现标本全流程可追溯管理。

四、预防和减少健康保健相关感染

（一）建立健全医院感染管理组织体系与制度，落实医院感染监控指标并持续改进。

（二）提高医务人员手卫生依从性，为执行手卫生提供必需的设施和有效的监管。

（三）使用合格的无菌医疗用品，遵循无菌操作要求。确保安全注射。安全处理医疗废物。

（四）建立抗菌药物管理和监测机制，制定多重耐药管理制度。

（五）落实呼吸机相关肺炎、血管导管相关感染、导尿管相关尿路感染等器械相关感染的防控措施，加强相应感染监测与反馈。

（六）开展手术部位感染目标性监控，落实相应预防措施。

五、加强医务人员之间的有效沟通

（一）建立医务人员间有效沟通机制，规范信息交接流程，保障相关医疗照护措施落实到位。

（二）加强跨专业协作，倡导多学科诊疗模式，为医务人员提供多种沟通方式和渠道，提升团队合作能力。

（三）建立健全临床"危急值"报告制度，规范并落实操作流程。

（四）建立不良事件自愿报告及强制性报告的制度和流程，倡导从错误中学习，构建公正的患者安全文化。

（五）合理配置人力资源，关注医务人员的劳动强度对患者安全的影响。

（六）防范医院暴力，确保"安全的人员"在"安全的环境"中执行"安全的医疗照护"。

六、防范与减少意外伤害

（一）加强高风险意外伤害人群管理，制定相关风险防范应急预案。

（二）落实跌倒、坠床、压力性损伤、走失等意外事件的风险评估。

（三）识别具有自我攻击风险的患者，评估自我伤害、拒绝饮食、自杀倾向等行为，制定相应防范措施和应急处置预案。

（四）完善意外伤害的报告及处置流程，有效降低伤害程度，改进相关风险防范能力。

（五）加强对患者及其家属意外伤害防范的教育。

七、提升管路安全

（一）建立管路安全的管理制度和风险评估流程。

（二）建立管路事件的监测流程，及时处置管路事件，减少对患者的伤害。

（三）建立管路事件的报告流程并鼓励主动上报，对管路事件的发生原因及时进行分析和改进，有效减少管路事件的发生。

（四）落实非计划拔管风险防范措施，建立相应防范和处置预案，并进行有效演练。

（五）加强对医务人员管路安全的培训，鼓励和教育患者及其家属主动参与管路安全管理。

八、鼓励患者及其家属参与患者安全

（一）提高医务人员对患者参与医疗照护过程重要性的认识，及时有效地与患者及其家属进行信息沟通。

（二）为患者提供多种方式与途径参与医疗照护过程，协助其正确理解与选择诊疗方案。

（三）鼓励患者及家属主动参与患者身份识别、手术操作部位确认、输液输血、药物使用、患者转运等诊疗过程。

（四）引导患者就诊时提供真实病情和相关信息，注重保护患者隐私。

（五）为患者提供多种形式的患者安全教育培训，帮助和指导患者建立更好的健康意识，提升健康素养。

九、加强医学装备安全与警报管理

（一）建立医学装备安全使用与管理制度。确保急救和生命支持类设备的及时性、可用性和安全性。

（二）建立医学装备安全使用的培训计划，加强对相关医务人员的培训和考核。

（三）加强对医疗设备警报的管理，提升警报管理意识，制定警报设置制度和规范及警报响应和处置流程。

（四）鼓励监测并上报医学装备相关不良事件，鼓励评价医学装备的安全性和有效性。

十、加强电子病历系统安全管理

（一）加强医院电子病历系统的安全等级管理。

（二）加强对电子病历系统的培训，有效避免电子病历系统的使用错误。

（三）加强电子病历系统的登录和使用者权限管理，强化患者隐私保护。

（四）确保录入内容的标准、完整及准确，避免由于复制、粘贴所致的错误。

（五）推行电子病历用药医嘱的闭环管理，建立电子病历用药医嘱知识库。有效应用电子病历信息进行医嘱合理用药规范化审核。

[1] 郑翠红. 护理管理学基础 [M]. 2 版. 北京：人民卫生出版社，2018.

[2] 于玲玲，段东山，刘秀. 管理学 [M]. 北京：北京理工大学出版社，2022.

[3] 吴欣娟，王艳梅. 护理管理学 [M]. 5 版. 北京：人民卫生出版社，2022.

[4] 周更苏，周建军. 护理管理 [M]. 2 版. 北京：人民卫生出版社，2020.

[5] 李玉容，王远湘. 护理管理 [M]. 2 版. 北京：人民卫生出版社，2022.

[6] 何曙芝，傅学红. 护理管理学基础 [M]. 北京：中国医药科技出版社，2022.